SOS

ORTOPEDIA

3ª | Edição

MEDICINA USP

Hospital das Clínicas Fmusp

instituto de ortopedia e traumatologia
HOSPITAL DAS CLÍNICAS FACULDADE DE MEDICINA – USP

SOS ORTOPEDIA

3ª | Edição

COORDENADORES

Reinaldo José Gianini
Tarcísio Eloy Pessoa de Barros Filho
Alexandre Fogaça Cristante
Luiz Angelo Vieira
David Gonçalves Nordon

manole
editora

"A edição desta obra foi financiada com recursos da Editora Manole Ltda., um projeto de iniciativa da Fundação Faculdade de Medicina em conjunto e com a anuência da Faculdade de Medicina da Universidade de São Paulo - FMUSP."

Produção editorial: Departamento Editorial da Editora Manole
Capa: Iuri Guião
Projeto gráfico: Departamento de Arte da Editora Manole
Diagramação: Luargraf

CIP-BRASIL, CATALOGAÇÃO NA PUBLICAÇÃO
SINDICATO NACIONAL DOS EDITORES DE LIVROS, RJ

S693
3. ed.

SOS ortopedia / coordenadores Reinaldo José Gianini ... [et al.]. - 3. ed. - Santana de Parnaíba [SP]: Manole, 2024.

Inclui bibliografia e índice
ISBN 9788520465776

1. Ortopedia e traumatologia. I. Gianini, Reinaldo José.

24-89153 CDD: 616.7
CDU: 617.3

Meri Gleice Rodrigues de Souza - Bibliotecária - CRB-7/6439

1ª edição – 2017
2ª edição – 2020
3ª edição – 2024

Editora Manole Ltda.
Alameda América, 876 – Tamboré
Santana de Parnaíba – SP
06543-315 – Brasil
Tel.: (11) 4196-6000
www.manole.com.br | https://atendimento.manole.com.br

Impresso no Brasil | *Printed in Brazil*

Coordenadores

Reinaldo José Gianini

Professor Titular da Pontifícia Universidade Católica de São Paulo (PUC-SP).

Tarcísio Eloy Pessoa de Barros Filho

Professor Titular do Departamento de Ortopedia e Traumatologia do Instituto de Ortopedia e Traumatologia (IOT) do Hospital das Clínicas da Faculdade de Medicina da Universidade de São Paulo (HCFMUSP).

Alexandre Fogaça Cristante

Professor Titular do Departamento de Ortopedia e Traumatologia do Hospital das Clínicas da Faculdade de Medicina da Universidade de São Paulo (HC-FMUSP). Chefe do Grupo de Coluna do Instituto de Ortopedia e Traumatologia (IOT) do HCFMUSP. Coordenador da Liga de Ortopedia e Traumatologia da FMUSP.

Luiz Angelo Vieira

Professor Doutor do Departamento de Cirurgia da Faculdade de Ciências Médicas e da Saúde da Pontifícia Universidade Católica (FCMS-PUC), *campus* Sorocaba. Médico especialista em Ortopedia e Traumatologia e Cirurgia da Mão.

David Gonçalves Nordon

Ortopedista e ortopedista pediátrico formado pelo Instituto de Ortopedia do Hospital das Clínicas da Faculdade de Medicina de São Paulo (IOT-HCFMUSP). Supervisor do Programa de Residência Médica de Ortopedia e Traumatologia da Pontifícia Universidade Católica de São Paulo (PUC-SP). Professor do Departamento de Saúde Pública da PUC-SP. Professor de Ortopedia do Estratégia MED. Médico assistente voluntário do grupo de Neuro-ortopedia do IOT-HCFMUSP. Doutorando da FMUSP.

Colaboradores

Liga de Ortopedia da Universidade de São Paulo

Bruno Duarte
Bruno Seiki Kubota
Felipe Futema Essu
Flavia Mascarenhas Damiani
Gil Goulart Choi
Henrique Ryu Yamanaka Nakano
Henrique Rodrigues Clemente
Jacqueline Alves Hosokawa
João Carlos R. S. Queiroz
José Eduardo de Castro Matheus Rodrigues
Juan de Almeida Alves Moreira
Lucas Torres Oliveira
Pedro Antonio Araújo Simões
Renato Staibano Gonçalves Fernandes
Sabrina de Castro Boscariol
Thiago Macedo Bertão
Vitor Portella Silveira
Warley Mitsugu Izumi Junior
Yuri Justi Jardim
Yuri Tebelskis Nunes Dias

Liga de Saúde Pública da Faculdade de Medicina da Pontifícia Universidade Católica de São Paulo

Ana Carolina Arabe Gomes da Silva
Ana Teresa Santos Camargo
Andrey Oliveira da Cruz
Bianca Lara Teixeira
Bruna Kariny de Oliveira Pereira
Camila Carvalho Guedes
Carolina Tuma Khouri Siyoufi
Caroline Ribeiro Monasterio
Charlene da Rocha Braggiato
Dario Mendes Júnior
Débora Rufo Spada
Fernanda Folla Pompeu Marques
Gustavo de Brito Venâncio dos Santos
Ivan Fernandes Filho
Jéssica Vasques Rodrigues Almenara
José Guilherme de Oliveira
Mariana Leme de Azevedo
Pedro Tossoli Sendacz
Renan Yoiti Takiguchi
Thays Brunelli Pugliesi

Graduandos de Medicina da Pontifícia Universidade Católica de São Paulo

Beatriz Marie Ghiotto
Henrique Giovaninni Herculano
Juliana Bara
Mariana Bahdur
Vinicius Barone
Thiago Ferreira de Campos

Sumário

Introdução

Este projeto inicia-se após a experiência bem-sucedida que dois de nossos autores tiveram com o projeto "Protocolos de Atendimento e Encaminhamento em Saúde Mental para Unidades Básicas de Saúde", no qual a elaboração e aplicação de protocolos objetivos para generalistas conseguiu resolver a demanda por especialistas em saúde mental em aproximadamente 98% dos casos da Unidade Básica de Saúde da cidade de Sorocaba (SP).

Todas as especialidades enfrentam, no sistema de saúde brasileiro, o mesmo gargalo: muitos pacientes, mas poucas vagas para atendimento. Isso, contudo, não reflete necessariamente uma falta de especialistas; deve-se considerar a necessidade de uma triagem adequada e, não só isso, a necessidade de resolutividade no atendimento básico.

É esperado que o médico generalista resolva 80% dos casos atendidos sem necessidade de encaminhamento para especialistas. Em ortopedia ambulatorial, queixas simples como dores articulares (ombro e joelho) e dores nas costas perfazem a grande maioria dos casos, e boa parte delas pode ser resolvida de forma ambulatorial, com medicações simples e fisioterapia adequada e bem indicada.

O que falta ao médico generalista na maioria das vezes, porém, é este conhecimento e a segurança necessária para aplicá-lo e resolver o caso sem necessidade de encaminhamento ao especialista.

Este é o objetivo deste livro: disponibilizar ao médico generalista protocolos claros e objetivos para resolver ao menos 80% de todas as queixas ortopédicas apresentadas no dia a dia de uma Unidade Básica de Saúde. Visando não somente à saúde do paciente, estes protocolos pretendem também facilitar o fluxo entre os sistemas primário e secundário e primário e terciário, tornando-o mais organizado e menos congestionado.

Ademais, acreditamos que seja um guia de fácil utilização para qualquer médico, inclusive ortopedistas no início ou ao longo de sua carreira, e também para o ensino de ortopedia em faculdades de forma acessível ao acadêmico/interno que, em breve, irá atender estas queixas com grande frequência.

Os capítulos incluem conceitos básicos, diagnóstico clínico e laboratorial, conduta (tratamento clínico, cirúrgico e fisioterápico) e um fluxograma de conduta e encaminhamento. No seu início, é apresentado o CID da doença em questão, necessário para atendimento e encaminhamento médicos.

Acreditamos que este livro será de grande valia ao leitor e esperamos que ele aprecie sua leitura.

Os Coordenadores

Prefácio da primeira edição

Desde a concepção deste projeto, era mandatório que os alunos de graduação estivessem envolvidos em todas as etapas. A intenção é que os alunos dos mais diversos anos interessados nas áreas de ortopedia e saúde pública trabalhassem em equipe para elaborar protocolos que pudessem contribuir para a organização do fluxo de encaminhamento da atenção básica para os outros níveis de atenção.

Dessa forma, alunos da Liga de Ortopedia da Universidade de São Paulo e da Liga de Saúde Pública da Faculdade de Medicina da Pontifícia Universidade Católica de São Paulo foram convidados a participar e escrever os capítulos, sob minha orientação, coordenação e revisão. Escolheram seus capítulos livremente, trabalharam em duplas, fizeram a revisão bibliográfica e montaram cada capítulo conforme a sistematização estabelecida. Ao longo do ano, fizemos seminários dos temas principais do livro para que todos compartilhassem o conhecimento.

A experiência foi, indubitavelmente, positiva. O objetivo principal era que os alunos de graduação se conscientizassem de que eles são capazes, sim, de mudar o sistema. O bom funcionamento do Sistema Único de Saúde e a boa qualidade de atendimento não dependem de ninguém, além de nós mesmos.

É isso que este projeto, que vai muito além de um livro, pretende trazer a você, leitor: que você, profissional e pessoalmente, seja e faça o melhor que puder.

Sempre.

Dr. David Gonçalves Nordon

Prefácio da segunda edição

Desde o lançamento da primeira edição do *SOS Ortopedia*, tivemos uma resposta muito positiva. Ao longo dos últimos dois anos, pude observar nosso livro servindo de referência às mais diversas especialidades e nos mais longínquos cantos do Brasil – até mesmo em São João da Cachoeira, um dos locais mais distantes onde há base médica do exército.

O lançamento concomitante do nosso curso online, que agora conclui sua segunda edição, pôde também complementar os conhecimentos dos médicos, sejam generalistas ou especialistas, e dirimir suas dúvidas na área de ortopedia de uma forma interativa e ágil.

É impossível de se estimar o quanto este livro contribuiu na qualidade do atendimento em ortopedia em todo o Brasil. Contudo, a resposta que temos recebido dos leitores não me deixa dúvida: estamos trilhando o caminho certo.

Dr. David Gonçalves Nordon

Prefácio à terceira edição

Chegamos à terceira edição, o que é uma evidência clara de que *SOS Ortopedia* continua auxiliando médicos e outros profissionais de saúde por todo o país.

Durante o ano de 2022, com meus alunos do terceiro ano da graduação de Medicina, tivemos a oportunidade de testar na prática o nosso livro e observamos que ainda há muitos encaminhamentos para o ortopedista pediátrico por queixas simples, que poderiam muito bem ser resolvidas na atenção primária, mas que não eram, até então, abordadas no nosso livro.

Da mesma forma, durante o ano de 2023, além de notar o quão útil o livro e seus fluxogramas são para o atendimento, observamos os temas faltantes ao atender os pacientes adultos encaminhados para ortopedia. Com isso, na terceira edição, além de revisar, atualizar e ampliar os capítulos, incluímos sete novos, sendo dois para adultos e cinco para pediatria.

Temos certeza de que eles serão extremamente úteis aos médicos generalistas e pediatras que atendem não só na atenção primária, mas, também, no sistema público como um todo.

Dr. David Gonçalves Nordon

Seção I

Conceitos gerais

1

Introdução ao sistema de saúde brasileiro

David Gonçalves Nordon
Juan de Almeida Alves Moreira
Mariana Leme de Azevedo

INTRODUÇÃO

O Sistema Único de Saúde (SUS) foi formalmente criado na Constituição de 1988, tornando a saúde um direito fundamental da população e de fornecimento obrigatório do Estado brasileiro.

Regulamentado pelas Leis n. 8.080 e 8.142, de 1990, o SUS tinha como objetivo confrontar não só a limitada disponibilidade de serviços de saúde em algumas regiões brasileiras, mas também o inadequado sistema de atenção primária e o excesso de centralização que havia na saúde pública na época.

Com o objetivo de universalizar o acesso à saúde, o SUS teve rápida expansão e impressionante melhora no acesso à atenção primária no Brasil, com a Estratégia de Saúde da Família abrangendo 50% da população.

Além do princípio da universalidade, de acordo com o qual todo indivíduo tem direito ao acesso a todos os serviços públicos de saúde, o SUS se baseia em outros valores: equidade, integralidade e sua hierarquização.

A equidade assegura ações e serviços de todos os níveis de acordo com a complexidade que cada caso requer. Todo cidadão é igual perante o SUS e será atendido conforme suas necessidades até o limite do que o sistema puder oferecer para todos.

O conceito de integralidade é o atendimento ao paciente de forma plena e total, focado nele como indivíduo e humano, entendendo que seus problemas vão além de algo fisiológico, e que é necessário tratar também da influência do meio no qual está inserido.

O SUS conta ainda com uma estrutura de hierarquização de seus serviços, de forma que o paciente tem seus problemas resolvidos na atenção básica ou é encaminhado para os níveis superiores, conforme a necessidade de mão de obra especializada e o nível tecnológico para seu caso. A hierarquização divide os serviços de saúde em três níveis que se comunicam: atenção primária ou básica; atenção secundária ou nível de média complexidade; e, por último, atenção terciária ou nível de alta complexidade. Em grandes centros, como São Paulo, existem ainda os serviços quaternários, de altíssima complexidade, responsáveis por atender a casos que não são solucionados nem mesmo pelo nível terciário. São hospitais universitários com excelente qualidade tecnológica e altíssima competência humana.

ATENÇÃO BÁSICA

A atenção básica é o nível de maior descentralização do sistema de saúde. Ela envolve prevenção, promoção de saúde, diagnóstico, tratamento e reabilitação dos pacientes por meio de ações de saúde no âmbito individual e coletivo, dirigida a territórios delimitados. Nessas ações são usadas tecnologias de baixa densidade a fim de resolver os problemas de saúde epidemiologicamente mais relevantes na região.

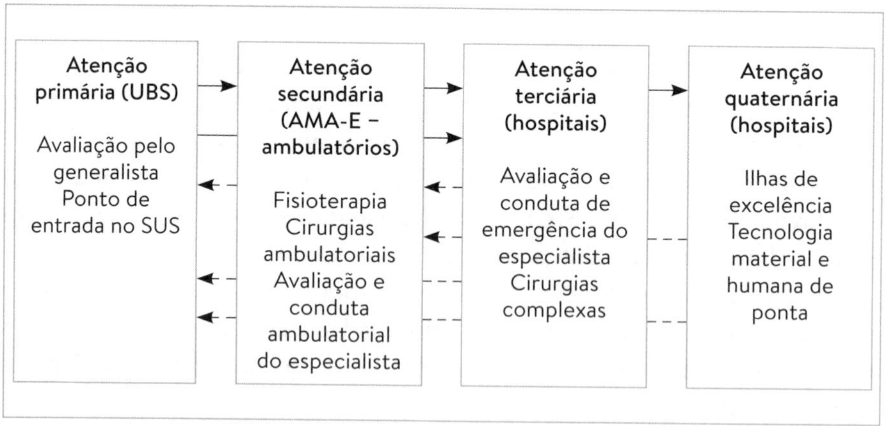

Figura 1 Fluxo de encaminhamento em ortopedia no SUS. Setas cheias: referência. Setas pontilhadas: contrarreferência. A atenção secundária pode, também, fazer encaminhamentos internos entre as diversas especialidades. AMA-E se refere à nomenclatura mais comum de ambulatórios, porém pode ser identificada de forma diferente conforme a cidade ou o estado (em São Paulo, atualmente, chama-se “Rede Hora Certa”).

A atenção primária é responsável por manter o fluxo de hierarquização, ou seja, é a base do sistema. Assim, ela se orienta pelos mesmos princípios básicos do SUS.

Esse nível é baseado nos seguintes fundamentos:

- território adstrito: garante planejamento e programação descentralizada, de forma a agir em problemas específicos de cada região;
- acesso universal e contínuo a serviços de saúde de qualidade que ofereçam resolução, funcionando como a porta de entrada na rede de saúde;
- adscrição dos usuários: desenvolve sempre relação de vínculo e garante a continuidade das ações de saúde;
- coordenação da integralidade;
- estímulo à participação do usuário na organização e no planejamento de ações.

A Estratégia de Saúde da Família é um importante componente da atenção primária. Essa estratégia consiste no uso de equipes multiprofissionais: a equipe de Saúde da Família, com médicos generalistas, enfermeiros, auxiliares de enfermagem e agentes comunitários de saúde, e as equipes do Núcleo de Apoio à Saúde da Família (NASF), que incluem assistentes sociais, dentistas, psicólogos, fisioterapeutas, terapeutas ocupacionais, fonoaudiólogos, psiquiatras e outros profissionais da saúde. Ela se baseia na territorialização, de modo que cada família da região esteja cadastrada em uma unidade básica de saúde (UBS) e receba visitas periódicas da equipe de saúde da família para verificar a saúde geral dos indivíduos, tirar dúvidas quanto a tratamentos, verificar a necessidade de consulta, acompanhar pacientes com doenças crônicas, entre outras funções.

O objetivo primordial do nível de atenção primário, do ponto de vista da hierarquização e descentralização, é ser capaz de solucionar 80% da demanda sem a necessidade de encaminhamento aos níveis mais altos.

NÍVEL SECUNDÁRIO

Diferentemente da atenção básica, em que há predomínio de um médico generalista, a partir do nível secundário ocorre a inclusão de médicos especializados e a utilização de recursos tecnológicos para apoio diagnóstico e tratamento. É nesse nível que se iniciam os procedimentos ortopédicos.

Para o nível secundário, são encaminhados pacientes que precisam dos seguintes serviços:

- Procedimentos especializados realizados por profissionais médicos e outros de níveis superior e médio;
- Cirurgias ambulatoriais especializadas;
- Procedimentos traumato-ortopédicos;
- Ações especializadas em odontologia;
- Patologia clínica;
- Anatomopatologia e citopatologia;
- Radiodiagnósticos que, em algumas regiões, são restritos a médicos generalistas, como RM, TC ou cintilografia;
- Exames ultrassonográficos;
- Diagnose;
- Fisioterapia;
- Terapias especializadas;
- Próteses e órteses;
- Anestesia.

NÍVEL TERCIÁRIO

O nível terciário é o de alta complexidade. Para esse nível serão encaminhados pacientes que necessitam de procedimentos de tecnologia e custo elevados. São serviços que estariam fora do alcance da maioria da população caso fosse necessário recorrer ao setor privado.

Os principais procedimentos oferecidos pelo SUS nesse nível são:

- Assistência ao paciente portador de doença renal crônica (por meio dos procedimentos de diálise);
- Assistência em traumato-ortopedia;
- Genética clínica;
- Distrofia muscular progressiva;
- Osteogênese imperfeita.

2

Conceitos básicos do exame físico ortopédico

Caroline Ribeiro Monasterio
David Gonçalves Nordon
João Carlos R. S. Queiroz

INTRODUÇÃO

A semiologia ortopédica é vasta e repleta de detalhes e testes especiais. Para a maioria das doenças ortopédicas (não traumáticas), o diagnóstico é prontamente feito com anamnese e exame físico adequados – que raramente precisa de algum auxílio além de um martelo de reflexos. A intenção deste capítulo é trazer orientações ao médico generalista quanto ao que avaliar em cada parte do corpo do ponto de vista ortopédico. Testes especiais, em sua maioria, serão descritos de acordo com a síndrome abordada em cada capítulo.

Preferencialmente, o paciente deve estar trajando o mínimo de roupas possível para o exame do segmento afetado. A iluminação deve ser adequada. Os testes de mobilidade e amplitude de movimento devem ser sempre feitos comparando um membro ao outro, iniciando-se pelo membro não afetado. Para avaliar a angulação, recomenda-se utilizar como parâmetro a mesa de exames e um goniômetro ou um aplicativo de nível disponível na maioria dos celulares. Todos os movimentos devem ser avaliados de forma passiva, ativa e contra resistência.

INSPEÇÃO

Na inspeção do paciente ortopédico, devem-se buscar alterações da pele e fâneros (manchas café com leite, por exemplo, indicam neurofibromatose; hemangiomas podem fazer parte de Klippel-Trenaunay; implantação baixa de cabelos, Klippel-Feil; perda de pelos em membros inferiores pode diferenciar uma claudicação vascular neurogênica), alterações do trofismo muscular (lesões de nervos periféricos), hipertonia muscular (lesão central), deformidades evidentes (geno varo – arqueado para fora, comum na artrose e em doenças osteometabólicas; geno valgo – arqueado para dentro; pé plano e cavo; hipercifose torácica – envelhecimento, fratura osteoporótica, doença de Scheuermann, dorso curvo postural; hiperlordose – espondilolistese – ou perda da lordose lombar – espondilite anquilosante), tumorações (tumores ósseos, de partes moles, neurofibromas) e discrepância de membros (sequela de displasia do desenvolvimento do quadril – DDQ; sequela de traumas ou osteonecrose da cabeça do fêmur; defeitos longitudinais dos membros; síndrome de Proteus ou Klippel-Trenaunay).

A inspeção realizada de forma dinâmica demonstrará especialmente alterações de marcha (descritas a seguir) ou comprometimento do arco de movimentos das articulações – que deve ser sempre comparado com o lado são, além de eventuais correções de deformidades presentes na avaliação estática.

MARCHA

A marcha compreende a sequência de eventos que permitem que o indivíduo se locomova de um lugar para outro na posição bípede. O ciclo pode ser dividido em dois períodos: fase de apoio e fase de balanço.

A fase de apoio começa com o toque inicial do calcanhar, seguido pelo contato total do pé com o chão e a impulsão (apoio no antepé) e o desprendimento, quando o tronco faz a ultrapassagem do membro que está apoiado. Em seguida, o pé deixa o solo e inicia-se a fase de balanço, quando ocorre o avanço do membro. Em geral, o membro superior de um lado acompanha o membro inferior do lado oposto, o que permite economia de energia.

Há vários padrões patológicos de marcha que podem ser decorrentes de etiologias variadas, mas se deve levar em consideração que o padrão pode variar de acordo com alguns fatores (sexo, idade, peso corporal, entre outros). Dois aspectos devem ser considerados causas das alterações:

1. Movimento anormal forçado pela deformidade, fraqueza ou espasticidade do membro; ou
2. Movimento anormal decorrente de compensação para corrigir outro problema.

Dentre os diversos tipos anormais de marcha, pode-se destacar:

- Marcha antálgica: a fase de apoio do lado doloroso está encurtada. O paciente esboça um salto na tentativa de aliviar o peso.
- Marcha por insuficiência do glúteo médio (marcha de Trendelenburg): o tronco inclina-se de forma exagerada para o lado de balanço, por falta de suporte da bacia.
- Marcha anserina (marcha do pato ou miopática): ocorre quando a insuficiência de glúteo médio é bilateral, de modo que o tronco balança para um lado e para o outro. Muito comum em luxação congênita do quadril bilateral e da coxa vara bilateral.
- Marcha talonante: o calcanhar toca o solo com muita intensidade, produzindo um som típico. Pode ocorrer por lesão do cordão posterior da medula ou neuropatia periférica sensorial (*tabes dorsalis*).
- Marcha espástica: o paciente movimenta-se como se fosse um robô, de forma rígida e grosseira, podendo cruzar os joelhos pela frequente contratura dos adutores do quadril. Caraterística da paralisia cerebral.
- Marcha atetoica: há exagero da movimentação, com arremesso de tronco, membros e cabeça em várias direções.
- Marcha por insuficiência do quadríceps: na fase de apoio, o indivíduo coloca a mão no joelho para bloqueá-lo.
- Marcha equina: a pessoa apoia apenas a ponta dos pés.
- Marcha escarvante: na insuficiência de dorsiflexores do pé, o paciente eleva excessivamente o joelho.

MOVIMENTOS

Movimentos ativos

Os movimentos ativos podem estar comprometidos por algumas razões:

- Perda de função muscular: pode dever-se a lesão neurológica central ou periférica, lesão da inserção do tendão (na qual o músculo se encontrará encurtado, como na lesão do tendão do bíceps, e/ou haverá um *gap* na topografia do tendão), lesão do ventre muscular (geralmente é palpável um defeito no músculo, além de ser visível hematoma e edema na fase aguda) e, por fim, defeitos metabólicos (como na paralisia transitória associada a potássio e miastenia grave).

- Dor: uma das principais causas de comprometimento de movimentos. Especialmente no ombro, pode ser difícil diferenciar se a restrição de arco de movimentos (ADM) se deve à dor ou à lesão tendínea.
- Alteração articular: por artrose, que pode levar a anquilose ou bloqueio; por bloqueio por infecção (pioartrite); por contratura capsular (capsulite adesiva do ombro; cotovelo rígido por desuso); e por tumores.

Estando presentes os movimentos ativos, deve-se testá-los contra resistência, avaliando o grau de força segundo a Tabela 1.

Há três tipos de contração muscular contra resistência: concêntrica (o músculo diminui de comprimento com o movimento – contração do bíceps ao levantar um halter); isométrica (não há alteração do comprimento – manutenção do peso em certa posição com o cotovelo fletido em graus variáveis); excêntrica (o músculo alonga com o movimento – contração do bíceps enquanto abaixa o halter). Lesões musculotendíneas costumam ocorrer no movimento excêntrico do músculo. Exercícios de fortalecimento para estabilização articular geralmente focam no exercício isométrico.

Movimentos passivos

Quando o ADM está abaixo do normal, comparativamente ou não ao membro contralateral, deve-se realizar a movimentação passiva, que também pode estar comprometida por algumas razões, em geral mecânicas:

- Contratura capsular (capsulite adesiva);

TABELA 1 Gradação da força muscular

Grau	Função
0	Sem contração muscular
I	Alguma contração muscular
II	Movimento no plano (não vence gravidade)
III	Vence gravidade, mas não vence resistência
IV	Vence resistência, mas está abaixo do normal. Pode ser subdividido em IV–, IV e IV+ (subjetivamente)
V	Normal

- Bloqueio mecânico por distensão da cápsula (pioartrite);
- Bloqueio mecânico por osteófitos (artrose, anquilose, miosite ossificante, ossificação heterotópica);
- Bloqueio mecânico por tumorações;
- Bloqueio mecânico por contratura muscular;
- Bloqueio mecânico por interposição de partes moles (geralmente após a redução de luxações);
- Bloqueio mecânico iatrogênico (parafusos intra-articulares).

PALPAÇÃO

A palpação é especialmente importante na avaliação de trofismo muscular; hipertonia ou atonia; identificação de pontos referenciais anatômicos; avaliação da linearidade da coluna por meio da palpação dos processos espinhosos; e identificação de pontos-gatilho especialmente importantes na cervicobraquialgia de origem miofascial.

REFLEXOS

Os reflexos são testados principalmente para avaliar a função da medula espinal. Estão descritos nos capítulos 11 e 12. São divididos em reflexos:

- Tendíneos: bicipital (C5), braquioestilorradial (C6), tricipital (C7), adutor (L3), quadricipital/patelar (L4), tríceps sural/aquileu (S1);
- De integração neuronal: cutâneo abdominal (T7-L2); cremastérico (T12/L1); bulbocavernoso (S2-S4);
- De liberação piramidal/lesão do neurônio motor superior: Hoffman (mielopatia cervical, geralmente); Babinski e Oppenheim (lesão da medula espinal, geralmente).

SENSIBILIDADE

A avaliação da sensibilidade pode ser tátil (algodão), dolorosa (agulha romba), térmica (tubos de ensaio quentes e frios) e vibratória/proprioceptiva (diapasão). Raramente tais métodos são utilizados no dia a dia do generalista, tendo maior relevância na avaliação de lesões medulares incompletas.

Para a avaliação ortopédica, é importante verificar os principais dermátomos (Tabela 2) com a sensibilidade tátil/dolorosa, graduando-os de acordo com a escala do ASIA para lesões de coluna (que podem ser úteis no acompanhamento de um paciente com hérnia lombar, por exemplo):

- 2 – normal;
- 1 – alterada (aumentada ou diminuída);
- 0 – ausente.

O exame detalhado de cada segmento corporal, com seus testes especiais, está descrito minuciosamente nos capítulos correspondentes, com o direcionamento para o diagnóstico diferencial das doenças.

Entretanto, os conceitos básicos apresentados aqui devem ser utilizados na avaliação de todos os pacientes.

TABELA 2 Nível medular e locais para avaliação

Nível	Local para avaliação
C5	Face lateral do cotovelo
C6	Polegar
C7	Dedo médio
C8	Dedo mínimo
T1	Face medial do cotovelo
T7	Apêndice xifoide
T10	Umbigo
L1	Região inguinal
L2	Face anterior da coxa/raiz da coxa
L3	Patela
L4	Maléolo medial
L5	Dorso do pé
S1	Maléolo lateral/sola do pé

3

Conceitos básicos sobre implantes ortopédicos

David Gonçalves Nordon

A ortopedia, diferentemente de muitas outras especialidades cirúrgicas, trabalha em boa parte de suas cirurgias com a utilização de implantes. Na maioria das vezes, se o paciente foi operado por um ortopedista, é possível ver algum "rastro": à radiografia, especialmente no caso de traumas, podem-se identificar os implantes que foram utilizados para o tratamento.

É importante, portanto, compreender corretamente a função dos implantes ortopédicos. Nem todos são permanentes e nem todos são temporários. Grosseiramente, podem-se dividir os implantes em dois tipos: os substitutos articulares (próteses) e os "tutores de consolidação".

As próteses articulares são utilizadas em algumas situações específicas: em casos de artrose avançada, como de quadril e joelho; como consequências de fraturas graves em que a articulação não pode ser mais reconstruída; ou quando há evidência de que o paciente evoluirá mal (com osteonecrose e artrose, geralmente) se for feita fixação interna em vez de substituição articular (como fraturas de úmero proximal, cabeça do rádio e colo do fêmur).

As próteses podem ser parciais ou totais. Entende-se como parcial a prótese constituída por um único componente, que substitui apenas uma superfície articular (geralmente inserido em um osso do esqueleto apendicular, como uma prótese de quadril em que há apenas o componente femoral, ou a maioria das próteses de ombro e unicondilares de joelho). Uma prótese total, por sua vez, envolve a substituição de duas superfícies articulares (no caso do joelho, se a patela também for substituída, serão três superfícies articulares).

Nem todos os componentes da prótese são visíveis; especialmente nas próteses de quadril, o polietileno não é visível à radiografia.

Os materiais mais utilizados são aço cirúrgico, titânio, cerâmica, cromo-cobalto, entre outros. Algumas próteses incluem também revestimento de hidroxiapatita para melhor interação com o osso.

Substitutos articulares não são, via de regra, retirados, e sim substituídos (revisados), podendo alguns componentes ser trocados. Contudo, em determinados

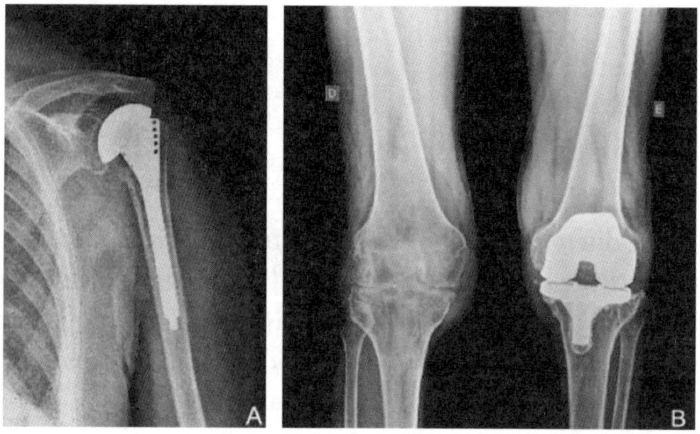

Figura 1 (A) Artroplastia parcial de ombro esquerdo. Observe o componente apenas no úmero. (B) Artroplastia total de joelho esquerdo. Note o componente em ambos os ossos (tíbia e fêmur).

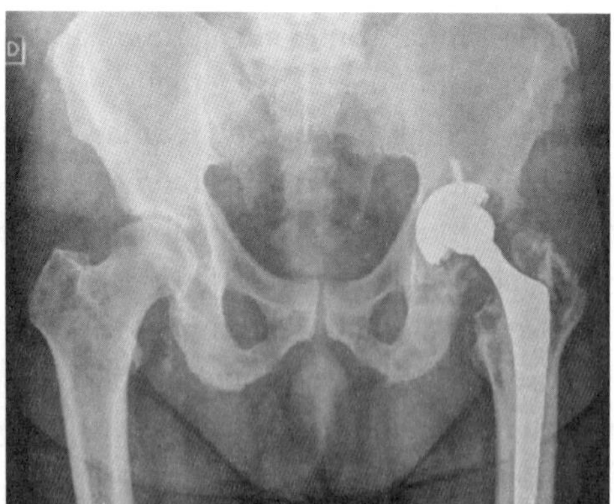

Figura 2 Artroplastia total de quadril. O espaço entre os componentes acetabular e femoral (bola e soquete) é preenchido pelo polietileno, que não pode ser visto à radiografia. Seu desgaste, contudo, é inferido pela perda de centralização da cabeça femoral, que começa a ascender em direção ao teto do acetábulo.

casos, em especial infecções, o paciente pode ter seu componente retirado e permanecer sem ele por tempo indeterminado.

Para a colocação de uma prótese tradicional é necessário que reste osso suficiente para a estabilização do material. Em cirurgias, geralmente as oncológicas, em que é necessária a ressecção de grande quantidade de tecido ósseo, são utilizadas endopróteses (como são conhecidas no Brasil), próteses longas e com partes articuladas entre si.

Os "tutores de consolidação" são as conhecidas placas, parafusos e fios de Kirschner e de aço. Eles são utilizados para manter a aproximação e a posição óssea (redução), permitindo que o corpo produza calo ósseo (em mínima ou grande quantidade, de acordo com a técnica) e levando à consolidação de uma fratura.

Técnicas de estabilidade absoluta para tratamento de uma fratura envolvem a utilização de placas, geralmente com parafusos em todos os seus furos, e uma redução anatômica dos fragmentos ósseos, como a montagem de um quebra-cabeça inteiro. Nesses casos, a consolidação óssea é primária e não será observado calo ósseo durante a evolução do tratamento. São utilizadas principalmente para zonas articulares.

Por outro lado, técnicas de estabilidade relativa dão preferência a uma redução funcional (mantendo a funcionalidade do osso, mesmo que com perda óssea ou sem a aposição de todos os fragmentos); elas incluem as placas com técnica em ponte (placa longa, poucos parafusos), hastes intramedulares, hastes flexíveis intramedulares de titânio (TEN), entre outras. São utilizadas para zonas metafisárias-diafisárias.

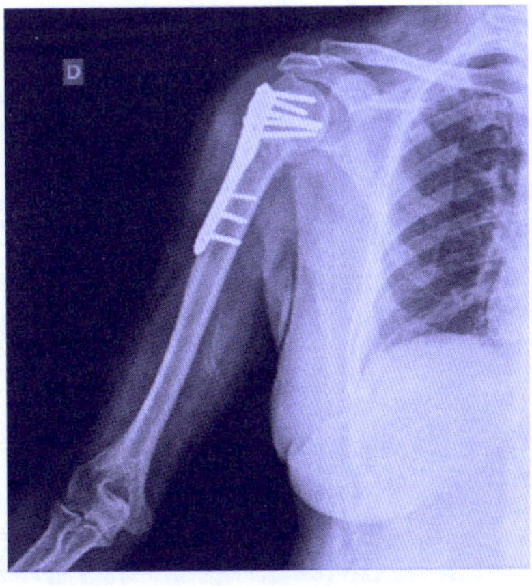

Figura 3 Placa bloqueada de úmero proximal: método de fixação com estabilidade absoluta.

Vale lembrar a existência da banda de tensão, técnica de tratamento de estabilidade absoluta que causou muito furor na mídia, pois envolve a utilização de fios de Kirschner, que foram identificados como "agulhas esquecidas" no corpo do paciente. A banda de tensão se utiliza de dois fios de Kirschner ("palitos de aço"), ou dois parafusos canulados, e um fio de aço enrolado em forma de oito. É utilizada principalmente para patela, olécrano e maléolo medial.

Esses "tutores de consolidação", como não são substitutos, mas somente orientam a consolidação óssea, podem permanecer no corpo ou ser retirados após determinado tempo (geralmente, não menos do que 18 meses) se estiverem incomodando o paciente ou comprometendo suas funções de alguma forma. De modo geral, não se indica a retirada programada do material de síntese para evitar submeter o paciente a um novo procedimento cirúrgico, que pode ser ainda mais complicado do que o inicial.

Implantes ortopédicos são uma contraindicação relativa à realização de ressonância nuclear magnética. Como consequência de sua realização, caso os implantes sejam de aço, o metal vibra pelas ondas eletromagnéticas e aquece, provocando dor e necrose óssea. O exame pode ser realizado, mas deve ser interrompido caso o paciente apresente dor. É possível também que em determinados casos o implante se solte em virtude da vibração causada pelo aparelho.

Em infecções pós-operatórias, o implante pode ser retirado por causa da formação de biofilme pelas bactérias. Em casos de suspeita de infecção pós-operatória, o paciente deve ser encaminhado ao hospital onde foi realizada sua cirurgia.

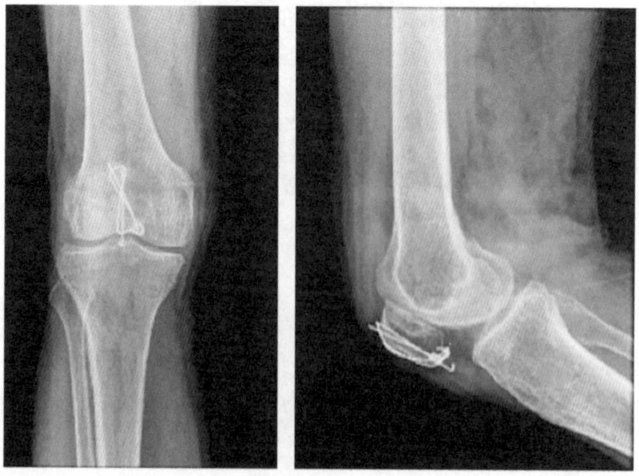

Figura 4 Banda de tensão de patela direita.

4

Tratamento de dor crônica em ortopedia e medicações para idosos

David Gonçalves Nordon

Classificação pelo CID-10	
R52.0	Dor aguda
R52.1	Dor crônica intratável
R52.2	Outras dores crônicas

INTRODUÇÃO

Inevitavelmente o médico generalista se verá diante de um paciente com dores crônicas de difícil solução. Como muitas doenças ortopédicas geram dores que se cronificam, é essencial ao médico diferenciá-las e identificar qual a doença em questão para traçar a melhor maneira de tratá-la.

Algumas vezes não caberá ao generalista o diagnóstico, mas apenas o acompanhamento de um paciente já previamente diagnosticado pelo ortopedista como portador de artrose de joelho, estenose lombar, ou tendinopatia do manguito rotador.

Contudo, em outras ocasiões caberá ao generalista o diagnóstico diferencial da dor crônica para realizar o tratamento e/ou encaminhamento adequados.

ABORDAGEM DO PACIENTE COM DORES CRÔNICAS

A queixa de dores crônicas direciona o generalista para um leque de possibilidades, e deve-se iniciar pelas características básicas de anamnese da dor: Onde é? Qual a intensidade? Qual a característica? Para onde se irradia?

Os pacientes com dor crônica evidentemente ortopédica dividem-se em dois grupos: aqueles com dores articulares e os com dores lombares. As dores articulares geralmente se devem à artrose ou a tendinopatias do manguito, que devem ser tratadas de acordo (Capítulos 14 e 16, respectivamente). Dores lombares (ou de outro segmento da coluna) também têm tratamento específico (Capítulos 12 e 13). Cabe lembrar que, nas dores crônicas, o tratamento multiprofissional é especialmente importante e deve incluir fisioterapia, acupuntura e, às vezes, até mesmo um especialista em dor.

Contudo, há pacientes com dores generalizadas pelo corpo que podem se incluir na vasta gama de doenças reumatológicas, psiquiátricas, neurológicas ou secundárias a infecções como o chikungunya. Nesses casos, caberá ao médico generalista a função de diferenciá-las.

Recomenda-se, na abordagem inicial do paciente com dor crônica generalizada, a investigação para exclusão dessas doenças. De acordo com a avaliação do generalista, podem ser solicitados exames como hemograma completo (anemia de doença crônica, anemias secundárias, doenças mieloproliferativas), TSH (hipotireoidismo – diagnóstico diferencial de depressão, possivelmente associado a dores), provas reumáticas e inflamatórias (quando indicado), marcadores tumorais (quando indicado), radiografias para avaliação das articulações dolorosas (pois a fibromialgia não necessariamente excluirá outra doença reumatológica, como lúpus ou artrite reumatoide, nem uma osteoartrose primária), entre outros. Na abordagem inicial, é importante que todas as possibilidades diagnósticas sejam excluídas para chegar ao diagnóstico definitivamente ortopédico (ou reumatológico) da causa – e este ser tratado adequadamente.

ARSENAL TERAPÊUTICO PARA DORES CRÔNICAS

A Organização Mundial da Saúde (OMS) estabelece uma escada analgésica, que deve ser seguida sempre ao realizar a analgesia de qualquer paciente.

Para utilização no Sistema Único de Saúde (SUS), há alguns analgésicos simples, alguns anti-inflamatórios não esteroidais (AINE), antidepressivos, anticonvulsivantes, mas nenhum opioide na rede básica. Na figura a seguir são encontradas medicações e suas doses de utilização.

Analgésicos simples podem ser combinados, como dipirona com uso intercalado de paracetamol (a cada 3 horas, usar 1-2 comprimidos), porém o uso de outras medicações inspira cuidados.

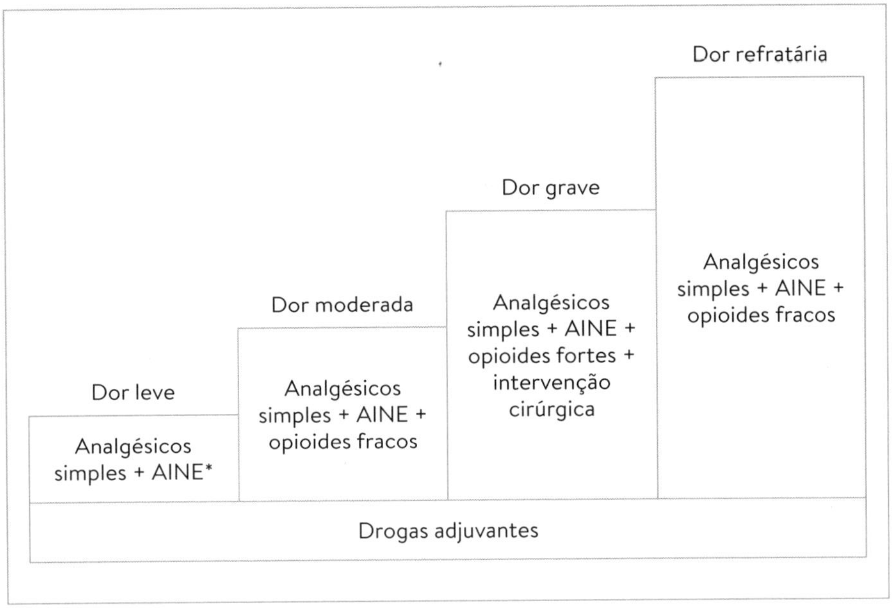

Figura 1 Escala analgésica da OMS.
* AINE: anti-inflamatórios não esteroidais.

AINE não devem ser combinados. Anti-inflamatórios esteroidais, como dexametasona, são indicados quase exclusivamente para plexopatias e devem ter seu uso irrestrito evitado em razão dos efeitos deletérios (Cushing, insuficiência adrenal, diabetes, osteoporose e úlcera gástrica), apesar de ser prática comum em serviços de emergência.

Opioides não devem ser combinados. Pode-se graduar a potência – de fraco para forte, ou desescalonar –, mas nunca os combinar, pois eles ocupam os receptores de opioides e o segundo medicamento não exercerá qualquer efeito benéfico aditivo – podendo, porém, potencializar os efeitos colaterais.

Opioides não devem ser usados cronicamente. É importante reiterar ao paciente que os opioides são medicações de resgate para evitar a ida a um serviço de saúde. Eles saturam os receptores opioides, gerando a necessidade de doses mais altas até o ponto em que não haverá mais efeito, sendo necessário um *wash out*.

Como exceção, há a buprenofrina, medicamento lançado recentemente no mercado brasileiro, porém com mais de 30 anos de existência no exterior. Ocupa aproximadamente 10% dos receptores μ, não provocando sua saturação.

TABELA 1 Medicações para dores crônicas, de acordo com a classe, e posologia indicada

Medicação	Posologia indicada
	Analgésicos simples
Dipirona	1 g a cada 6 horas (dose máxima: 2 g a cada 6 horas – há controvérsias na literatura)
Paracetamol	500 mg a cada 6 horas (dose máxima: 1 g a cada 6 horas – risco de hepatotoxicidade)
	AINE
Diclofenaco sódico	50 mg 8/8 h
Ibuprofeno	600 mg 8/8 h (máximo: 600 mg 6/6 h)
	Opioides fracos (não disponíveis na rede básica)
Tramadol	Até 100 mg a cada 6 horas. Dividir em doses menores diminui efeitos adversos
Codeína	30-60 mg com intervalo de 4 horas (máximo: 300 mg/dia)
	Opioides fortes (não disponíveis na rede básica – doses iniciais)
Oxicodona	10-20 mg a cada 12 horas
Metadona	Até 5-10 mg a cada 8 horas. Alto poder aditivo
Morfina	Em diluição, podem ser ingeridos com segurança 4 mg com intervalos de 15 minutos para dor refratária no atendimento hospitalar
	Opioides de longa duração (não disponíveis na rede básica)
Buprenorfina	*Patches* de 5, 10 ou 20 mg a cada 7 dias
	Antidepressivos
Amitriptilina, Imipramina	Dose analgésica: 25-75 mg/dia Dose antidepressiva: 75-150 mg/dia
Fluoxetina	20 mg/dia
	Anticonvulsivantes (apenas carbamazepina na rede básica)
Carbamazepina	200-1.200 mg/dia
Gabapentina	600 mg a cada 8 horas (máximo: 3.200 mg/dia) Aumento progressivo da dose por causa dos efeitos colaterais – não "queimar" medicamento
Pregabalina	150-600 mg/dia

Dessa forma, pode atingir o limite máximo de analgesia sem causar os efeitos colaterais danosos dos opioides, como depressão respiratória ou constipação. Recomenda-se para dores crônicas (lombares, articulares, pós-traumáticas etc.), e é tão eficaz quanto a oxicodona ou o tramadol de liberação lenta. É 60 vezes mais potente do que a morfina e uma opção segura e eficaz para pacientes com dores crônicas que utilizam múltiplas medicações. A dose máxima é de 40 mg, devendo ser titulada a partir dos 3 primeiros dias de uso (nos quais outros analgésicos devem ser usados em conjunto). Sofre interação com anticonvulsivantes e antagonistas de cálcio.

Antidepressivos são uma boa arma para dores crônicas, em especial quando há um componente depressivo associado (cujo tratamento deve ser priorizado com dose e medicação adequadas). Antidepressivos tricíclicos como amitriptilina e imipramina são excelentes por seu efeito no SNC, contudo apresentam efeitos adversos acentuados (sonolência, ganho de peso e principalmente constipação). Medicamentos como os inibidores seletivos da recaptação de serotonina são um pouco menos eficientes, porém causam bem menos efeitos adversos, podendo ser preferência para idosos, mulheres jovens que não desejam ganhar peso e pacientes que não devem ganhar peso.

É importante lembrar que os antidepressivos demoram para causar efeito, de modo que, diferentemente do tratamento com analgésicos, a dor não cederá logo após a ingestão do medicamento. O tempo esperado de funcionamento é após 2-3 semanas – sendo por essa razão uma alternativa para dor crônica e não aguda.

Anticonvulsivantes são especialmente úteis para dores com componente neuropático, como lombalgia por hérnia discal. A carbamazepina é uma boa opção, pois está disponível na rede básica. A gabapentina, por outro lado, é particularmente útil em pacientes com amputação de membros, mitigando a dor do membro fantasma. A dose descrita como funcional é a partir de 2.400 mg/dia, ou seja, 2 comprimidos de 300 mg a cada 8 horas. Contudo, tal dose apresenta muitos efeitos adversos se iniciada subitamente, sendo aconselhável orientar o paciente a iniciar seu uso com 1 comprimido por dia e progredir o aumento de 1 comprimido por dia conforme tolerar os efeitos colaterais (principalmente náuseas e sonolência). A pregabalina apresenta efeito melhor e menor incidência que a gabapentina, porém é mais cara.

Deve-se evitar a combinação de medicamentos de mesma classe. No Quadro 1, segue um bom esquema de prescrição analgésica.

É importante sempre lembrar ao paciente que ele deve seguir a escala de analgesia da OMS. Não raro, os pacientes utilizam os opioides logo de início, por serem medicações mais fortes, e deixam de usar os analgésicos simples ("Dipirona é que nem água pra mim"), ou os usam em subdoses (p. ex., 500 mg de dipirona a cada 12 horas).

QUADRO 1 Sugestão de prescrição terapêutica para pacientes com dores crônicas

Dipirona 500 mg: 2 comprimidos a cada 6 horas. Horários sugeridos: 6 h, 12 h, 18 h, 0 h
Paracetamol 500 mg: 1 comprimido a cada 6 horas. Intercalar com dipirona. Horários sugeridos: 9 h, 15 h, 21 h, 3 h
Ibuprofeno 300 mg: 2 comprimidos a cada 8 horas por 3-5 dias (dor aguda ou crônica agudizada)
Tramadol 50 mg: 2 comprimidos com intervalo de 6 horas se houver dor intensa que não se resolva com a dipirona
Oxicodona 10 mg: 1-2 comprimidos a cada 12 horas no lugar do tramadol se a dor não estiver melhorando com este
Amitriptilina 25 mg (1 comprimido à noite); ou carbamazepina 200 mg (1 comprimido a cada 8 horas)

MEDICAÇÕES PARA DORES CRÔNICAS EM IDOSOS

Os idosos apresentam maiores complicações com o uso de medicamentos para dores crônicas em função dos efeitos colaterais. A constipação, que já é acentuada em idosos, pode ser bastante deletéria, e não raro é necessária a associação a algum laxante. Ademais, medicamentos que possam causar tontura, confusão mental ou sonolência devem ser evitados pelo risco de queda.

Contudo, muitas vezes isso é impossível. Nesse caso, deve-se optar por utilizar medicações em doses menores, porém com maior frequência – por exemplo, tramadol ou codeína, que podem ser utilizados até a cada 4 horas, diminuindo assim a incidência de efeitos colaterais.

Deve-se evitar em idosos também a utilização de AINE por causa dos riscos associados de lesão renal e complicações cardiovasculares. No entanto, deve-se pesar o risco-benefício, e ocasionalmente sua utilização pode ser necessária. Nesses casos, deve-se optar por medicamentos com menor risco (como os coxibes, que apresentam menor risco de lesão gastrintestinal, embora ainda permaneça o risco de lesão renal, ou naproxeno, que apresenta menor risco cardiovascular, embora mantenha a irritação gástrica e o risco renal) pelo menor tempo possível.

No caso de medicamentos como os antidepressivos, classes mais novas, como os inibidores seletivos, são a preferência. E, no caso de anticonvulsivantes, se acessível para o paciente, a pregabalina é uma boa opção como alternativa aos outros em virtude da menor incidência de efeitos colaterais. Entre os opioides, o que apresentou maior perfil de segurança para idosos, sem necessidade de ajuste de doses, foi a buprenorfina.

TERAPIAS ADJUVANTES

Algumas terapias adjuvantes apresentam boa eficiência no tratamento de dores crônicas. A principal delas é a prática de atividades físicas: caminhada, hidroginástica, bicicleta, corrida ou até mesmo musculação. A liberação de serotonina causada pelas atividades físicas age com efeito analgésico e antidepressivo, sendo essencial na reabilitação e no tratamento da dor. Muitas vezes é necessário otimizar a analgesia, especialmente no começo, para que o paciente consiga iniciar um programa de exercícios. No longo prazo, exercícios físicos irão promover a diminuição da utilização de medicação. O generalista tem de ter isso claro em mente, ser bastante positivo e ajudar o paciente a conseguir iniciar o programa de exercícios. Certamente o paciente com dor encontrará dezenas de obstáculos e objeções – e é necessário perseverança, empatia e ajuda não apenas por parte do médico, mas de toda a equipe de saúde e da família, para conseguir modificar hábitos de vida arraigados. Comentaremos mais sobre atividade física na terceira idade no Capítulo 20 – Sarcopenia.

Fisioterapia motora, alongamento, TENS (Estimulação Elétrica Transcutânea) e luz infravermelha são opções do arsenal terapêutico do fisioterapeuta que podem contribuir muito para o paciente no controle da dor crônica. Muitas vezes é difícil conseguir tais encaminhamentos na rede básica, mas os profissionais do Núcleo de Apoio à Saúde da Família (NASF) podem ajudar com atividades na Unidade Básica de Saúde (UBS). Artes chinesas, como meditação, qi gong e tai chi chuan, disponíveis em algumas unidades de atenção primária, também são bastante benéficas no controle de dores crônicas. É extremamente importante ressaltar que, apesar de tudo, estas terapias não têm comprovação científica de serem superiores ao placebo.

A acupuntura é uma técnica de medicina complementar que apresenta resultados, no geral, bons para dores crônicas. Há, contudo, muita controvérsia se o seu efeito seria superior ao placebo, embora haja estudos mostrando a liberação de endorfinas após o agulhamento. Assim, como toda técnica alternativa, deve ser considerada de forma adicional ao tratamento medicamentoso.

DORES CRÔNICAS SECUNDÁRIAS E PÓS-OPERATÓRIAS

Não é raro pacientes ortopédicos apresentarem-se com dores crônicas pós-operatórias. Elas podem apresentar diversas etiologias, que são listadas a seguir.

- Distrofia simpaticorreflexa: um dos quadros mais graves da síndrome da dor regional crônica, é particularmente comum em fraturas de mão e punho. Pode ocorrer até mesmo no caso de fraturas em que se optou por tratamento conservador. A dor geralmente é excruciante, relacionada a alterações simpáticas do membro acometido (palidez, alteração de sudorese e fâneros) e desproporcional. Necessita de inúmeras medicações para dor e de tratamento com especialista em dores crônicas e com fisioterapeutas habilitados a realizar a dessensibilização. O mais importante é suspeitar de seu diagnóstico (que pode ser indicado por nada além de alteração da sudorese e alguma dor no membro acometido em casos iniciais) e proceder com o encaminhamento e o tratamento precoces.
- Dor secundária a implantes: em determinadas cirurgias, os implantes podem ficar salientes (principalmente placas em tornozelos ou bandas de tensão na patela e no cotovelo). Nesses casos, é importante verificar se o paciente está incomodado porque o implante está efetivamente saliente ou porque está sentindo dor. Contanto que o implante esteja fixo no osso e a fratura esteja evoluindo bem, não há complicação se algum implante ficar saliente – muitas vezes isso é inevitável. No entanto, o paciente não deve sentir dor; deve no máximo sentir um incômodo leve, ocasional, que pode ser controlado com analgésicos simples. É uma consequência comum do tratamento cirúrgico de fraturas sentir alguma dor no local, que pode ocorrer até mesmo quando se opta por tratamento conservador: pode se formar um neuroma local, que gera dor à mudança de temperatura ou de pressão. Uma dor excruciante, contudo, não é normal e deve ser avaliada pelo ortopedista. Da mesma forma, material de síntese evidentemente solto deve ser avaliado pelo especialista, que pode optar por retirá-lo ou não. É importante saber que o material de síntese, em casos com boa evolução, só pode ser retirado após 18 meses de sua colocação, em virtude do tempo de consolidação e do fortalecimento do osso. Dá-se preferência por deixá-lo implantado por tempo indefinido, uma vez que não há vantagens claras em retirá-lo, a não ser que esteja causando dor, impedindo movimentos ou agredindo tendões e ligamentos (para mais informações sobre implantes ortopédicos, ver Capítulo 3 – Conceitos básicos sobre implantes ortopédicos).
- Dor secundária a próteses: pacientes com osteoartrose de quadril ou de joelho que realizaram artroplastia não devem, via de regra, sentir mais dor. Se esta for observada, especialmente no início de movimentos, e se tornar

progressivamente pior, deverá ser analisada pelo especialista em razão da possibilidade de infecção ou soltura asséptica do implante.

- Pródromo de fratura patológica: é sempre importante lembrar que podem ocorrer, em pacientes idosos que utilizam bisfosfonatos, fraturas secundárias ao uso dessa medicação (ver Capítulo 6 – Fraturas patológicas). Deve-se sempre suspeitar em casos de dor inespecífica no quadril ou na coxa e encaminhar imediatamente para avaliação em serviço de emergência.

NOVAS MEDICAÇÕES PARA O TRATAMENTO DE DOR E CONTROVÉRSIAS DE ALGUNS MEDICAMENTOS ATUALMENTE UTILIZADOS

Analgésicos comuns

A dipirona é um medicamento de mecanismo de ação ainda incerto. É proibida em alguns países devido ao risco de aplasia medular, que, na realidade, é um fato raríssimo (1 a cada 1.000.000 de usuários) e se relaciona principalmente a suscetibilidade genética. Dessa forma, evitar seu uso no Brasil não faz sentido. Da mesma forma, a recomendação de sua não utilização no período gestacional ou no puerpério apresenta evidências científicas muito fracas (baseia-se em relatos de casos, somente). Seu poder analgésico, porém, é o melhor dentre todos os analgésicos simples.

O paracetamol funcionaria através de um mecanismo anti-inflamatório fraco, alternativo – possivelmente através da COX-3. Entretanto, seu poder analgésico é muito baixo. A maior parte das metanálises em ortopedia já não recomenda sua utilização. Ao mesmo tempo, um estudo identificou sua eficácia como semelhante à de ingerir duas latas de cerveja no poder analgésico.

Por fim, há uma terceira via de analgesia simples: a do viminol. É uma substância já presente no mercado há décadas, mas que ficou esquecida por muito tempo e recentemente vem sendo reintroduzida no mercado. Na dosagem de 70 mg, pode ser utilizada até 4 vezes por dia. Age na região posterior da medula espinhal, ou seja, por um mecanismo de ação totalmente diferente dos outros analgésicos simples e podendo ser usado de forma complementar. Apesar de seu tempo no mercado e de sua segurança, ainda há poucos estudos do seu uso disponíveis para avaliação, e a maioria é da década de 1970, da Itália.

Medicamentos de uso tópico

A maioria dos medicamentos de uso tópico apresenta pouca eficácia para tratamento de dor. Por exemplo, o número necessário para tratar (NNT) para pomada de diclofenaco no entorse de tornozelo é 4, o que significa que apenas 25% dos pacientes realmente sentem alguma melhora com seu uso – valor que fica, inclusive, abaixo do placebo esperado para qualquer medicamento (30%). Há poucos estudos sobre isso, mas se acredita que o mesmo valha para emplastros e bálsamos.

Contudo, houve um lançamento recente de um emplastro chamado Toperma 700 mg. É um adesivo com lidocaína, que deve ser usado por 12 horas direto e trocado diariamente. Possui efeito exclusivamente analgésico e é bastante interessante para uso na lombalgia mecânica.

Opioides

Dentre os opioides, o que apresenta pior perfil para tratamento é a codeína. Até 42% da população apresenta alguma metabolização errática da codeína em morfina. Uma pequena porcentagem é hipermetabolizadora – o que pode levar à depressão respiratória rapidamente. Aproximadamente 40%, porém, apresenta uma diminuição do metabolismo, que pode ser desde hipometabolismo até não metabolismo. Diante disso, utilizando esse medicamento no tratamento da dor é difícil definir se a dor não está melhorando porque é necessário aumentar a dose ou porque o paciente não a metaboliza adequadamente.

Anti-inflamatórios não esteroidais

Uma metanálise interessante avaliou o risco cardiovascular de todos os AINE. O diclofenaco despontou como o de maior risco, aumentando em quase 2 vezes o risco cardíaco, se usado acima de 100 mg por dia. O ibuprofeno apresentou um perfil alto também (1,8), quando utilizado na dose plena – ao menos 1.800 mg por dia.

Os medicamentos mais seguros, do ponto de vista cardiovascular, são o naproxeno e o celecoxibe. Há controvérsias sobre a segurança deste último, dado o histórico cardiovascular desastroso dos primeiros AINE seletivos de COX-2 lançados no mercado, mas um estudo da Pfizer com mais de 24.000 pacientes mostrou que o celecoxibe não é inferior ao naproxeno no quesito cardiovascular, o que coincide com os achados dessa metanálise.

Sendo assim, o celecoxibe é geralmente utilizado por pacientes com histórico de úlcera gástrica, e o naproxeno, pelos outros pacientes com problemas cardiovasculares.

Por fim, cabe ressaltar que a Nimesulida foi retirada do mercado nos Estados Unidos em 2008 devido ao risco de hepatotoxicidade. Há controvérsias sobre tal decisão, porém a literatura ainda carece de estudos realmente confiáveis quanto à segurança dessa medicação.

Seção II

Traumatologia e ortopedia do adulto

5

Conceitos e condutas em traumatologia ortopédica

Charlene da Rocha Braggiato
David Gonçalves Nordon
Felipe Futema Essu
José Eduardo de Castro Matheus Rodrigues
Pedro Tossoli Sendacz

CLASSIFICAÇÃO PELO CID-10

A classificação pelo Código Internacional de Doenças (CID) é alfanumérica e composta por uma letra, 2 dígitos iniciais e um terceiro, subclassificador, separado por um ponto. Neste capítulo, os códigos utilizados serão como indicado no Quadro 1.

QUADRO 1 Classificação alfanumérica CID do tipo Sxx.x

S: letra utilizada para a indicação de doenças traumáticas Primeiro dígito: usado para indicar o local anatômico de acometimento
1: coluna vertebral cervical
2: coluna vertebral torácica
3: coluna vertebral lombar e pelve
4: ombro e braço
5: antebraço
6: punho e mão
7: quadril e coxa (fêmur)
8: joelho e perna
9: tornozelo e pé
Segundo dígito: usado para indicar a natureza do trauma
0: contusão
2: fratura

(continua)

QUADRO 1 Classificação alfanumérica CID do tipo Sxx.x (*continuação*)

3: entorse, luxação ou distensão articular e ligamentar
8: amputação
Terceiro dígito: especifica o local anatômico do osso (proximal, mediodiafisário, distal, entre outros). É mais interessante para o especialista do que para o generalista, de forma que a simples classificação com 2 dígitos já é suficiente para a maioria dos casos. Caso haja interesse na subclassificação, a tabela de CID-10 é facilmente acessível por aplicativos para celular ou pela internet.

INTRODUÇÃO

Na avaliação de um paciente com dor súbita em membros secundária a trauma, independentemente do local de atendimento, o médico generalista deve ter os seguintes diagnósticos em mente: contusão, entorse, luxação, fratura e fratura exposta. Enquanto as contusões afetam partes moles, as entorses e luxações afetam articulações (sendo visível, no caso de luxação, a incongruência das duas superfícies articulares). Por outro lado, fraturas envolvem estruturas ósseas (articulares ou não), com deformidade geralmente evidente e incapacidade funcional marcante.

As medicações mais utilizadas para o tratamento dessas afecções, disponíveis no Sistema Único de Saúde (SUS) ou não, estão na Tabela 1. Vale ressaltar que anti-inflamatórios não devem ser combinados (mesmo se esteroidais e não esteroidais) e que, uma vez que se opte por utilizar um opioide, deve-se usar apenas um, fraco ou forte. A combinação de mais de um opioide provoca competição pelos receptores, o que inibe sua função e aumenta a incidência de efeitos colaterais.

TABELA 1 Medicações utilizadas para dores secundárias a trauma de acordo com a classe e a disponibilidade na rede básica

Medicação	Posologia indicada
Analgésicos simples (podem ser usados de forma intercalada)	
Dipirona	1 g a cada 6 horas (dose máxima: 1,5-2 g a cada 6 horas – há controvérsias)
Paracetamol	500 mg a cada 6 horas (dose máxima: 1 g a cada 6 h – risco de hepatotoxicidade)
Viminol	70 mg a cada 6 horas
AINE* (não devem ser combinados entre si)	
Diclofenaco sódico	50 mg a cada 8 horas
Ibuprofeno	600 mg a cada 8 horas (máximo: 600 mg a cada 6 horas)

(continua)

TABELA 1 Medicações utilizadas para dores secundárias a trauma de acordo com a classe e a disponibilidade na rede básica (*continuação*)

Medicação	Posologia indicada
Opioides fracos (não disponíveis na rede básica; não devem ser combinados)	
Tramadol	Até 100 mg a cada 6 horas. Dividir em doses menores e mais frequentes (intervalo de até 4 horas) diminui efeitos adversos
Codeína	30-60 mg com intervalo de até 4 horas (máximo: 300 mg/dia) (há ressalvas na sua eficácia devido a variações de metabolização)
Opioides fortes (não disponíveis na rede básica – doses iniciais)	
Oxicodona	10-20 mg a cada 12 horas
Metadona	Até 5-10 mg a cada 8 horas; alto poder aditivo
Morfina	Em diluição, podem ser ingeridos com segurança 4 mg com intervalos de até 15 minutos para dor refratária no atendimento hospitalar

* AINE: anti-inflamatórios não esteroidais.

CONTUSÕES

Contusões são lesões por um trauma direto com amassamento de partes moles. Suas repercussões dependem da força gerada pelo impacto e da área de acometimento. O traumatismo direto desencadeia uma cascata inflamatória local e imediata, com dor localizada, edema, presença ou não de hematoma, impotência funcional com limitação da força e da mobilidade articular, rigidez e dor ao alongamento passivo da área acometida. No caso dos membros inferiores, os músculos que mais frequentemente são acometidos por contusões são o quadríceps e os gastrocnêmicos.

QUADRO CLÍNICO

Como a contusão é secundária a um trauma direto no local afetado, sua história clínica é marcada por dor súbita localizada de intensidade variável. A intensidade dos sinais e sintomas pode variar de acordo com a gravidade das lesões. A dor pode estender-se por todo o comprimento do músculo lesionado e piorar durante a contração ativa e durante o alongamento passivo.

EXAME FÍSICO

O exame físico revela edema localizado, tensão aumentada do tecido ao redor e possibilidade de defeito (área de depressão local) visível ou palpável. A presença de equimose ou hematoma tem o significado de uma lesão em maior extensão e gravidade. A contração contra resistência revela dor local e impotência funcional, caracterizada pela incapacidade de mover a articulação. Algumas lesões de menor magnitude, por outro lado, podem dificultar a realização do diagnóstico precoce em virtude da pequena expressão de sinais e sintomas.

DIAGNÓSTICO

O diagnóstico da lesão muscular inicia-se com uma história clínica detalhada do trauma, seguida por um exame físico com inspeção e palpação dos músculos envolvidos, assim como os testes de função com e sem resistência externa. O diagnóstico é fácil quando uma típica história de contusão muscular é acompanhada por um evidente edema ou uma equimose distal à lesão.

Essencialmente, não é necessário nenhum exame radiológico quando a história é típica de contusão muscular.

TRATAMENTO

Inicialmente, na fase aguda, as medidas são direcionadas a diminuir o sangramento no local da lesão. Para isso, utiliza-se o protocolo *Price* (*protection* – proteção do local; *rest* – descanso; *ice* – gelo; *compression* – compressão; e *elevation* – elevação). Nesse momento, deve-se realizar uma importante analgesia favorecendo o uso de analgésicos combinados a anti-inflamatórios não esteroidais (AINE) para que haja maior conforto do paciente.

Quando se coloca um membro lesionado em repouso (não imobilizado) logo após um trauma, previne-se uma retração muscular tardia por reduzir tanto o tamanho do hematoma quanto, subsequentemente, o tamanho do tecido conjuntivo cicatricial. Com relação ao gelo, mostrou-se que o uso precoce da crioterapia está associado a diminuição significativa do hematoma sobre as fibras musculares rompidas, menor inflamação e regeneração acelerada. Recomenda-se a combinação do uso de gelo e compressão por turnos de 15-20 minutos, repetidos entre intervalos de 30-60 minutos, visto que esse tipo de protocolo resulta em 3-7 °C de decaimento da temperatura intramuscular e em 50% de redução do fluxo sanguíneo intramuscular. Por fim, a elevação do membro acima do nível do coração resulta na diminuição da pressão hidrostática, reduzindo o acúmulo de líquido no espaço intersticial.

Após 3-4 dias, deve-se iniciar a mobilização – cujo período é variável de acordo com a gravidade da contusão. Muitos iniciarão a mobilização imediatamente, e a maioria dos jogadores profissionais inicia mobilização precoce, sempre de maneira passiva e após alongamento suave e aquecimento da musculatura. Devem ser iniciados exercícios isométricos, até mesmo sem carga. A partir do momento em que esses exercícios forem realizados sem dor, poderão ter início os exercícios concêntricos.

A maior parte das contusões é leve, e o paciente conseguirá perceber quando estiver apto a caminhar sem dificuldade.

LUXAÇÕES

A luxação se caracteriza pelo deslocamento anormal das superfícies articulares, de forma que elas deixam de estar em contato. Esse tipo de lesão pode afetar vasos sanguíneos, nervos e a cápsula articular. Ocorre geralmente em razão de traumatismos por golpes indiretos ou por movimentos articulares violentos. Já as subluxações são caracterizadas por perda parcial da congruência articular, ou seja: a articulação está deslocada, mas ainda há algum contato entre as superfícies articulares.

As luxações geralmente são urgências ortopédicas que necessitam de diagnóstico preciso e precoce. A conduta tomada de maneira adequada diminui o risco de lesão da cartilagem (que futuramente evoluirá para artrose). Deve ocorrer em ambiente hospitalar pelos recursos disponíveis para bom diagnóstico e correto procedimento terapêutico, em especial naqueles casos em que se exigem anestesia e recursos de centro cirúrgico. As luxações mais importantes da prática clínica serão citadas neste capítulo.

Apesar da frase comum "Foi apenas uma simples luxação", as luxações podem ser muito mais graves do que fraturas. Diante da suspeita do diagnóstico de luxação, o paciente deve ser encaminhado imediatamente ao serviço de emergência ortopédica. Não se recomenda realizar a redução, a não ser que o médico em questão tenha prática e segurança na realização das manobras de redução.

Luxação glenoumeral

A articulação glenoumeral é a mais comumente deslocada no corpo humano. Em 90% dos casos, a luxação é anterior (Figura 1).

É notável a incapacidade total do paciente, vítima de luxação glenoumeral, de mover o membro afetado. Por essa razão, torna-se essencial a investigação neurovascular para se certificar de que não há comprometimento em decorrência da

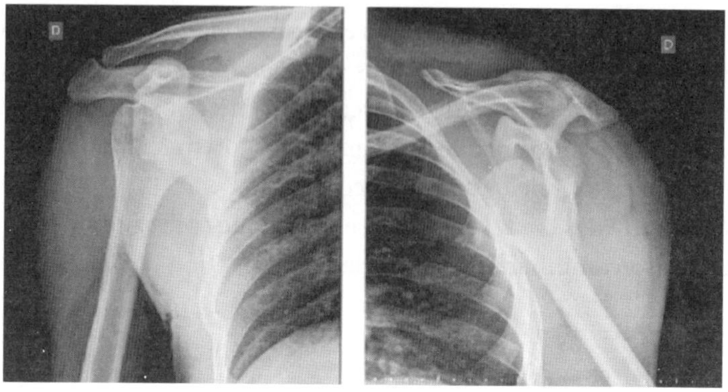

Figura 1 Luxação glenoumeral anterior.

luxação. Recomenda-se, na maioria dos casos (exceto, talvez, em luxadores recorrentes), a realização de radiografia antes de realizar a redução.

Caberá ao generalista, portanto, encaminhar o paciente imediatamente ao serviço de emergência ortopédica na suspeita diagnóstica de luxação, com o braço apoiado em uma tipoia, para conforto e analgesia, onde a lesão será avaliada e reduzida se necessário até mesmo em centro cirúrgico.

Após a realização da redução, as radiografias devem ser repetidas para confirmar o correto reposicionamento e para afastar possíveis fraturas associadas. O membro afetado deve ser imobilizado com tipoia, para conforto do paciente, pelo menor tempo possível (não há evidências de que a imobilização prolongada evite novas luxações). Após esse período, a cinesioterapia passiva é fundamental para desfazer as aderências articulares, e exercícios de fortalecimento muscular devem ser feitos diariamente.

Quanto mais jovem o paciente, maior a probabilidade de nova luxação. Portanto, é essencial o fortalecimento do manguito rotador após o quadro agudo de luxação para prevenir a reincidência. Todos os casos devem ser seguidos por ortopedista, pois grandes lesões de Hill Sachs, ou Bankart ósseo, além de sinais de instabilidade e luxadores recorrentes, são candidatos a cirurgia (Capítulo 15 – Dor crônica no ombro).

Luxação do cotovelo

A luxação do cotovelo constitui a segunda luxação mais frequente do membro superior, logo após a luxação do ombro. Tem pico de incidência entre os 5-25 anos de idade, com maior predomínio no sexo masculino.

A luxação, classificada de acordo com a posição da ulna em relação ao úmero distal, pode ser anterior, posterior, lateral ou medial.

Quando se apresenta ao atendimento médico, o paciente está com dor, limitação funcional do membro afetado e edema, podendo também se apresentar com equimose e deformidades no local da lesão.

Embora a luxação do cotovelo possa ser diagnosticada clinicamente, o edema muitas vezes obscurece os marcos ósseos em torno do cotovelo, e as fraturas supracondilianas do úmero ou fraturas associadas devem ser consideradas, tornando essencial o exame radiológico.

Antes de qualquer redução, deve ser realizada avaliação neurovascular cuidadosa que documente qualquer déficit sensitivo ou motor, uma vez que em até 10% dos casos há lesão do nervo ulnar – manifestando-se com parestesia e hipoestesia na face hipotenar da mão e do quarto e quinto quirodáctilos.

Caberá ao generalista imobilizar o paciente com uma tipoia e, se possível, tala axilopalmar, e encaminhá-lo ao serviço de emergência para conduta adequada do caso.

O tratamento é majoritariamente conservador após a redução, com indicação para imobilização com tala gessada axilopalmar em flexão de 45-90 graus e pronossupinação neutra por no máximo 3 semanas, seguida de mobilização ativa precoce (cinesioterapia), dado o elevado risco de contratura em flexão, rigidez articular e limitação do arco de movimentos. No caso de se tratar de luxação facilmente redutível e estável, há quem defenda a não necessidade de imobilização. Contudo, a presença de instabilidade é critério para reparação ou reconstrução dos ligamentos lesados por via cirúrgica. O tratamento cirúrgico está indicado nos casos de instabilidade remanescente, lesão arterial ou neurológica grave, remoção de lesões osteocondrais ou estruturas dos tecidos moles que estejam presentes intra-articularmente.

Luxação do quadril

A articulação do quadril é consideravelmente estável e requer uma força importante para luxar, ocorrendo de forma secundária a trauma de alta energia (exceto em caso de próteses de quadril, no qual a luxação pode ocorrer com traumas de baixa energia). A redução geralmente necessita de sedação ou anestesia, devendo o paciente ser encaminhado imediatamente ao serviço de emergência terciário. A redução em menos de 6 horas diminui consideravelmente o risco futuro de coxartrose.

ENTORSES

A entorse é uma lesão que envolve estiramento ligamentar e é facilmente confundida com contusões e luxações.

No caso do tornozelo em particular, uma simples entorse pode esconder uma fratura, ou um caso aparentemente óbvio de fratura pode não passar de uma simples entorse.

Entorse e fratura de tornozelo

O paciente com entorse de tornozelo (Figura 2) geralmente se apresenta com um trauma trivial, obtido ao descer o último degrau de uma escada, descer da sarjeta ou virar o pé na rua. Apresenta-se com dor variável nos maléolos, edema perimaleolar e geralmente dor ao arco de movimentos. Pode ou não ter dificuldade em deambular e pode ou não apresentar equimose (geralmente

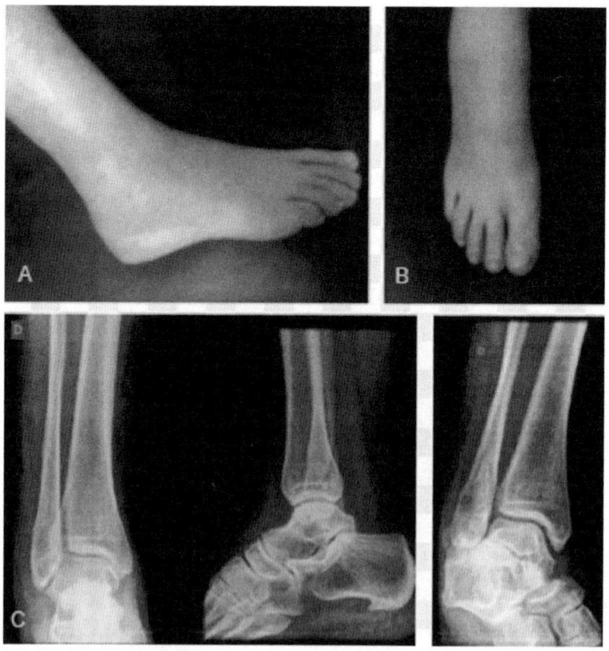

Figura 2 Apresentação clássica de entorse de tornozelo: edema perimaleolar lateral (A), com dor à palpação de ligamento fibulotalar anterior, e maléolo lateral, com equimose lateral (B). À radiografia, se não fossem feitas as incidências corretas, uma fratura de tornozelo poderia passar despercebida (traço em maléolo lateral visto apenas no perfil C).

relacionada a maior grau de lesão ligamentar ou fratura). Muitas vezes apresenta dor à palpação da base do quinto metatarso, que pode apresentar fratura.

Foram estabelecidos os critérios de Ottawa para direcionar quais pacientes devem ser submetidos a radiografias, quando vítimas de uma entorse de tornozelo, para investigação de fratura: pacientes com mais de 55 anos de idade, incapacidade de deambular ou dor à palpação maleolar. Os critérios apresentam sensibilidade de mais de 99% para fratura, apesar da baixa especificidade (10-70%), sendo não obstante adequada ao generalista.

A abordagem mais segura para o médico generalista é encaminhar o paciente ao atendimento de emergência (secundário ou terciário) para avaliação pelo especialista no caso de entorses agudas.

Entretanto, é possível que o generalista atenda um paciente que sofreu uma entorse há alguns dias (ou semanas), foi avaliado pelo ortopedista e não foi diagnosticado com fratura. Nesses casos, o generalista pode orientar sobre a evolução natural da entorse de tornozelo:

- Os pacientes apresentam alguma dor por um período variável, que pode ser de dias a semanas. Dor por mais de 1 mês, contudo, pode indicar lesão osteocondral, que deve ser avaliada por especialista.
- O edema pode igualmente persistir por dias a semanas e, em geral, não traz qualquer complicação ao paciente. Piora com o passar do dia e a posição ortostática; melhora com a elevação do pé por alguns minutos, repouso e bolsas de gelo várias vezes ao dia.
- O mais precocemente possível, o paciente deve iniciar a reabilitação, que consiste em realizar, inicialmente de forma ativa livre e depois ativa resistida, os movimentos do tornozelo: flexão plantar e dorsal; inversão e eversão; adução e abdução. Pode-se recomendar ao paciente a realização desses exercícios (flexão dorsal e plantar e circundução – "Fazer um movimento em forma de bola no sentido horário e anti-horário"), 10-20 repetições, 2-3 vezes por dia, para fortalecimento da musculatura estabilizadora do tornozelo.
- O generalista pode também indicar fisioterapia para reabilitação motora pós-entorse de tornozelo.
- Enquanto houver dor, podem ser utilizados analgésicos. Evitar o uso de anti-inflamatórios e priorizar o gelo.
- Encaminhar ao serviço de emergência se persistir dúvida sobre fratura ou se não houver melhora com o tratamento adequado.

Outras entorses e fraturas em adultos

Outros tipos de entorse são ainda menos frequentemente abordados em uma Unidade Básica de Saúde (UBS) em localidades onde há serviços de emergência.

Digna de nota, há a entorse de joelho, que não raro demandará uma avaliação mais completa do ortopedista para excluir lesões ligamentares ou meniscais, fratura de patela ou planalto tibial, e possivelmente necessitará de imobilização com tala gessada. No atendimento inicial da entorse do joelho, é importante avaliar a mobilidade – na luxação do joelho não há qualquer mobilidade; na lesão meniscal em alça de balde há restrição para flexão acima de 90 graus – e a função neurovascular. Luxações do joelho, embora raras, são devastadoras pelo risco de lesão da artéria poplítea e consequente risco de perda do membro. As entorses, por outro lado, são comuns e pouco lesivas. Recomenda-se imobilização adequada (veja Tabela 2) e reavaliação em uma semana. O exame físico é muito comprometido pelo edema e pela dor aguda, optando-se geralmente por reavaliar os ligamentos e outras estruturas intra-articulares no retorno e associando-se, se indicado, ressonância nuclear magnética.

Quedas com a mão espalmada necessitam de uma avaliação mais completa pela possibilidade de fraturas de rádio distal, escafoide e outros ossos do carpo ou lesões ligamentares. Essa avaliação deve ser realizada no serviço de emergência com radiografia, especialmente se ocorrer em idosos. Igualmente, deve-se proceder com a imobilização adequada e encaminhar ao serviço de emergência.

TRAUMAS EM IDOSOS

De modo geral, o osso do idoso é osteoporótico (ver Capítulo 6 – Fraturas patológicas). Via de regra, no caso de entorses ou fraturas em idosos, o mais seguro é encaminhar ao serviço de emergência para avaliação.

TRAUMAS EM CRIANÇAS

Crianças apresentam algumas particularidades. Em alguns casos de fraturas incompletas (como fratura em tórus ou em galho verde), o paciente apresentará pouca dor, apesar da deformidade e edema evidentes, devendo ser avaliado pelo especialista em serviços de emergência.

É importante lembrar que a entorse de tornozelo em crianças pode gerar padrões graves de fratura que incluem as fises de crescimento, de forma que deve ser avaliada por especialistas em serviço de emergência. A própria avaliação radiográfica da criança não é fácil e geralmente requer a realização de radiografias bilaterais para comparação das fises de crescimento saudáveis.

Um caso particular na criança é a pronação dolorosa (também conhecida como "cotovelo da babá"). O paciente apresenta uma história clássica, tendo sido tracionado pelo punho ou antebraço, apresentando em seguida dor e pseudoparalisia do membro superior acometido. Ocasionalmente, pais que se sentem culpados podem ocultar a natureza do trauma e relatar queda ou algum outro acidente; contudo, cabe ao médico suspeitar de algo além, pois o diagnóstico e o mecanismo de trauma são geralmente bastante claros. Afeta crianças de 2-5 anos de idade, em média, e ocorre por imaturidade óssea e ligamentar do cotovelo. A cabeça do rádio subluxa, e o paciente apresenta dor à movimentação, preferindo assim não movimentar o membro.

De forma protocolar, deve-se radiografar antes de reduzir a subluxação por causa da possibilidade de fraturas (principalmente fraturas de Monteggia da ulna proximal). Contudo, ao posicionar o paciente para o exame, não raro o técnico de radiologia promove a redução. Dessa forma, alguns advogam que não há necessidade de realização prévia de radiografia em casos clássicos, mas apenas após a redução.

A manobra da redução consiste em o profissional posicionar o polegar da sua mão contralateral sobre a cabeça do rádio e apoiar o cotovelo; com a sua mão ipsilateral, deve-se estender o cotovelo, supinar totalmente o antebraço e então fleti-lo. Dependendo da faixa etária, sente-se um estalo característico da redução da subluxação (contudo, ele não é essencial para garantir que houve a redução). A criança volta a mexer o antebraço imediatamente e em geral não sente mais qualquer incômodo em poucos minutos, classicamente acenando ao fim da consulta.

Caso não ocorra redução (observada pela melhora clínica da criança), pode-se hiperpronar (i.e., pronar o máximo possível sem lesar) e hipersupinar o antebraço antes de fleti-lo. Se não houver melhora, deve-se radiografar antes da redução.

Em todos os casos, deve-se orientar os pais sobre o caráter benigno do quadro, a possibilidade de recidivas até por volta dos 5 anos de idade e a possibilidade de bilateralidade. A melhor forma de prevenção é evitar tracionar a criança pelo antebraço. Vale lembrar que a pronação dolorosa, embora recorrente, não causa qualquer complicação futura ao paciente.

FRATURAS

Apresentação clínica

A fratura é caracterizada pela descontinuidade do tecido ósseo, observada por um traço que atravessa uma ou mais corticais em duas incidências radiográficas diferentes (há fraturas de padrões diferentes, como a fratura em tórus – impacção ou amassamento; em galho verde – incompleta com deformidade plástica contralateral; e as patológicas – ver Capítulo 6).

As fraturas também são classificadas de acordo com seu traço, e quanto a serem fechadas ou expostas. Nas fraturas fechadas não existe ruptura da pele, ou se existir não há contato desta com o hematoma de fratura, embora vasos sanguíneos e nervos também possam ser rompidos.

O quadro clínico característico desse tipo de lesão inclui dor imediata após trauma, que se acentua à movimentação ou compressão da região afetada, desvio, crepitação, edema, hematoma e impotência funcional.

Abordagem inicial

No caso de atendimento de um paciente com suspeita de fratura, caberá ao médico generalista:

- Realizar o *Advanced Trauma Life Support* (ATLS) e excluir outras lesões, que devem ser tratadas de acordo quando presentes;
- Identificar o segmento afetado e o provável osso fraturado;
- Iniciar a analgesia;
- Imobilizar o membro (Tabela 2);
- Encaminhar ao serviço de emergência ortopédica (nível terciário).

TABELA 2 Métodos de imobilização de acordo com o segmento afetado

Segmento anatômico afetado	Imobilização
Ombro	Tipoia
Braço/cotovelo/antebraço	Tipoia + tala axilopalmar
Punho/mão/dedos	Tipoia + tala antebraquiopalmar
Coxa/joelho/perna	Cadeira de rodas + tala inguinopodálica
Tornozelo/pé	Cadeira de rodas/muletas + tala suropodálica

É sempre de extrema relevância realizar uma avaliação neurovascular adequada do segmento afetado para que seja prontamente tratado quando houver indicação.

Síndrome compartimental aguda deve ser sempre excluída, especialmente em fraturas de tíbia e rádio distal. É caracterizada pelos sete P: *pain* (dor); paralisia; parestesia; pulso diminuído; perfusão diminuída; palidez; palpável edema. A dor é especialmente intensa ao movimento passivo dos músculos do compartimento afetado, e o edema local é marcante. Nesses casos, é indicada fasciotomia de urgência, que deve ser realizada por cirurgião habilitado – portanto, o encaminhamento ao serviço de emergência se faz ainda mais importante.

Em casos de suspeita de síndrome compartimental aguda, não se deve elevar o membro, o que seria natural, considerando o edema. Contudo, a elevação comprometerá ainda mais a oxigenação muscular, promovendo agravamento de isquemia e edema e piora do quadro.

Diagnósticos diferenciais

Fratura exposta *versus* fratura fechada

O diagnóstico pode ser feito por meio de visualização direta do segmento fraturado. Em casos duvidosos, como lesões puntiformes ou contusas, a presença de gotículas de gordura no sangue que sai da ferida pode sugerir o diagnóstico de fratura exposta. Radiograficamente, enfisema de subcutâneo nas radiografias simples ou imagem sugestiva da presença de gás junto ao foco de fratura podem direcionar para a mesma hipótese.

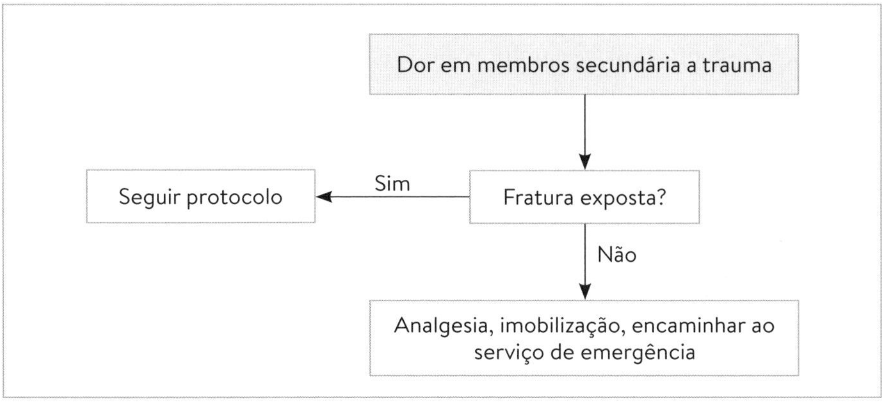

Figura 3 Avaliação e conduta para pacientes com dores nos membros secundárias a trauma.

Tratamento

Fraturas fechadas apresentam critérios indicativos de tratamento cirúrgico ou conservador que serão avaliados pelo ortopedista habilitado. Quando cirúrgico, o tratamento poderá ser de urgência ou eletivo.

Fraturas expostas, porém, têm indicação de intervenção imediata, com limpeza, debridamento e fixação da fratura.

Fratura exposta

Uma fratura é denominada exposta ou aberta quando o hematoma da fratura entra em contato com o meio externo, de modo que o osso não necessariamente precisa perfurar a pele, e o corte pode estar em local diferente da fratura. Dessa forma, basta o contato do hematoma com o meio externo para que ocorra o risco de contaminação do osso.

É pouco provável que um paciente politraumatizado ou com uma fratura exposta se apresente em uma UBS buscando atendimento. Contudo, é da competência do médico generalista saber como lidar corretamente com essa situação.

Avaliação do paciente

Para conduzir o atendimento hospitalar é necessário ter conhecimento dos principais pontos a serem abordados na propedêutica e no exame físico. Após a realização dos passos do ATLS e a estabilização do paciente, deve-se atentar para a fratura exposta e abordá-la como emergência. O procedimento padrão rege a identificação das lesões no passo E do ATLS: exposição. É necessário conhecer a história do acidente, fase essencial para definir as características do ferimento, e descobrir possíveis fraturas ainda não identificadas, entendendo, portanto, o mecanismo de lesão, além da energia do trauma, o grau de contaminação e o grau de dano de partes moles. O atendimento tem continuidade na classificação do paciente, e é muito importante para definir a abordagem seguinte e determinar a antibioticoprofilaxia, a antibioticoterapia e o método de tratamento (procedimento cirúrgico, controle de danos ou mesmo postergação de procedimentos). É essencial avaliar o membro como um todo e observar lesões neurovasculares que possam comprometer a evolução ou modificar o tratamento.

Dentre as classificações, destaca-se a de Gustilo e Anderson, mais utilizada e difundida (Tabela 3).

TABELA 3 Classificação de fraturas expostas segundo Gustilo e Anderson

Tipo	Descrição
Tipo I	Fratura exposta com lesão de pele igual ou inferior a 1 cm, com mínima lesão de partes moles e aparentemente limpa
Tipo II	Fratura exposta com laceração de 1-10 cm, associada a trauma moderado e lesões moderadas de partes moles. Feridas com média contaminação
Tipo III	Fratura exposta com lesão extensa de tecidos moles e esmagamento, causada por mecanismo de alta energia. Feridas com grande contaminação (p. ex., em ambiente rural, por armas de fogo)
Tipo III A	Fratura com adequada cobertura de tecidos moles a despeito da extensa laceração. Por adequada entende-se que é possível cobrir tecidos nobres (osso) antes ou depois de intervenção cirúrgica
Tipo III B	Fratura em que não há partes moles suficientes para cobrir o tecido ósseo. Pode ser avaliado pré ou pós-operatório
Tipo III C	Fratura com lesão vascular que necessite de reparo

A classificação de Gustilo e Anderson permite direcionar o tratamento e caracteriza-se por ser dinâmica, podendo ser modificada após a intervenção cirúrgica. Ela sempre considera o pior aspecto; portanto, uma ferida puntiforme que ocorreu em uma fazenda será considerada como grau IIIA, por exemplo.

Posteriormente a essas etapas, deve-se realizar um exame de radiografia para descartar outras lesões no membro (seguindo a regra: radiografar uma articulação proximal e uma distal em caso de fratura de ossos longos; e ossos longos proximal e distal no caso de fratura articular) e para analisar a real situação do trauma, verificando o ângulo de interrupção óssea, que poderá ser uma lesão transversa, oblíqua, espiralada (helicoidal) ou cominuta. Tudo isso permitirá também a decisão sobre a conduta terapêutica com maior confiança e menor chance de imprevistos cirúrgicos.

Tratamento

O tratamento de uma fratura exposta deve seguir uma conduta rígida e estruturada:

1. Avaliação do paciente, com exposição da lesão e registro fotográfico para evitar a necessidade de abrir o curativo posteriormente.
2. Alinhamento do membro *sem a redução da fratura*. O osso deve permanecer exposto para não levar agentes contaminantes para o interior do membro.
3. Retirada de contaminantes grosseiros.
4. Curativo com compressas estéreis.

5. Condução ao centro cirúrgico.
6. Analgesia, antibioticoterapia (Tabela 4) e profilaxia para tétano podem ser realizadas em qualquer momento dessa intervenção, de modo geral o mais precocemente possível e de maneira concomitante com as outras condutas.

Nunca se deve reduzir a fratura, pois isso levará à contaminação de tecidos profundos. A fratura só é reduzida uma vez que todas as partes ósseas estejam limpas.

Uma vez no centro cirúrgico, inicia-se o debridamento (remoção de tecidos necrosados ou corpos estranhos na ferida usando técnicas mecânicas) e a irrigação abundante. A irrigação, diferentemente da fricção com compressas ou gazes, é uma forma mais delicada de limpar o ferimento; assim não há mais rompimento de fibras dos tecidos. Pode ser realizado novo debridamento posteriormente. Trocam-se os campos cirúrgicos e a paramentação para o segundo passo.

O próximo passo é estabilizar e fixar a fratura, processo comumente realizado com a utilização de fixador externo ou síntese definitiva. É importante distinguir quando deve ser utilizada cada técnica. O fixador externo é recomendado principalmente para lesões Gustilo III B e III C nos pacientes em situações fisiológicas instáveis, como alguns idosos e politraumatizados. Essa conduta deve-se ao fato de essa cirurgia ser menos invasiva do que a síntese definitiva e ter curta duração. Assim, exige-se menos do organismo do paciente.

As sínteses definitivas são recomendadas para fraturas até Gustilo III A (na realidade, há discussões sobre a técnica de *fix and flap* para lesões III B, na qual se realiza a fixação definitiva e a cobertura cutânea com retalho no mesmo ato cirúrgico, mas essa não é a conduta padrão em todos os serviços e depende da avaliação do cirurgião) e traumas isolados, pois se exige mais do organismo do paciente. Elas permitem consolidação óssea mais eficaz sem a necessidade da

TABELA 4 Antibióticos recomendados de acordo com a classificação de Gustilo e Anderson

Classificação	Antibiótico
Gustilo I	Cefalosporina de primeira geração (geralmente cefazolina)
Gustilo ≥ II	Aminoglicosídeo (geralmente gentamicina) ou cefalosporina de terceira geração (geralmente ceftriaxona) para cobertura de Gram-negativos juntamente com cobertura para anaeróbios e Gram-positivos (geralmente clindamicina)

utilização de imobilizações, garantindo pronta recuperação do paciente para o retorno a suas atividades.

Quando realizar cirurgia

Após começar a abordagem inicial, com a execução do ATLS e a estabilização do paciente, controlando hipotensão, acidose e coagulopatia, deve-se realizar a propedêutica, proteger a lesão com curativos e seguir com o encaminhamento para o tratamento cirúrgico. A cirurgia deve ser realizada preferencialmente dentro das primeiras 6 horas após a lesão, porém estudos recentes indicam que possa ser postergada por até 24 horas, contanto que a antibioticoterapia tenha sido iniciada no momento do diagnóstico. Como em muitos casos o paciente não apresenta condições de ser submetido a cirurgias grandes, faz-se a limpeza cirúrgica e uma cirurgia de controle de danos (fixação externa). Pacientes politraumatizados apresentam uma "janela da oportunidade" para a fixação definitiva, o período de 5-10 dias após o trauma, no qual o estado inflamatório do corpo reduziu-se o suficiente para que ele resista a uma intervenção cirúrgica, porém não decaiu o suficiente para que sofra infecção por imunossupressão. O tempo está relacionado com a liberação de interleucina-6 e é variável de caso para caso – o ideal é que o paciente seja operado nesse período, mas outras condições podem fazer com que seja operado antes ou depois.

Recomendações fisioterapêuticas

A fisioterapia tem um papel particularmente importante na reabilitação de fraturas em geral durante a internação hospitalar e após a alta. Seu tempo de início depende das especificações da fratura e de sua respectiva abordagem cirúrgica. A fisioterapia deve sempre promover a manutenção do arco de movimentos e o fortalecimento muscular. É variável, contudo, a progressão de carga no membro acometido, que varia de acordo com a síntese e o local da fratura. A fisioterapia é sempre prescrita pelo ortopedista.

Conduta do médico generalista

A conduta do generalista diante de uma fratura exposta é estabilizar o paciente, iniciar a analgesia e a antibioticoterapia, imobilizar conforme orientado e encaminhar o paciente para tratamento cirúrgico em hospital de nível terciário ou quaternário (Quadro 2).

QUADRO 2 Avaliação e conduta de paciente com fratura exposta

Realizar ATLS e estabilizar
Iniciar analgesia, antibióticos e profilaxia de tétano
Alinhar o membro
Conferir a perfusão e realinhar, se necessário
Retirar contaminantes grosseiros
Fotografar
Aplicar curativo estéril e imobilizar
Remover para o serviço de emergência ortopédica

6

Fraturas patológicas

David Gonçalves Nordon
José Guilherme de Oliveira
Yuri Tebelskis Nunes Dias

Classificação pelo CID-10	
M80	Osteoporose com fratura patológica
M83.1	Osteomalácia senil
M83.8	Outra osteomalácia do adulto
M84.3	Fratura de fadiga ("estresse") não classificada em outra parte
Q78.0	Osteogênese imperfeita

DEFINIÇÃO

Define-se como fratura patológica aquela ocorrida sem trauma de intensidade adequada para gerar tal evento, sendo possibilitada por doença óssea preexistente. As causas incluem:

- Reabsorção de massa óssea (osteoporose);
- Neoplasias;
- Redução da qualidade óssea (osteomalácia, osteonecrose).

O enfraquecimento ósseo predispõe a fratura durante atividade normal ou trauma mínimo; nesses casos, deve-se suspeitar de uma doença de base. Diante disso, a anamnese torna-se essencial para esclarecer a doença de base, podendo poupar o paciente de inúmeros e demorados encaminhamentos no Sistema Único de Saúde (SUS), o que, em última instância, pode determinar desde um tratamento precoce e eficaz até a morte do paciente.

DIAGNÓSTICO

A anamnese é um instrumento fundamental no diagnóstico de fratura patológica e na elucidação da causa-base, sendo muitas vezes suficiente para esclarecer seu diagnóstico. Os pacientes devem ser indagados a respeito das seguintes questões:

1. A natureza do evento: procurando esclarecer se foi um trauma de energia muito baixa, insuficiente para gerar fratura em um osso de qualidade normal.
2. Diagnóstico de osteoporose (pessoal e familiar).
3. Sinais de síndrome consumptiva: episódios de febre, perda de peso involuntária e sudorese noturna. Eles falam a favor de doença maligna (neoplasias).
4. Diagnóstico de câncer (pessoal e familiar): procurando saber se a pessoa já teve ou tem câncer, esclarecendo a possibilidade de ser uma metástase de um câncer preexistente e o risco familiar. Metástases ósseas são a neoplasia maligna mais comum em pacientes com mais de 40 anos de idade.
5. Exames para diagnóstico precoce: é importante saber se o paciente tem feito mamografia periodicamente, pois a doença metastática óssea é causada por câncer de mama em 49% das vezes. Outros sítios de tumores malignos que costumam gerar metástase óssea incluem pulmões, próstata, rins e tireoide.
6. Fatores de risco: exposição a radiação, hábitos, vícios e exposição a toxinas.

Na hipótese de câncer, é necessário buscar o tumor primário, que pode ou não ser ósseo. Em casos de metástase, os principais locais são vértebras, arcos costais, pelve e fêmur. De modo geral, o esqueleto axial corresponde a 80% dos sítios atingidos.

É importante destacar que, em suspeita de câncer (por meio de achados do exame clínico e exame de imagem), o paciente deve ser encaminhado a um centro de referência o mais rápido possível para diagnóstico, estadiamento e início precoce do tratamento. Encaminhá-lo para a atenção secundária pode levar meses em alguns locais, e isso pode diminuir a sobrevida do paciente. Sessenta por cento das lesões vertebrais com acometimento neurológico constituem uma urgência oncológica.

OSTEOPOROSE

Em virtude de sua natureza multifatorial, manifestações clínicas de evolução lenta, a osteoporose muitas vezes é diagnosticada por sua consequência mais deletéria: a fratura osteoporótica. Esta costuma afetar alguns sítios preferenciais, como:

- Fratura intertrocantérica e do colo do fêmur;
- Fratura proximal do úmero;
- Fratura de rádio distal;
- Fratura de vértebra por compressão (mais comum em T12-L1 e T7-T8).

Portanto, é imprescindível estar atento para o diagnóstico do risco de uma pessoa ser acometida pela doença. A osteoporose é discutida em pormenores no Capítulo 21 (Osteoporose); aqui, discorreremos rapidamente sobre as fraturas patológicas por osteoporose.

Diagnóstico

As fraturas por fragilidade, citadas anteriormente, são definidoras de osteoporose. Desta forma, pacientes que apresentem tais fraturas devem ser considerados como osteoporóticos e tratados como tal.

A fratura osteoporótica mais comum é a fratura vertebral; desta forma, pessoas com mais de 50 anos de idade e dor lombar devem ser sempre radiografadas, a fim de se identificar uma fratura vertebral, que de outra forma passaria despercebida. Uma vez identificada, pode-se complementar o diagnóstico com uma densitometria óssea.

A maior parte das fraturas ocorre ainda na fase de osteopenia, ou seja, pré-osteoporótica (DMO de -1,0 a -2,5), de forma que o resultado da densitometria não é o mais importante para o diagnóstico, mas, sim, a fratura por fragilidade.

Tratamento

Reposição de cálcio e vitamina D (disponível no SUS: carbonato de cálcio 600 mg + colecalciferol 400 UI, 1 comprimido de uso diário), juntamente com um bisfosfonato (o mais comum é o alendronato 70 mg de uso semanal; deve-se lembrar que o medicamento precisa ser ingerido em jejum e que o paciente deve permanecer em pé ou sentado e sem se alimentar por 1 hora após a ingestão da medicação), e orientações gerais (tratamento e prevenção).

Nesse ponto, é interessante que toda a equipe multiprofissional que compõe o núcleo de apoio à saúde da família atue de forma incisiva. Por exemplo, o fisioterapeuta deve prescrever exercícios de fortalecimento muscular, o nutricionista atua provendo dieta rica em minerais e vitaminas, o terapeuta ocupacional pode agir na reabilitação de pacientes já fraturados ou mais debilitados, impulsionando a retomada da autonomia e autoconfiança, e o agente comunitário de saúde promove o cumprimento das orientações gerais, fortalecendo o amparo familiar e da comunidade sobre o paciente, encorajando-o a seguir as orientações (Quadro 1).

No que tange à prevenção de quedas, é possível ainda incluir nas residências medidas simples que têm grande impacto na qualidade de vida e estendem-se a todos (Quadro 2).

FRATURAS PATOLÓGICAS

O exame físico deve incluir, além da avaliação completa da região afetada, para verificar se há massas palpáveis e deformidades, a palpação de todas as extremidades e da coluna vertebral, procurando por lesões adicionais e linfadenopatia, e um exame neurológico completo, já que metástases, mieloma múltiplo, linfoma e osteoporose não raro afetam várias partes ao mesmo tempo. Além disso, é indicado o exame físico cuidadoso das mamas, próstata, pulmão e tireoide, visando a encontrar sítios primários de tumor, e pesquisa de sangue oculto nas fezes.

QUADRO 1 Orientações gerais para pacientes com osteoporose

Praticar atividades físicas diariamente por no mínimo 30 minutos: a prática esportiva deve ser incentivada. O convívio social nessas práticas é importantíssimo para a melhora da qualidade de vida. Além disso, o aumento da força muscular está associado a maior autonomia, confiança, melhora da postura e estabilidade motora. A musculação aumenta a força nos membros superiores, permitindo que se apoiem e sustentem melhor o peso do corpo em caso de quedas ou segurando corrimão, além de fortalecer os ossos pela tensão exercida pelas inserções musculares. Exercícios de impacto, por fim, como corrida, aumentam a resistência óssea
Adotar dieta rica em laticínios, frutas e vegetais frescos e grãos.
Evitar ou, se possível, parar o tabagismo.
Controlar o peso.
Evitar bebidas alcoólicas e refrigerantes. Dar preferência a sucos naturais e água.

QUADRO 2 Medidas residenciais para que pacientes com osteoporose evitem acidentes

Evitar pisos lisos, escorregadios, encerados e tapetes soltos. Dar preferência a pisos antiderrapantes e carpetes presos ao chão.
Evitar andar de meias ou com chinelos escorregadios.
Deixar as passagens desobstruídas. Móveis nos corredores, fios e extensões atravessados e objetos no chão podem causar tropeços e quedas.
Certificar-se de que os ambientes possuam iluminação adequada. Especialmente no caso de idosos que levantam durante a noite, sensores fotoelétricos para acendimento automático podem ser muito úteis para corredores, banheiro e cozinha.
Utilizar armários de altura adequada para que não seja necessário usar bancos ou escadas.
Se a casa tiver portas de vidro, certificar-se de que estejam bem sinalizadas com adesivos, e dar preferência a vidro fosco ou colorido.
No quarto, ter sempre um abajur próximo à cama, com interruptor de fácil acesso.
Dar preferência a colchões firmes e a camas com altura confortável.
No banheiro, todo cuidado é pouco. É altamente recomendável que sejam instaladas barras de apoio horizontais paralelas ao vaso sanitário e dentro do box.
Preferir vasos sanitários mais altos (eles facilitam ao idoso sentar-se e levantar-se). Se não for possível elevar o vaso, podem-se usar adaptadores de tábuas.
Colocar tapetes antiderrapantes dentro e fora do box.
Dar preferência a cortinas em vez de box de vidro. Isso evita acidentes.

DIAGNÓSTICOS DIFERENCIAIS

Redução da qualidade óssea

Osteomalácia e raquitismo

A osteomalácia e o raquitismo são doenças caracterizadas pela ineficiência na mineralização óssea. A osteomalácia ocorre por defeito na mineralização da matriz óssea, apresenta-se na vida adulta e é uma das causas de baixa densidade mineral óssea. O raquitismo (ver Capítulo 26 – Deformidades esqueléticas múltiplas [raquitismo]) é o déficit de mineralização das cartilagens de crescimento na criança e cursa com retardo no crescimento e deformidades esqueléticas. As fraturas decorrem da maior fragilidade óssea acarretada pela deficiência mineral e pelo aumento da tensão secundário às deformidades desenvolvidas.

Diagnóstico

Quando sintomática, a osteomalácia apresenta-se com sintomas inespecíficos, como dor óssea difusa e fraqueza muscular. A dor óssea é geralmente mais pronunciada na coluna lombar, pelve e membros inferiores, onde podem ocorrer fraturas com trauma mínimo. Um sinal clínico importante é a dor à palpação desses locais. A fraqueza muscular caracteristicamente é proximal e se associa com hipotonia, atrofia e desconforto à movimentação. Deformidades esqueléticas são raras em adultos, porém podem ocorrer em pacientes com osteomalácia de longa duração.

Anormalidades laboratoriais que podem ser encontradas incluem hipocalcemia, hipofosfatemia, elevação da fosfatase alcalina ou alteração radiológica sugestiva de osteomalácia (todos os pacientes apresentavam pelo menos duas dessas alterações em um estudo).

Portanto, a avaliação laboratorial de pacientes com suspeita de osteomalácia deve ter início com a solicitação dos exames citados anteriormente. Se houver suspeita de deficiência de vitamina D, pode-se tentar um teste terapêutico com essa vitamina.

QUADRO 3 Exames a serem solicitados para avaliação de osteomalácia

25-OH-vitamina D
Cálcio
Fósforo
Fosfatase alcalina
PTH
Radiografias de ossos suspeitos

A osteomalácia pode apresentar-se com baixa densidade mineral óssea como achado radiológico. Um achado comum, porém não muito específico, é o adelgaçamento da cortical do osso. Achados mais específicos são as alterações em corpos vertebrais e as pseudofraturas de Milkman ou zonas de Looser (mais características da osteomalácia e frequentemente encontradas na parte côncava – de compressão – do colo femoral, costelas, clavículas, parte lateral da escápula e ramos púbicos). Os corpos vertebrais apresentam-se com perda da trabeculação óssea com consequente aparência de uma radiografia de baixa qualidade. Com o avanço da doença, as vértebras parecem grandes e biconvexas.

Conduta

Os pacientes com diagnóstico de raquitismo ou osteomalácia devem ser tratados enquanto persistirem as alterações do metabolismo ósseo, muitas vezes indefinidamente. O tratamento deve ser reavaliado anualmente, e o ideal é que o generalista encaminhe este paciente ao reumatologista, ao menos para o tratamento inicial.

A intervenção do ortopedista é reservada aos casos de fraturas e de necessidade de correção de deformidades.

Osteonecrose

Trata-se da morte de tecido ósseo por interrupção do aporte vascular. Será discutida em detalhes nos Capítulos 16 – Dor crônica do quadril – e 17 – Dor subaguda e crônica do joelho.

Produção óssea insuficiente

Osteogênese imperfeita

A *osteogenesis imperfecta* (OI) é um distúrbio raro que compromete a produção do colágeno tipo 1 do ponto de vista qualitativo e quantitativo. Tem uma frequência de 6-7:100.000 nascidos vivos. Em virtude dessa patogenia, os ossos tornam-se muito finos e frágeis, sujeitos a fraturas em geral múltiplas.

Diagnóstico

Além do fenótipo esquelético, manifestações extraesqueléticas adicionais comuns incluem esclera azulada, dentinogênese imperfeita, fragilidade vascular, frouxidão ligamentar e perda de audição. O tratamento médico é focado em minimizar a morbidade de fraturas, dor e deformidades ósseas, maximizando a saúde óssea, em associação com otimização do estado de vitamina D, ingestão de cálcio e fisioterapia/terapia ocupacional. O tratamento cirúrgico individualizado pode ser indicado.

A possibilidade de OI deve ser aventada em crianças que apresentam fraturas de repetição aos mínimos traumas. História familiar, exame clínico e achados radiológicos são aspectos relevantes para a confirmação do diagnóstico.

Outras doenças com fragilidades ósseas, hereditárias ou não, devem ser consideradas no diagnóstico diferencial da OI, principalmente a osteoporose idiopática juvenil. Esta é uma doença rara que acomete crianças antes da puberdade, que cursa com dor lombar e nas extremidades. Associam-se fraturas vertebrais por compressão e múltiplas linhas de crescimento nos ossos longos. Geralmente é tratada por reumatologistas pediátricos e é basicamente um diagnóstico de exclusão. Fatores que a diferenciam da OI:

1. a ocorrência de fraturas em geral mais tardiamente, e não na infância;

2. a ausência de esclera azulada, frouxidão ligamentar ou formação fácil de equimoses;
3. a ausência de história familiar;
4. o fato de não gerar deformidades (excetuando-se escoliose ou cifose nas fraturas vertebrais).

A possibilidade de ocorrência de maus-tratos (ver Capítulo 22 – Maus-tratos) também deve ser afastada durante a elaboração do diagnóstico, principalmente das formas leves de OI. Diante disso, é fundamental uma criteriosa avaliação clínica, radiológica e social.

O diagnóstico de OI é predominantemente clínico.

Exames de imagem são auxiliares no diagnóstico:

TABELA 1 Classificação de Sillence modificada para osteogênese imperfeita

Tipo	Características	Grupo	Características	Herança genética
I	■ Fragilidade óssea de mínima a moderada. ■ Esclera azul. ■ Surdez. ■ Déficit estatural leve.	A	Dentes normais.	AD*
		B	Dentinogênse imperfeita.	
II	■ Fragilidade óssea extrema. ■ Morte perinatal. ■ Escleras azuis.	A	■ Ossos longos alargados e chatos com fraturas. ■ Costelas alargadas e com fraturas.	AD AR**
		B	Semelhante a A, mas costelas apenas com fraturas esparsas.	
		C	■ Ossos longos afinados e fraturados. ■ Costelas afinadas e fraturadas.	
III	■ Fragilidade óssea grave. ■ Esclera azulada ao nascer.	–	Cifoescoliose	AR AD
IV	■ Fragilidade e deformidade ósseas moderadas a graves. ■ Escleras normais. ■ Déficit estatural moderado a grave.	A	Dentes normais.	AD
		B	Dentinogênese imperfeita.	

* AD: autossômica dominante.
** AR: autossômica recessiva.

- Radiografia simples dos ossos longos nas incidências anteroposteriores (AP) e perfil para evidenciar fraturas, calos ósseos ou deformidades;
- Radiografia panorâmica da coluna em AP e perfil para evidenciar fraturas, calos ósseos ou deformidades;
- Radiografia simples do crânio em perfil para demonstrar a presença de ossos wormianos.

Nos exames laboratoriais é avaliado o metabolismo do cálcio (Quadro 3), que ainda é útil para afastar hipocalcemia ou hiperparatireoidismo preexistentes.

Conduta

Uma vez que haja suspeita do diagnóstico de OI, o paciente deve ser encaminhado a um serviço ortopédico ambulatorial terciário (uma vez que o secundário não abrange esse tipo de paciente), que contará com atendimento multiprofissional para seus cuidados.

Neoplasias

Os processos tumorais, independentemente de serem benignos ou malignos, podem acarretar fraturas, estando condicionados à agressividade e ao nível de comprometimento da estrutura óssea. Ossos com maior sobrecarga, como as vértebras e os dos membros inferiores, estão mais sujeitos a tais eventos do que os demais.

Os ossos são o terceiro sítio de metástase mais comum depois do pulmão e do fígado, ocorrendo esta em 70% dos casos avançados de câncer de pulmão e próstata, e entre 15 e 30% nos outros casos de câncer.

Quando sintomáticos, a dor é a característica mais frequente, juntamente com o edema e a ocorrência de fraturas patológicas. As porções proximais dos ossos longos são os locais mais frequentes de fraturas, principalmente no fêmur.

Para a prevenção dessas fraturas é importante o diagnóstico adequado da lesão, bem como seu monitoramento, de modo a promover eventuais intervenções e cuidados.

Os tumores que acometem ossos podem ser divididos em três grupos quanto à sua origem: primários, secundários (metástases) e lesões pseudoneoplásicas. Podemos classificá-los em tumores benignos (osteocondromas, encondromas, fibromas condromixoides, osteomas osteoides, tumor de células gigantes, condroblastomas) ou tumores malignos (osteossarcomas, sarcomas de Ewing, condrossarcomas, mieloma múltiplo, plasmocitomas, metástases ósseas). Ainda há as lesões pseudotumorais (cistos ósseos simples, cistos ósseos aneurismáticos, displasias fibrosas, defeitos fibrosos corticais). Nesse sentido, a história clínica, o exame físico e os exames de imagens auxiliam o médico para diferenciar essas lesões.

Em casos de suspeita de neoplasia óssea, deve-se encaminhar o paciente ao serviço de emergência ortopédica.

Para definir o risco de fratura patológica em ossos com metástase, o escore de Mirels é o sistema de pontuação mais comumente utilizado. Ele combina diversos achados radiológicos e clínicos, como localização, aspecto radiográfico, tamanho da lesão e presença de dor. Cada parâmetro é pontuado de 1 a 3, resultando em uma pontuação total a partir de um mínimo de 4 para um máximo de 12. O risco de fratura com uma pontuação menor ou igual a 7 está em torno de 5%, e acima de 9 representa 33% de risco. Ainda são avaliados em conjunto critérios adjuvantes, como a situação cortical óssea e o estado funcional geral do paciente. Esses critérios são utilizados na prática clínica para predizer o risco de fraturas, visando a maximizar a capacidade funcional e a saúde do paciente. Contudo, esses sistemas de pontuação apresentam baixa sensibilidade e não contemplam todos os fatores que podem influenciar a ocorrência de fraturas.

Via de regra, pacientes com escore de Mirels acima de 7 têm indicação de fixação profilática do osso acometido.

A seguir, discorreremos brevemente sobre os tumores ósseos.

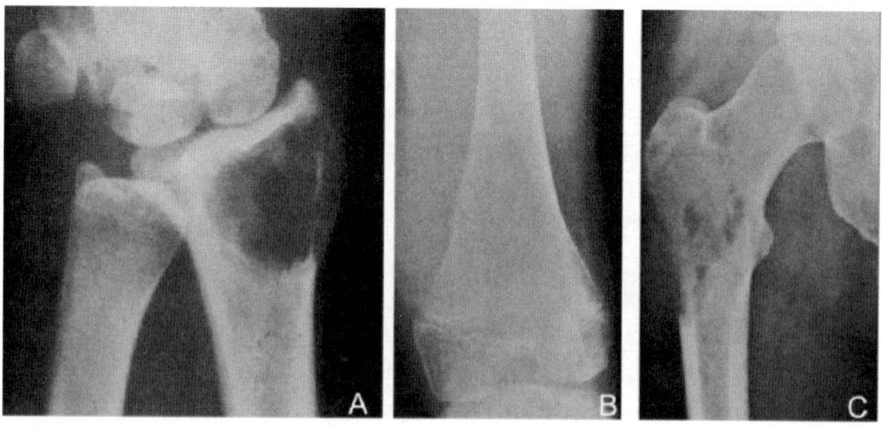

Figura 1 Aspectos das lesões ósseas: (A) lítica, (B) blástica e (C) mista.

TABELA 2 Escore de Mirels

Pontos variáveis	1	2	3
Local	Membros superiores	Membros inferiores	Região peritrocantérica
Dor	Leve	Moderada	Funcional
Lesão	Blástica	Mista	Lítica
Tamanho	< 1/3	1/3 a 1/2	> 2/3

Tumores ósseos

Neoplasias benignas

Encondroma

O encondroma é um tumor benigno, frequentemente assintomático, de proliferação cartilaginosa comum em ossos longos. Tem maior incidência na faixa de 20-50 anos, sendo igual para ambos os sexos. Acomete principalmente falanges, metacarpos e metatarsos. Quando sintomático, a queixa mais frequente é dor na região acometida, e pode estar associada a fratura. Se estiver situado em ossos longos, principalmente no úmero ou no fêmur, também pode causar fratura e deve ser diferenciado do infarto ósseo por métodos de imagem, muitas vezes esclarecidos somente com biópsia da lesão.

Tumor gigantocelular

Esse tipo é mais frequente entre 20 e 40 anos de idade e localiza-se preferencialmente na epífise de ossos longos, em especial nas porções distal e proximal do fêmur, proximal da tíbia e do úmero. A possibilidade de fratura decorre da frequência com que se estende para a metáfise, às vezes com alta agressividade local. Por esse motivo, e pelo fato de poder causar metástases pulmonares, é considerada neoplasia potencialmente maligna.

Neoplasias malignas

As neoplasias malignas intraósseas primitivas e as neoplasias secundárias ou metástases apresentam elevada possibilidade de fratura.

Osteossarcoma

Consiste em tumor maligno primário do osso mais frequente, que acomete principalmente crianças e adolescentes, tendo um segundo pico menor de incidência nos pacientes em torno dos 60 anos de idade e proporção

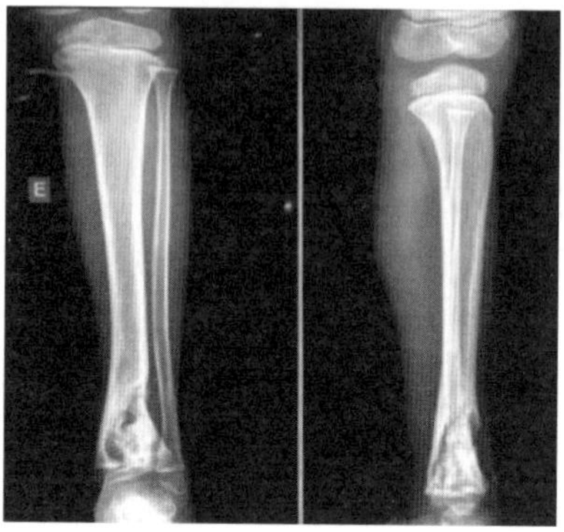

Figura 2 Osteossarcoma de tíbia distal em paciente jovem.

ligeiramente maior no sexo masculino. Os ossos mais frequentemente envolvidos por essa neoplasia são o fêmur distal, a tíbia proximal e o úmero proximal. O sintoma mais frequente referido no osteossarcoma é a dor local, podendo estar acompanhada de alteração na marcha. De maneira concomitante, pode haver aumento de volume de consistência geralmente firme e, algumas vezes, fraturas. À radiografia, é característico o achado de reação periosteal em triângulo de Codman ou raios de sol, com áreas líticas e blásticas ósseas.

Em virtude da abordagem multidisciplinar, do avanço do tratamento quimioterápico e da evolução das técnicas cirúrgicas, os pacientes obtiveram aumento da sobrevida aumentada e maior possibilidade de cirurgias preservadoras dos membros.

Mieloma múltiplo e plasmocitoma

O mieloma múltiplo é uma neoplasia maligna primitiva da medula óssea. Pode ser solitário, quando acomete apenas um local (plasmocitoma), ou múltiplo. Trata-se do tumor ósseo primário maligno mais comum na vida adulta. Geralmente acomete pacientes acima de 40 anos de idade, com pico de incidência aos 60 anos, sendo mais frequente no sexo masculino. O mieloma múltiplo compromete principalmente vértebras, costelas, crânio, ossos chatos dos cíngulos dos membros superior e inferior, úmero e fêmur. A dor é a queixa clínica mais frequente, associada ou não ao aumento de volume. É possível que a primeira manifestação decorra de uma fratura. Muitas vezes não é necessário um trauma importante para causar a fratura, pois o osso encontra-se fragilizado pela lesão.

Sarcoma de Ewing

É o segundo tumor maligno do osso mais frequente na faixa etária pediátrica, superado apenas pelo osteossarcoma. Inicialmente descrito como tumor maligno primário, sabe-se também que pode ter origem de partes moles. O sarcoma de Ewing ocorre principalmente na segunda década de vida, sendo raro antes dos 5 ou após os 30 anos de idade, com predomínio discreto no sexo masculino, e raro em negros. O sintoma mais frequente é a dor progressiva, podendo esse tumor causar limitação dos movimentos e aumento do volume local. Febre baixa é um sintoma que pode também estar presente. À radiografia, é característico o achado de reação periosteal em casca de cebola. O diagnóstico diferencial para pacientes que apresentam febre, edema e calor no local do tumor é a osteomielite. Mais frequentemente acomete ossos do joelho (fêmur distal e tíbia proximal), úmero proximal e bacia.

Metástases de carcinoma

Geralmente originárias de carcinoma de próstata, são via de regra osteoblásticas (o tecido ósseo reage com neoformação de traves intertrabeculares que reduzem os espaços medulares). Assim como na doença de Paget, a maior densidade e a menor elasticidade dos ossos podem determinar "fraturas em traço de giz".

Metástases pulmonares

São mistas, com comprometimento mais frequente do úmero, pelve e fêmur. Na coluna vertebral, a lesão atinge inicialmente os pedículos, enquanto no plasmocitoma/mieloma o comprometimento predomina no corpo vertebral. As metástases de carcinoma da mama são também em geral mistas e as que mais atingem a coluna.

Outras neoplasias

Originárias no rim (carcinoma de células claras), tireoide (carcinoma folicular) e fígado (hepatocarcinoma), em virtude da intensa vascularização que faz parte de suas estruturas, destroem de forma rápida o tecido ósseo de modo a resultar em fraturas ósseas intensamente osteolíticas, às vezes clinicamente pulsáteis.

Fratura por estresse

Provocadas por atividades físicas repetitivas e prolongadas, as fraturas por estresse caracterizam-se por microfraturas ósseas e sintomas como dor durante esforço/carga, edema no local, dor à palpação – mas geralmente indolor ao movimentar passiva ou ativamente o membro – e até a fratura completa do osso.

Diagnóstico

Esse tipo de fratura afeta primordialmente ossos de carga, como tíbia (mais comum), metatarsos, fêmur, maléolo medial e navicular.

Radiografias simples não são eficazes em mostrar estágios iniciais de fraturas por estresse; entretanto, sinais de formação óssea periosteal começam a aparecer na radiografia semanas depois do surgimento dos sintomas, durante a formação do calo ósseo.

Deve-se destacar que o maior fator de risco para fratura por estresse é o aumento na intensidade e na frequência dos exercícios físicos, de modo que o paciente geralmente relata alguma mudança recente no seu padrão de treino.

Conduta

Fraturas em estágios iniciais costumam evoluir bem com repouso (até 3 meses para retomar as atividades habituais) e gelo; entretanto, certas fraturas apresentam maior risco de complicações, e mesmo em estágios iniciais devem ser fixadas.

Portanto, na suspeita de fratura por estresse, o paciente deve ser orientado a interromper suas atividades físicas e retirar carga do membro acometido. Se a fratura é comprovada por radiografia, o paciente deve ser imediatamente encaminhado a um serviço de emergência ortopédica. Se não há evidência clara de fratura, seguindo essas recomendações, o paciente deve ser encaminhado ao serviço secundário de ortopedia com urgência.

Fratura secundária ao uso de bifosfonatos

Fratura que ocorre na vigência do uso de bifosfonatos, caracterizada por espessamento da cortical (por tentativa de remodelação de microfraturas) e geralmente espícula medial.

Diagnóstico

Tradicionalmente, essas lesões foram relacionadas ao uso de alendronato, porém também estão associadas aos demais bifosfonatos orais e ao ácido zoledrônico (administrado via intravenosa). O uso do fármaco por longos períodos (3-5 anos) é um dado importante que deve ser questionado na investigação desse tipo de fratura, juntamente com dor ou desconforto persistente na região, com ausência de trauma no local afetado. Há ainda achados clínicos pré-lesionais discretos ou ausentes.

O fêmur é o osso mais comumente acometido, em geral apresentando piora da dor ao tocar o solo com o pé. Havendo a suspeita, é preconizada a solicitação de radiografia para esses pacientes.

Os achados radiológicos se assemelham aos encontrados em fraturas por estresse. No fêmur, osso mais acometido, há espessamento da cortical lateral, discreto esporão na cortical medial na área da fratura e pequeno ou mínimo desvio entre os fragmentos ósseos fraturados. Acometem mais comumente a região subtrocantérica ou o terço proximal da diáfise do fêmur, tendo traço simples, transverso ou oblíquo curto.

É possível diferenciar fratura atípica de fratura osteoporótica. São comumente confundidas, mas se apresentam de maneiras distintas em alguns pontos: localização, mecanismo e traçado da fratura. Diante disso, no caso do fêmur foram estabelecidos critérios para a classificação de fraturas atípicas segundo a Sociedade Americana para a Pesquisa Óssea e Mineral (ASBMR) (Quadro 4).

Conduta

Os pacientes que apresentarem história compatível, radiografia com hiperostose cortical, mas sem linha de fratura devem ser encaminhados para a realização de exames complementares (encaminhamento ao serviço de emergência ortopédica, pois algumas fraturas necessitam de fixação profilática) e orientados a não colocar nenhuma carga no membro acometido.

TABELA 3 Achados clínicos e radiográficos comuns nas fraturas atípica e osteoporótica do fêmur

Característica	Achados clínicos e radiográficos comuns	
	Fratura atípica	Fratura osteoporótica
Associação com trauma	Sem trauma ou de baixa energia	Baixa energia
Pródromos	Dor na coxa	Nenhuma
Localização (região)	Subtrocantérica ou diáfise femoral	Colo do fêmur ou intertrocantérica
Configuração da fratura	Transversa ou oblíqua curta	Oblíqua longa ou espiral
Fragmentação	Nenhuma	Possível
Morfologia da cortical	Relativamente espessada	Fina
Outros sinais	Reação perióstica localizada, retardo de consolidação	Osteopenia generalizada, canal medular alargado

QUADRO 4 Critérios maiores e menores para o diagnóstico de fraturas atípicas do fêmur[1], segundo a ASBMR

Critérios maiores
Sem história marcada de trauma local ou trauma de baixa energia[2]
Fratura localizada em qualquer região distal ao trocanter menor e proximal à área supracondiliana.
Configuração transversa ou oblíqua curta, originada no córtex lateral (área de tensão).
Fratura simples, não fragmentada ou minimamente cominuta.
Esporão medial nas fraturas completas e envolvimento somente da cortical lateral nas incompletas.
Critérios menores
Espessamento do periósteo junto à cortical lateral.
Espessamento generalizado das corticais do fêmur.
Sintomas prodrômicos.
Associação com sintomas ou fratura bilateral.
Evidência de retardo de consolidação.
Presença de comorbidades ou uso de medicamentos[3]

1. São necessários 4 de 5 dos critérios maiores, acompanhados ou não por algum dos critérios menores, para diagnosticar as fraturas atípicas do fêmur.
2. Trauma de baixa energia é definido como uma queda da altura de uma pessoa de pé ou menos ao solo.
3. Exemplos de comorbidades e medicamentos são, respectivamente: artrite reumatoide, raquitismo, osteomalácia e osteodistrofia renal; e bifosfonatos, glicocorticoides e inibidores da bomba de prótons.

Fatores de risco que podem auxiliar no diagnóstico: fratura prévia: OR 3,2; artrite reumatoide ativa: OR 16,5; vitamina D < 16 ng/mL: OR 3,5; uso de corticoide por mais de 6 meses: OR 5,2.

PREVENÇÃO

É importante lembrar que, no tratamento da osteoporose, uma vez que o paciente saiu da zona de osteoporose e foi para a zona de osteopenia, a medicação antirreabsortiva deve preferencialmente ser interrompida e, se houver queda de faixa novamente, reintroduzida.

Recomenda-se de rotina a interrupção da medicação após 3-5 anos de uso, no máximo, mesmo que não tenha ocorrido fratura, pois o risco aumenta consideravelmente após esse período. No caso do alendronato, medicação fornecida pelo SUS, ainda permanece um efeito residual antifratura por até 10 anos após sua descontinuação, mas sem o risco de fratura que seria causado pela continuidade da medicação.

Considerando os riscos de nova fratura (considerar os fatores citados anteriormente), após a descontinuação de seu uso deve-se reintroduzir a medicação: em 3-5 anos, para baixo e médio risco; 1-2 anos, para alto risco; e reintroduzir imediatamente (pois os benefícios superam os riscos) se houver nova fratura, queda significativa da DMO (Densitometria Medular Óssea) ou aumento dos marcadores.

Deve-se solicitar ressonância nuclear magnética, tomografia computadorizada ou cintilografia em caso de pacientes com dor inguinal ou na coxa que estejam usando bisfosfonatos; e radiografias de bacia AP e fêmur AP e perfil bilateral com espessamento periosteal ou uma linha transversa radioluscente em córtex lateral. No momento da solicitação, recomenda-se orientar ao paciente retirar a carga do membro acometido e encaminhá-lo com urgência ao serviço secundário de ortopedia.

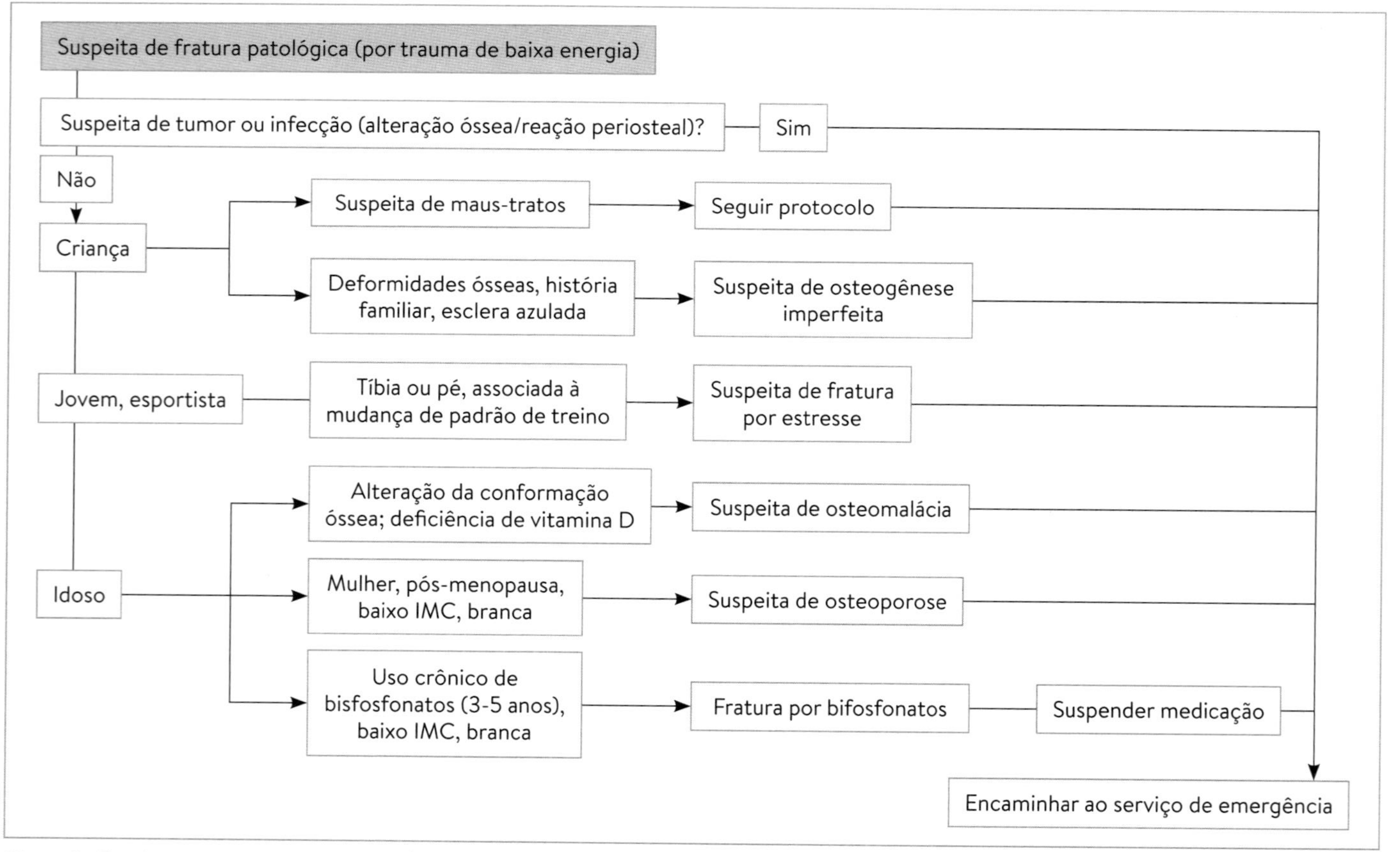

Figura 3 Condutas na avaliação de paciente com suspeita de fratura patológica.

7

Dor articular aguda não traumática

David Gonçalves Nordon
Débora Rufo Spada
Jacqueline Alves Hosokawa

Classificação pelo CID-10	
M00	Artrite piogênica
M009	Artrite piogênica, não especificada

DEFINIÇÃO

Dor articular de início recente, sem relação com trauma, que pode ou não estar associada a doença de base e episódios de recorrência, geralmente associada a edema.

DIAGNÓSTICO

Dores articulares recorrentes, associadas a edema, remetem o generalista à artrite gotosa, psoriática, à osteoartrose ou a doenças reumatológicas, que são abordadas no Capítulo 14 – Dor articular crônica.

Dores articulares agudas, sem história anterior, ou com história prévia de infecções articulares ou ósseas, são abordadas neste capítulo.

A principal e mais perigosa causa de dor articular aguda não traumática é a pioartrite, também conhecida como artrite séptica ou artrite piogênica, considerada uma emergência médica, pois o atraso no tratamento pode levar a uma destruição irreparável das estruturas articulares. Classificada em gonocócica ou não gonocócica, a pioartrite ocorre em qualquer idade, em uma média de 2-10 casos para cada 100 mil indivíduos na população geral.

A infecção bacteriana pode ser originária de lesões de pele em área próxima, hematogênica ou por inoculação direta. O processo inflamatório causa sinais flogísticos evidentes (edema importante, hiperemia, calor e, principalmente, bloqueio articular – a articulação tem ampla diminuição do arco de movimentos [ADM] por causa da distensão da cápsula). Os agentes infecciosos mais frequentes são *Staphylococcus aureus*, *Neisseria gonorrhoeae* e *Streptococcus beta-hemolítico*. Nos últimos anos, a *Kingella kingae* vem também ganhando espaço.

Os sinais e sintomas da pioartrite podem se desenvolver entre 1 e 2 dias, sendo, portanto, importante avaliar a data de início. As principais articulações envolvidas são joelhos e coxofemoral; no entanto, ombro, tornozelo, cotovelo e punho também podem ser acometidos. A infecção pode se propagar para ossos e tecidos adjacentes. O paciente apresentará dor, febre, queda do estado geral e inflamação articular com bloqueio articular.

Pacientes imunodeprimidos podem não apresentar bloqueio articular; nesse caso, é necessário grande suspeição clínica.

Deve-se suspeitar de artrite gonocócica quando há *rash* cutâneo com artrite ou tenossinovite aguda, ou, ainda, em pacientes jovens, sexualmente ativos, que apresentam artrite e dermatite agudas. Também é importante atentar para o início dos sintomas da inflamação articular (a artrite gonocócica surge em geral em um período de 10-20 dias após a infecção gonocócica aguda – artrite, cervicite, vulvovaginite, conjuntivite ou proctite).

EXAME FÍSICO

O paciente com artrite piogênica apresenta-se em posição antálgica (posição em que a cápsula articular suporta mais distensão) e evita movimentar o membro acometido por causa da dor intensa. Há aumento de volume da articulação, dor intensa com limitação funcional, além de calor e rubor. É notável o bloqueio mecânico durante a movimentação articular passiva.

TABELA 1 Posições antálgicas apresentadas nas infecções articulares

Articulação	Posição
Quadril	Flexão 45°, abdução 15°, rotação externa 15° (observe que o joelho geralmente estará fletido e o pé apontará para dentro, para a linha média)
Joelho e cotovelo	Flexão 30-60°
Tornozelo	Flexão plantar 10-20°
Punho	Neutra
Ombro	Abdução 30-60°

DIAGNÓSTICOS DIFERENCIAIS

A artrite piogênica deve ser diferenciada da osteomielite hematogênica aguda (OHA), apesar de poderem ocorrer concomitantemente. A OHA é uma infecção óssea causada por bactéria piogênica que pode ocorrer por via hematogênica, pela extensão de processo infeccioso adjacente ou pela introdução de micro-organismos. É um processo inflamatório do osso, sendo mais frequente na metáfise de ossos longos, apesar de também poder aparecer em ossos chatos. Na OHA, o paciente não apresentará comprometimento articular, ao contrário da pioartrite, o quadro geralmente é insidioso e muitas vezes afebril.

Em crianças, é importante o diagnóstico diferencial com sinovite transitória, uma inflamação autolimitada benigna associada a quadro infeccioso prévio (geralmente IVAS [Infecção das vias aéreas superiores], 2-3 semanas antes), sem bloqueio articular, com poucos sinais flogísticos, possivelmente afebril e sem queda do estado geral. Na pioartrite infantil, a queda do estado geral é marcante.

Outros diagnósticos diferenciais importantes que devem ser considerados:

- Celulite: acomete predominantemente as partes moles e não há bloqueio articular evidente.
- Artrite gotosa: geralmente corroborada por história familiar de gota, história de podagra, tofos gotosos, correlação com alimentação gordurosa, hiperproteica e álcool. Episódios recorrentes de dor articular.
- Síndrome periarticular (bursite, tendinite).
- Trombose venosa profunda: diagnóstico diferencial importante da celulite, também realizado com ultrassom com Doppler.
- Hemartrose: geralmente secundária a trauma ou lesão de ligamentos cruzados (no caso de joelhos). Comum em hemofílicos.

CONDUTA

O médico generalista deve, na suspeita diagnóstica de pioartrite, encaminhar o paciente imediatamente ao serviço de emergência ortopédica. O mesmo é válido para a suspeita de osteomielite aguda (que pode ser tratada com antibióticos intravenosos e abordagem cirúrgica em determinados casos). Não deve ser iniciado nenhum antibiótico na Unidade Básica de Saúde (UBS), pois isso pode comprometer o resultado da punção articular.

Uma vez no serviço hospitalar, a articulação será puncionada, e, confirmado o diagnóstico de pioartrite, serão feitas artrotomia e drenagem cirúrgicas.

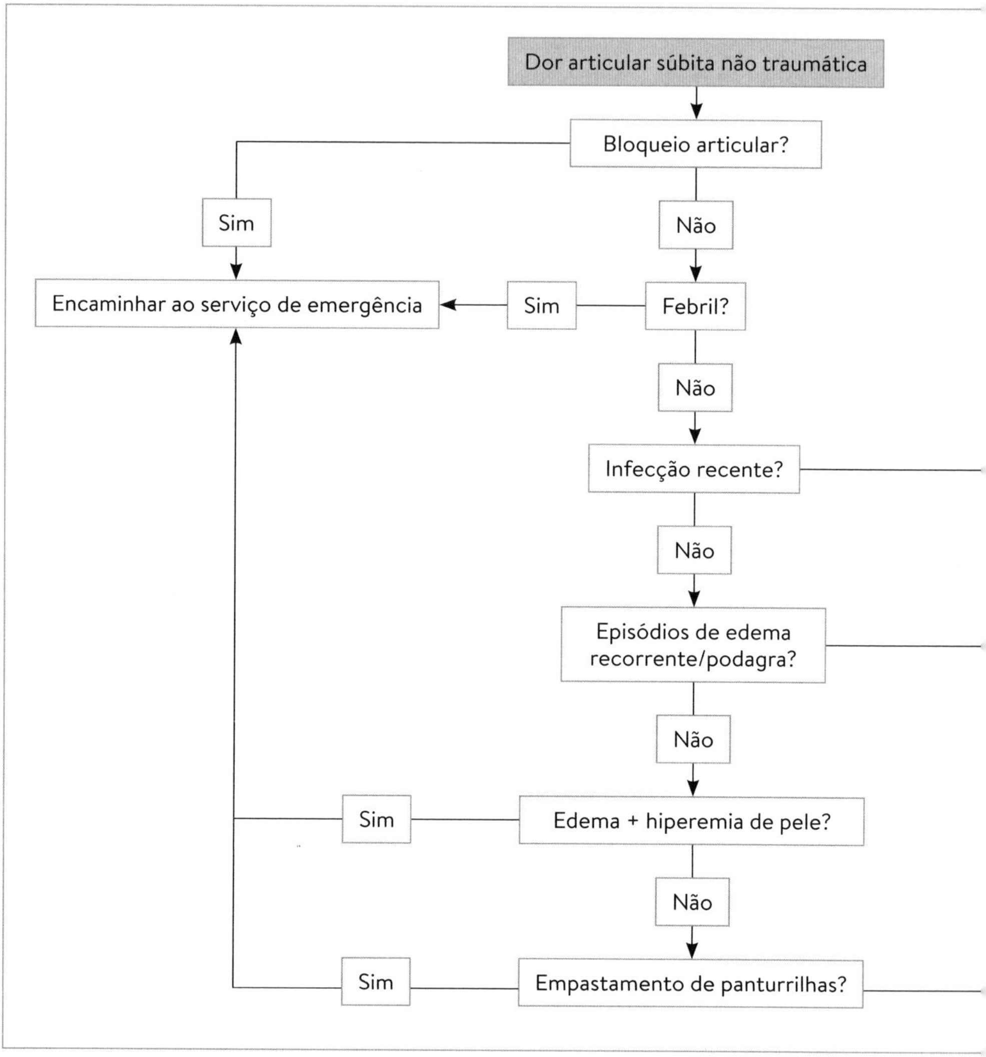

Figura 1 Condutas na avaliação de pacientes com dor articular súbita não traumática.
1. AINE: anti-inflamatórios não esteroidais.
2. LABS: exames laboratoriais.

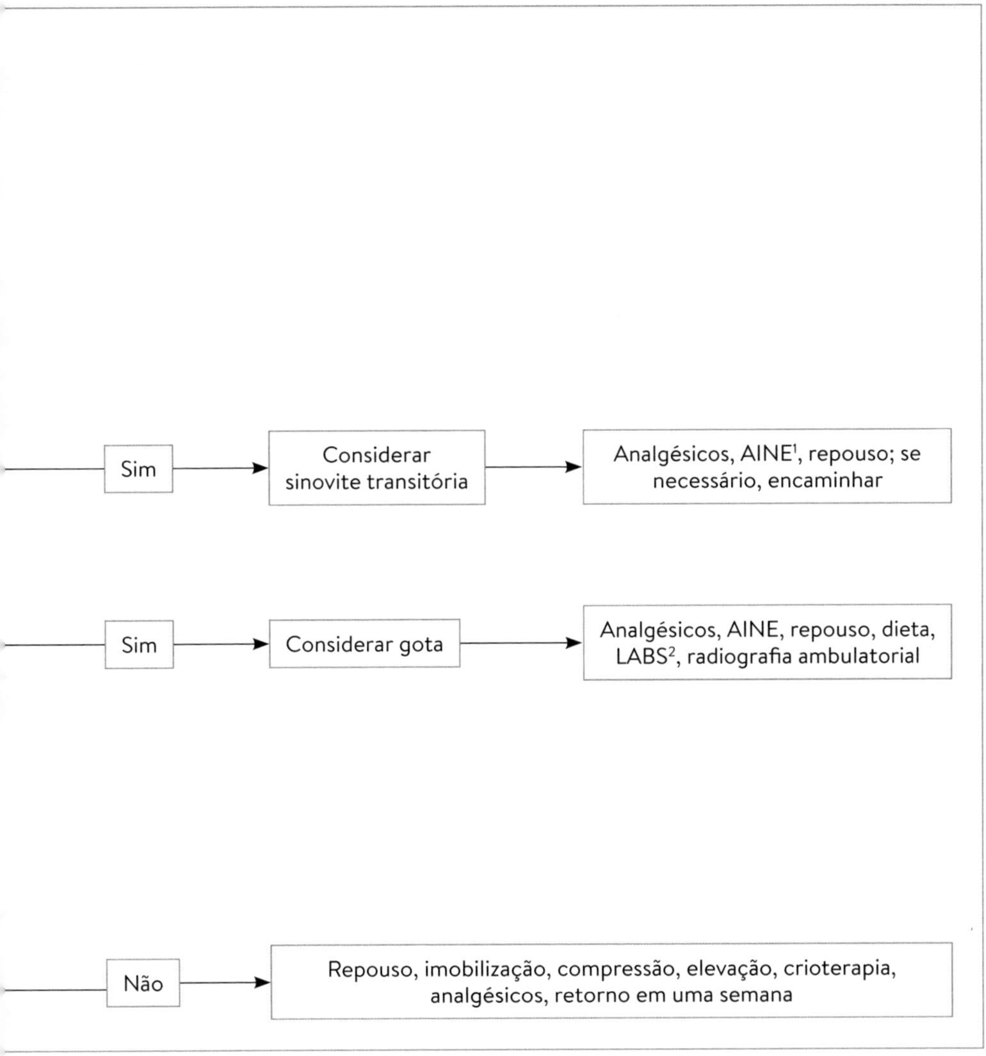
Sim
Considerar sinovite transitória
Analgésicos, AINE[1], repouso; se necessário, encaminhar
Sim
Considerar gota
Analgésicos, AINE, repouso, dieta, LABS[2], radiografia ambulatorial
Não
Repouso, imobilização, compressão, elevação, crioterapia, analgésicos, retorno em uma semana

8

Dor subaguda dos membros inferiores relacionada a atividades físicas

David Gonçalves Nordon
Henrique Ryu Yamanaka Nakano
Thays Brunelli Pugliesi

Classificação pelo CID-10	
M76.0	Tendinite glútea
M76.1	Tendinite do psoas
M76.3	Síndrome da faixa iliotibial
M76.4	Bursite tibial colateral (Pellegrini-Stieda)
M76.5	Tendinite patelar
M76.6	Tendinite aquileana
M76.7	Tendinite do perônio
M76.8	Outras entesopatias do membro inferior, excluindo o pé
M76.9	Entesopatia do membro inferior não especificada

INTRODUÇÃO

A maior parte das dores agudas de membros inferiores em pacientes praticantes de esportes é causada por tendinites. Outras doenças que podem estar associadas são a fratura por estresse (abordada no Capítulo 6 – Fraturas patológicas), a síndrome do estresse tibial medial e a síndrome compartimental crônica. Esses pacientes apresentam-se geralmente com dor na tíbia, na face anteromedial ou posteromedial, que se iniciou após mudanças de características de treino (superfície de treino, sapatos, intensidade). Essas doenças são mais bem abordadas pelo médico especialista em ortopedia. Este capítulo abordará as tendinites dos membros inferiores; caso o paciente avaliado pelo generalista não se enquadre e haja dúvida diagnóstica, recomendamos o encaminhamento ao ortopedista ambulatorial, com a orientação de evitar as atividades que provoquem dor (geralmente corrida).

A tendinite é uma inflamação dos tendões, resultante de repetidos traumas, em geral associados ao excesso de atividades físicas e/ou períodos de repouso insuficiente após o recrutamento das fibras musculares.

Manifesta-se com sinais clássicos de inflamação, como edema, dor, rubor e queimação, evoluindo com restrição de movimentos e perda de força muscular. Ocorre com maior frequência nos músculos da mão, dos ombros, dos cotovelos, dos punhos, do quadril, do joelho e do tornozelo, musculaturas mais recrutadas durante as atividades físicas do dia a dia.

O diagnóstico é realizado por meio de uma detalhada anamnese e do exame físico do paciente, que evidencia os sinais cardeais da inflamação no local. Quando, mesmo com o exame clínico, não é possível estabelecer um diagnóstico preciso da enfermidade, pode-se pedir exames complementares por imagem. Entre esses exames, os mais comuns são radiografia, USG (ultrassonografia) e RM (ressonância magnética), que são bastante sensíveis a alterações teciduais desencadeadas pelas tendinites.

O tratamento é individualizado, mas normalmente é conservador, composto por fisioterapia (com analgesia, alongamento e fortalecimento da musculatura afetada), uso de anti-inflamatórios não esteroidais (pelo menor período e na menor dose possíveis), gelo e repouso na fase inicial. O reforço físico para fortalecimento do músculo também pode ser indicado na fase tardia de fisioterapia para reabilitação da musculatura acometida após a fase aguda ser tratada com eficácia. Geralmente essas duas etapas do tratamento clínico são suficientes para solucionar o problema do paciente. Contudo, há casos em que é necessário indicar uma cirurgia eletiva para que a causa do problema seja definitivamente tratada.

Topograficamente, pacientes com dores na região do quadril podem apresentar tendinite glútea, bursite trocantérica e tendinite do iliopsoas; na região do joelho, síndrome da banda iliotibial (lateral), tendinite/bursite anserina (medial) e tendinite patelar (anterior). Nos pés e tornozelos, tendinite aquileana (posterior) e dos fibulares (lateral).

TENDINITE GLÚTEA

Quadro clínico

Dor na nádega, na parte lateral do quadril e na região inguinal unilateral, que piora ao caminhar e ao subir e descer escadas; fraqueza na força de abdução do membro inferior afetado e sinais de inflamação, principalmente edema. A dor ainda pode se originar da coluna lombossacral ou da articulação sacroilíaca. Na tendinite do músculo glúteo máximo há hipersensibilidade próxima à prega glútea, na face inferior do músculo. Na tendinite do glúteo médio, a hipersensibilidade é proximal ao trocanter maior e a dor, reproduzida por abdução resistida do quadril.

Diagnóstico

Na tendinite do músculo glúteo máximo, a dor é reproduzida pelo teste de Yeoman. Com o paciente posicionado em decúbito ventral e com o joelho flexionado em 90°, pede-se que ele levante a coxa da mesa de exames, mantendo a flexão. O examinador deve exercer uma força contrária aplicada na parte distal da coxa em direção à mesa. O paciente com diagnóstico positivo não consegue vencer a força de resistência do examinador e/ou apresenta dor durante o exame.

Na tendinite do músculo glúteo médio, o paciente apresenta dor na abdução resistida do membro inferior durante o exame físico, que é mais facilmente realizada com o paciente em decúbito lateral com o membro a ser examinado voltado para cima.

Conduta

O tratamento conservador tem o objetivo de aliviar a inflamação instalada no local, especialmente a dor. É composto pelo uso de analgésicos e anti-inflamatórios, compressas de gelo e repouso e geralmente funciona para os casos iniciais e/ou agudos. Casos crônicos podem necessitar de encaminhamento à fisioterapia para alívio dos sintomas e fortalecimento da musculatura abdutora e extensora do quadril e dos rotadores externos. Se essas medidas não forem suficientes para controle dos sintomas do paciente, este deve ser encaminhado ao ortopedista do nível secundário.

TENDINITE DO ILIOPSOAS

A tendinite do iliopsoas é relacionada com a bursite do iliopsoas porque a inflamação de uma gera inevitavelmente a inflamação da outra em decorrência da proximidade física. Assim, as duas lesões apresentam as mesmas manifestações conjuntas e o mesmo diagnóstico. A maior causa de tendinite do iliopsoas é a sobrecarga do tendão em razão de recorrentes movimentos de flexão de quadril.

Quadro clínico

O paciente acometido pela tendinite do psoas relata dor de início insidioso na região anterior do quadril ou virilha, geralmente após uma atividade física que demande a musculatura de flexão do quadril. Essa dor, assim como as demais tendinites, pode evoluir, se não tratada, para uma dor que se inicia durante a atividade física e não cessa mesmo após o repouso, e depois evolui para dores até mesmo durante o repouso. A dor pode ser limitante a ponto de impossibilitar desde o bom desempenho físico até atividades cotidianas como a marcha. O paciente relata comumente uma dor que o acomete quando está se levantando de uma cadeira ou colocando as meias nos pés, e que pode irradiar para a porção distal até o joelho. Não raramente também pode ser relatado o barulho de um "clique" na região do quadril, relacionado com seu ressalto interno (ver Capítulo 16 – Dor crônica do quadril).

Diagnóstico

O diagnóstico para a tendinite do psoas é clínico. Durante o exame físico, a inspeção da marcha é fundamental para que se possa observar se há um encurtamento do passo do lado afetado ou uma hiperflexão do joelho durante a pisada (para compensar a flexão do quadril comprometido). Durante a palpação, deve-se procurar o triângulo femoral (formado por ligamento inguinal, músculo sartório e adutor longo), já que dá acesso direto à junção musculotendínea do iliopsoas. Pode-se também realizar a palpação do tendão do iliopsoas, pedindo que o paciente fique em decúbito ventral e palpando a região do trocanter menor, abaixo da nádega. Testes funcionais incluem flexão do quadril a 15° e palpação do músculo psoas abaixo do ligamento inguinal e também o teste de Ludloff.

Esse teste verifica a presença de fraqueza ou de lesão no músculo iliopsoas. É realizado com o paciente sentado e com o joelho estendido, pedindo-se que levante o calcanhar do lado acometido. Se o paciente relatar dor, é sinal de tendinite no iliopsoas, uma vez que no movimento apenas este músculo é ativado na flexão do quadril (o joelho estendido relaxa o reto femoral, que é um flexor acessório do quadril. Se o teste for feito com o joelho fletido, ele refletirá o reto femoral).

Conduta

O tratamento para a tendinite do iliopsoas segue o mesmo padrão de eventos das demais tendinites. Analgesia, anti-inflamatórios, gelo, repouso e fisioterapia para alongamento e fortalecimento. O paciente deve ser afastado de suas atividades esportivas até a reabilitação satisfatória.

TENDINITE DA PATA DE GANSO

A região chamada "pata de ganso" é formada pela união de três tendões que têm origem na tuberosidade isquiática e na sínfise púbica e se inserem na parte proximal na superfície medial da tíbia, 5 cm distalmente à articulação do joelho: tendões dos músculos sartório, grácil e semitendíneo. Esse complexo tem as funções de flexionar o joelho e realizar a rotação medial. Ele ainda protege a articulação contra o estresse mecânico. A etiologia inclui trauma, retração da musculatura posterior da coxa, exostose óssea, irritação de plica suprapatelar, lesão do menisco medial, pé plano, geno valgo, infecção e reação a corpo estranho. Tem sido descrito com frequência em atletas corredores e em portadores de DM (*diabetes melitus*).

Quadro clínico

O grupo de sinais e sintomas inclui dor na face medial do joelho, dor à palpação e inchaço no sítio anatômico de inserção da pata de ganso. Pode haver piora dos sintomas quando o paciente sobe ou desce escadas, dor matinal e rigidez por mais de 1 hora, dor noturna e dificuldade para se levantar da cadeira ou sair do carro.

Diagnóstico

A distinção entre bursite e tendinite anserina é clinicamente difícil em função da proximidade dos tecidos, mas não é significativa porque o tratamento é o mesmo para ambos. O diagnóstico é clínico. O exame físico é composto pela dor à palpação na região da pata de ganso e pelo estresse em valgo ou a flexão resistida do joelho associada à rotação interna.

O examinador deve manter em mente os diagnósticos diferenciais, como lesões do menisco medial, osteoartrite do compartimento medial do joelho, radiculopatia L3-L4 e lesões do ligamento colateral medial (Capítulo 17 - Dor subaguda e crônica do joelho). Radiografias e USG podem auxiliar no diagnóstico diferencial em caso de dúvida.

Conduta

Deve incluir repouso do joelho afetado, crioterapia (compressas de gelo por 10 minutos), fisioterapia e medicamento anti-inflamatório. O uso de almofada ou travesseiro entre as coxas ao dormir pode ser benéfico para o paciente. É necessário o tratamento de eventuais condições associadas, como desvio do joelho e pé plano, o controle do diabetes e a perda de peso se houver sobrepeso ou obesidade. Os pacientes idosos e aqueles com dor crônica devem ser orientados para evitar atrofia muscular por desuso com exercícios isométricos.

SÍNDROME DA FAIXA ILIOTIBIAL OU BANDA ILIOTIBIAL (BIT)

A banda iliotibial (BIT), ou trato iliotibial, é um tecido fibroso formado pela fusão de fibras tendíneas dos músculos glúteo máximo e tensor da fáscia lata. Ela desce pela região lateral da coxa e se insere na porção superolateral da tíbia (no tubérculo de Gerdy), passando pelo joelho.

Quadro clínico

A síndrome da banda iliotibial é caracterizada por dor lateral do joelho por *overuse* do joelho lateral. Ocorre apenas em indivíduos fisicamente ativos. Muito comum em corredores de longas distâncias (especialmente em corredores de rua, em decorrência da inclinação próxima do meio-fio), ou que aumentaram recentemente a distância percorrida, e ciclistas. O paciente em geral refere-se a uma dor em queimação, localizada próxima ao epicôndilo lateral, após a corrida e que melhora ao repousar.

Diagnóstico

Ao exame físico, o teste de compressão de Noble confirma o diagnóstico da banda iliotibial: deve-se realizar com o paciente em decúbito dorsal horizontal. Palpa-se o côndilo lateral do paciente com o polegar e solicita-se que realize flexoextensão ativa. O paciente deve sentir dor a aproximadamente 30° de flexão.

Conduta

O tratamento é conservador, com repouso, gelo, anti-inflamatórios não hormonais e alongamento, sobretudo da fáscia lata. Recomenda-se o retorno gradual às atividades físicas. Não há indicação de encaminhamento para um serviço de ortopedia se não houver outros diagnósticos diferenciais. A indicação de tratamento cirúrgico é feita caso haja falha do tratamento conservador, realizado corretamente por pelo menos 6 meses.

TENDINITE PATELAR

A tendinite patelar é um problema que está diretamente associado com a prática de saltos, o que explica o nome de "joelho de saltador" aos atletas que possuem essa enfermidade. O salto em específico é o grande causador dessa tendinite por causa da brusca desaceleração do movimento e do grande impacto nesse tendão, principalmente no polo inferior, durante a mecânica de extensão do joelho. A tendinite patelar também pode ocorrer em pessoas que possuem desalinhamento dos membros inferiores, como quadris largos, joelhos valgos ou pés planos com pronação acentuada, e em obesos (em virtude da sobrecarga).

Quadro clínico

O primeiro sintoma é a dor na região inferior da patela, que aparece após ou no início de atividades físicas desgastantes, mas que cessa após o aquecimento. Depois, a doença progride com dores que acontecem durante a atividade física e que não cessam mesmo após o aquecimento, atrapalhando o desempenho do atleta. Quando a doença progride, a dor começa a se tornar frequente durante todo o dia, mesmo antes ou depois das atividades físicas, podendo estar associada a dores noturnas e à dificuldade para dormir.

Diagnóstico

O diagnóstico da tendinite patelar é clínico, caracterizado pela dor anterior ao joelho durante a palpação da região inferior da patela e proximidades. Em casos de progressão da doença, podem-se encontrar também um nódulo palpável e edema associado na região acometida. Durante o exame físico de palpação do joelho, é necessário que a perna do paciente esteja completamente em extensão para que não haja influência da posição do joelho na dor. Além disso, a técnica utilizada é pressionar levemente a patela para que o polo inferior do tendão patelar seja inclinado anteriormente, facilitando o exame.

Outro teste bastante utilizado durante o exame físico é o *squat test*. Esse teste tenta reproduzir sintomas meniscais por meio da realização de repetições de agachamentos completos em um plano inclinado descendente de 30°. Os pés e as pernas do paciente são alternadamente modificados na direção interna e externa à medida que o agachamento é realizado, testando os meniscos lateral e medial, respectivamente. Esse teste exerce maior carga no tendão patelar do que em um solo plano, e consequentemente o paciente relata dor e sensibilidade na linha articular.

A utilização de exames por imagem não é essencial, mas contribui para fechar o diagnóstico clínico. O ultrassom e a ressonância magnética são capazes de mostrar alterações consistentes dos tendões, e radiografias (anteroposterior [AP] e perfil do joelho, axial de patela) podem ser solicitadas também para a pesquisa de calcificações intratendíneas.

Conduta

O objetivo do tratamento é a redução da queixa de dor e a melhora da função muscular. Recomendam-se repouso relativo, medicamentos anti-inflamatórios, gelo, correção biomecânica de fatores predisponentes, fisioterapia (ondas de choque, exercícios de alongamento e fortalecimento). O paciente deve interromper as atividades causadoras de dor, mas não as atividades físicas, para não gerar atrofia muscular (*cross-training*).

Não é aconselhada a utilização de imobilizadores para não ocasionar atrofia do tendão.

O paciente deve ser encaminhado ao ortopedista na dúvida diagnóstica ou se não houver melhora dos sintomas.

TENDINITE AQUILEANA

Geralmente a tendinite do calcâneo está relacionada à sobrecarga do tendão por atividades esportivas como correr e saltar. É bastante vista em atletas que cumprem alta carga horária de treinos, como corredores, ou em pessoas sedentárias que iniciam com altas cargas de atividades físicas. Pode-se ainda atribuir essa tendinite ao uso de calçados impróprios e a treinos em solos inadequados. Torções com pronação e pacientes com sobrepeso também são fatores para desencadear o problema.

Quadro clínico

Os pacientes acometidos pela tendinite aquileana se queixam de dor na região do calcanhar, que geralmente é descrita como um episódio súbito e agudo sentido como se alguém tivesse chutado seu calcanhar. O processo de dor pode evoluir para a dificuldade de marcha, que pode ocorrer tanto em atividades mais específicas, como subir escadas, correr ou se apoiar nas pontas dos pés, como em atividades mais frequentes do dia a dia, como a simples deambulação.

Diagnóstico

O diagnóstico da tendinite de Aquiles é geralmente clínico. O exame físico inicia-se com o paciente posicionado em decúbito dorsal com os pés fora da maca/mesa. O médico começa procurando alguma alteração visível, como nódulos, edemas, equimoses e outros defeitos. Após a etapa de inspeção, o médico realiza a palpação inteira do complexo gastrocnêmio-sóleo, procurando por alguma fragilidade, nódulo, atrofia ou defeitos no tendão. A palpação permite informar áreas de descontinuidade do tendão, um sinal clássico de ruptura completa ou parcial, além de sinais de atrofia, que sugerem a cronicidade do problema. Pede-se que o paciente se apoie nas pontas dos pés do lado lesionado para que se possa analisar a força do tendão. Pacientes com ruptura do tendão são incapazes de realizar essa manobra.

A propedêutica armada não é necessária para o diagnóstico. Entretanto, a radiografia pode excluir outras doenças ou indicar apofisite do tendão calcâneo.

Conduta

Repouso, analgésicos, anti-inflamatórios, crioterapia e fisioterapia. Para evitar perda do condicionamento físico, pode-se indicar o *cross-training* (para natação).

O alongamento do tendão é muito eficaz e é realizado apoiando as mãos na parede, estendendo o quadril do lado acometido e flexionando o outro e apoiando a perna com o joelho em flexão de 90°. Sente-se uma pressão grande na região do calcanhar, e essa posição deve ser mantida por 10 segundos em 20 séries. Outro exercício bastante utilizado consiste em colocar a ponta do pé

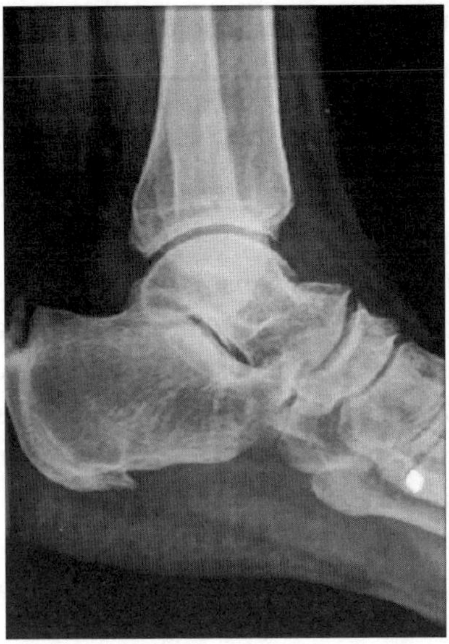

Figura 1 Apofisite do tendão calcâneo. Consequência de calcificação protetora orgânica de um tendão submetido a estresse crônico. Também pode ser observada exostose de Haglund no calcâneo.

em um degrau e a parte do calcanhar para fora do degrau, apoiando um pé de cada vez. Para realizar o alongamento, o paciente deve manter a posição com dorsiflexão máxima do pé por 10 segundos em 20 repetições; para fortalecimento do tríceps sural, pode fazer repetições de flexões plantares do pé.

O paciente deve ser encaminhado ao ortopedista caso não haja melhora após 6 meses de tratamento conservador. Na suspeita de ruptura do tendão, o paciente deve ser encaminhado ao serviço de emergência.

TENDINITE DOS FIBULARES

A tendinite dos fibulares é uma lesão bastante frequente no meio esportivo, acometendo os tendões dos músculos fibular longo e fibular curto, que são estabilizadores do pé.

Quadro clínico

Dor e instabilidade na região lateral do tornozelo. Outros sintomas incluem edema crônico na região do tornozelo, crepitações e inversão involuntária do pé durante a marcha. É bastante comum o paciente relatar piora da dor durante o movimento de dorsiflexão plantar ou durante o alongamento passivo dos tendões fibulares.

Diagnóstico

O exame físico é iniciado com a palpação dos músculos fibulares, que geralmente estarão doloridos na região tendinosa acometida pela inflamação. Uma manobra de exame que permite diagnosticar a tendinite dos fibulares é a inversão passiva ou a eversão resistida plantar, ambas geralmente dolorosas.

Exames por imagem, como USG e radiografia, podem ser solicitados para diagnosticar com precisão a lesão do paciente, porém não são essenciais ao diagnóstico e não impedem que seja iniciado o tratamento conservador. Eles permitem aprofundar a investigação e o tratamento quando é necessária a intervenção de um especialista.

Conduta

O principal tratamento para a tendinite dos fibulares é a imobilização do pé por 4-6 semanas, com gesso suropodálico ou bota (*robofoot*). A vantagem da utilização de uma bota removível é poder retirá-la para realizar crioterapia e fisioterapia passiva; ela, contudo, deve ser utilizada inclusive durante a noite e em repouso.

A fisioterapia deve visar à analgesia, alongamento e, posteriormente, reabilitação muscular. Atletas de alta *performance* devem seguir tratamento especializado com médicos do esporte.

Caso não haja melhora com o tratamento conservador ou haja dúvida diagnóstica, o paciente deve ser encaminhado ao ortopedista do nível secundário.

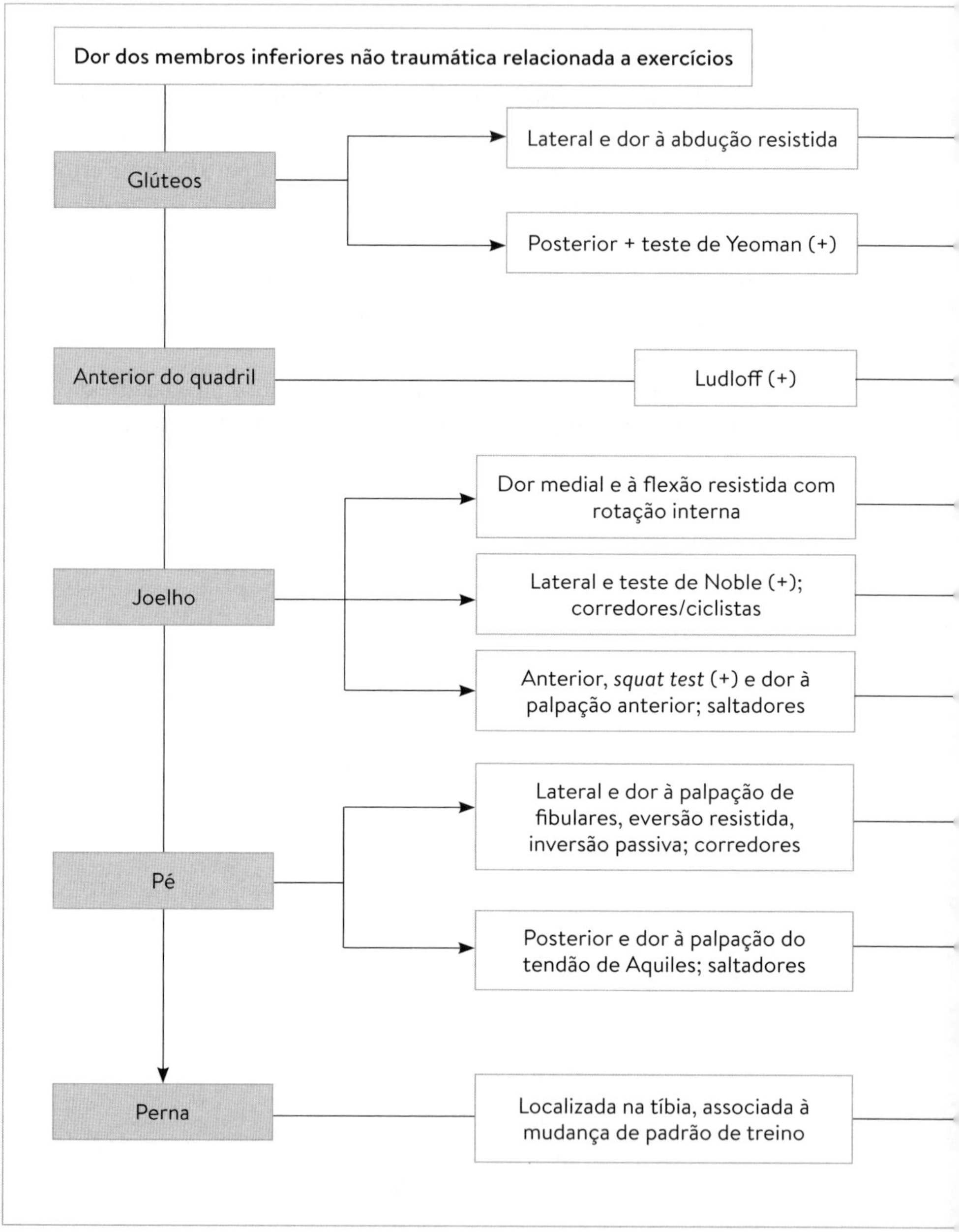

Figura 2 Conduta na avaliação de pacientes com dores em membros inferiores.
1. Aine: anti-inflamatórios não esteroidais.
2. LCL: ligamento colateral lateral.
3. LCM: ligamento colateral medial.
4. OA: osteoartrite.

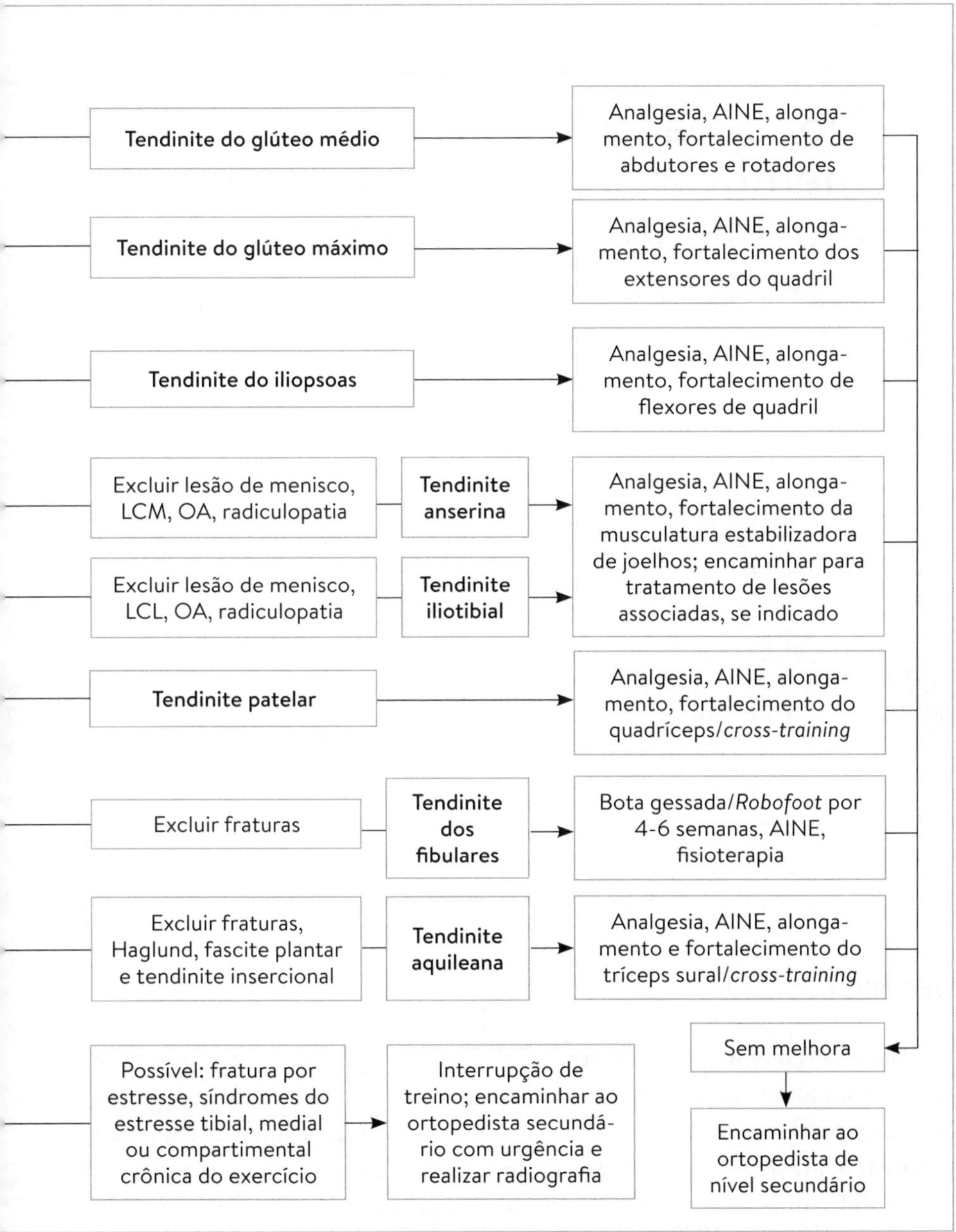
Tendinite do glúteo médio
Analgesia, AINE, alongamento, fortalecimento de abdutores e rotadores
Tendinite do glúteo máximo
Analgesia, AINE, alongamento, fortalecimento dos extensores do quadril
Tendinite do iliopsoas
Analgesia, AINE, alongamento, fortalecimento de flexores de quadril
Excluir lesão de menisco, LCM, OA, radiculopatia
Tendinite anserina
Excluir lesão de menisco, LCL, OA, radiculopatia
Tendinite iliotibial
Analgesia, AINE, alongamento, fortalecimento da musculatura estabilizadora de joelhos; encaminhar para tratamento de lesões associadas, se indicado
Tendinite patelar
Analgesia, AINE, alongamento, fortalecimento do quadríceps/cross-training
Excluir fraturas
Tendinite dos fibulares
Bota gessada/Robofoot por 4-6 semanas, AINE, fisioterapia
Excluir fraturas, Haglund, fascite plantar e tendinite insercional
Tendinite aquileana
Analgesia, AINE, alongamento e fortalecimento do tríceps sural/cross-training
Sem melhora
Encaminhar ao ortopedista de nível secundário
Possível: fratura por estresse, síndromes do estresse tibial, medial ou compartimental crônica do exercício
Interrupção de treino; encaminhar ao ortopedista secundário com urgência e realizar radiografia

9

Dor subaguda e crônica dos membros superiores associada a movimentos repetitivos

David Gonçalves Nordon

Classificação pelo CID-10	
M65.3	Dedo em gatilho
M65.9	Sinovite e tenossinovite não especificada
M70	Bursite
M71.3	Outros cistos de bolsa sinovial
M72.0	Fibromatose da fáscia palmar
M77.0	Epicondilite medial
M77.1	Epicondilite lateral
X50	Excesso de movimentos vigorosos ou repetitivos
Y96	Circunstância relativa às condições de trabalho
Z56.6	Outras dificuldades físicas e mentais relacionadas ao trabalho

DEFINIÇÃO

Dores nos membros superiores, crônicas ou subagudas, são uma queixa recorrente tanto no consultório do ortopedista como no do médico generalista. Na maior parte das vezes, o próprio paciente é capaz de relacioná-las a uma atividade repetitiva, que pode acontecer no ambiente do trabalho ou em casa.

DORT é uma sigla introduzida na Medicina para "doenças osteomusculares relacionadas ao trabalho". Engloba uma série de doenças, entre elas a lesão por esforço repetitivo, mais conhecida no Brasil como LER.

A LER não necessariamente implica uma lesão relacionada ao trabalho, podendo associar-se a qualquer lesão por esforço repetitivo (como em um esporte,

p. ex.). Contudo, no cenário da prática clínica diária, é mais comumente relacionada a alterações ergonômicas e funções que exijam atividades repetitivas e cíclicas, como trabalhadores de gráficas, digitadores, massagistas, cirurgiões etc.

Lesões por esforços repetitivos muitas vezes podem se apresentar como uma tendinite dos membros superiores (os mais utilizados para serviços repetitivos), que acomete os grupos musculares mais utilizados.

Tendinites também devem ser diferenciadas de bursites, que são inflamações de bursas, estruturas em forma de bolsa, repletas de líquido sinovial, que aparam o atrito entre tendões e músculos e o osso subjacente. Essas bursas podem inflamar por traumas repetitivos, esforços repetitivos ou infecções, causando os quadros de bursite inflamatória ou infecciosa.

Outra lesão comum que pode ser causada por esforço repetitivo ou trauma, associados ou não a uma fragilidade própria dos tecidos do paciente, é o cisto sinovial, mais comum na região do dorso da mão e punhos, porém podendo se manifestar em qualquer região do corpo em que haja membrana e líquido sinoviais.

QUADRO CLÍNICO

O paciente normalmente virá ao consultório queixando-se de dores muitas vezes inespecíficas. Nos casos de LER, geralmente o próprio paciente já identificou o fator causal; ocasionalmente, porém, ele pode não ter identificado qual movimento repetitivo lhe provoca dor, e caberá ao médico questioná-lo sobre sua ocupação e definir quais movimentos podem se relacionar biomecanicamente à dor, o que é relativamente claro e direto.

As dores podem se relacionar a movimentos repetitivos dos ombros (elevação, rotação ao pendurar roupas, flexo-extensão ao passar roupas por exemplo), dos punhos e mãos (dores no dorso do punho ou dedos ao digitar, dores na face volar do punho e palmas das mãos ao realizar movimentos repetitivos de compressão ou torque) e dos cotovelos (geralmente relacionados à pronossupinação).

Quadros de tendinite são muitas vezes equivalentes aos quadros iniciais de LER: ocorrem dor e sensibilidade nos tendões acometidos, que melhoram com o repouso e pioram com a utilização do membro afetado. A palpação dos tendões pode provocar dor.

É importante diferenciar a tendinite inflamatória da tenossinovite infecciosa. **Kanavel definiu quatro sinais que indicam o diagnóstico de tenossinovite infecciosa:**

1. dor à palpação dos tendões;
2. dor à movimentação dos dedos (ativa ou passiva);
3. edema fusiforme;
4. posição em flexo.

Na suspeita de tenossinovite infecciosa, o paciente deve ser encaminhado imediatamente a um serviço de emergência ortopédica.

Bursites são identificadas como dores em locais onde existem bursas, geralmente provocando dor significativa à palpação ou movimentação. Na suspeita de bursite infectada (sinais flogísticos exuberantes, febre e outros sinais infecciosos, fistulização com drenagem de abscesso etc.), deve-se encaminhar o paciente ao serviço de emergência para avaliação do ortopedista e conduta adequada.

Pacientes com cistos sinoviais em geral se apresentam no consultório demonstrando nodulação localizada sobre um tendão, não dolorosa, móvel e não aderida aos planos. Sua consistência interior é líquida e ligeiramente borrachuda, porém definitivamente não é dura. É comum que o cisto encha e esvazie ao longo do dia, conforme movimentação e utilização do membro afetado.

TABELA 1 Medicações disponíveis no SUS que podem ser utilizadas no tratamento das principais queixas de dores crônicas e subagudas dos membros superiores

	Fármaco	Dose	Administração
Analgésicos	Paracetamol	500-1.000 mg*	A cada 6 horas
	Dipirona	500-2.000 mg	A cada 6 horas
Anti-inflamatórios	Diclofenaco de sódio	50 mg	A cada 8 horas
	Ibuprofeno	600 mg	A cada 8 horas

* Risco de hepatotoxicidade conforme se aproxima da dose máxima (4 g/dia).

DIAGNÓSTICOS E CONDUTAS

A principal função do médico generalista será diferenciar os tipos de queixa e os possíveis diagnósticos diferenciais; casos leves podem ser facilmente resolvidos na atenção primária. No caso de identificação de quadros avançados, não resposta ao tratamento instituído na atenção primária ou dúvida diagnóstica, o generalista deve encaminhar o paciente ao ortopedista. Em suspeita de infecção, o paciente deve ser encaminhado a um serviço de pronto atendimento com ortopedista para avaliação.

Para a maioria das doenças abordadas neste capítulo, não é necessária a solicitação de nenhum exame de propedêutica armada; o exame clínico e a anamnese bem-feitos definirão o diagnóstico na maioria das vezes.

LER/DORT

Dennet e Fry dividiram a LER em quatro graus (Quadro 1).

QUADRO 1 Classificação de LER

Grau 1
Dor algo inespecífica, em peso, localizada na região esforçada durante a atividade, que porém não compromete a produtividade e melhora com repouso. Geralmente pode ser reproduzida durante a compressão da massa muscular envolvida.
Grau 2
Dor em vários locais, mais persistente, podendo comprometer a produtividade durante sua exacerbação. Pode se irradiar e ser definida como em formigamento ou calor, com irradiação ao longo do membro afetado. Podem ser palpadas alterações tendíneas ao exame físico e hipertonia e dolorimento da massa muscular afetada.
Grau 3
A dor se agrava, podendo ocorrer fora do ambiente do trabalho e durante a noite; os períodos de repouso apenas a atenuam. A irradiação se torna mais definida; a hipersensibilidade e o formigamento também. Há edema sensível nas bainhas tendíneas, com hipertonia e dor forte à compressão da massa muscular. Ocorre perda de sensibilidade e motricidade, com grave comprometimento da função no trabalho.
Grau 4
Dor crônica, com piora aos mínimos movimentos e paroxismos de dor até mesmo em repouso, que pode se alastrar por todo o membro. Há grave comprometimento de função, e o edema pode evoluir para fibrose e subsequente atrofia muscular. Exames como eletroneuromiografia podem estar definitivamente alterados.

O diagnóstico de uma lesão causada por esforços repetitivos ou relacionada ao trabalho é bastante claro, sendo suficiente identificar o nexo causal – a atividade que provoca dor – para definir o diagnóstico.

É importante diferenciar a LER de outras doenças – como lesões do manguito rotador, epicondilites do cotovelo, compressões nervosas, cervicobraquialgias, artroses e artrites das mãos etc. Uma vez excluídos esses diagnósticos e definido o nexo causal, o paciente deve ser orientado a evitar tal esforço repetitivo e orientado sobre posições ergonômicas mais adequadas. Como consequências para o âmbito profissional, pode-se solicitar ao médico do trabalho da empresa do paciente que considere a modificação de sua atividade; e, de acordo com o comprometimento, pode ser necessário afastamento temporário e/ou imobilização do membro para recuperação. Para o tratamento, um curso de analgésicos e anti-inflamatórios é bastante benéfico para o paciente; e recomendam-se também terapias adjuvantes, como fisioterapia para analgesia e alongamento do membro afetado e para adequação de posturas durante a realização das atividades.

Se forem identificados casos graves de LER, não resposta ao tratamento ou dúvida diagnóstica, o paciente deve ser encaminhado ao ortopedista do serviço secundário para conduta adequada.

EPICONDILITES DOS COTOVELOS

Pacientes jovens, entre 25 e 40 anos de idade, que utilizam seus membros superiores de modo repetitivo (digitadores, *sushimen*, trabalhadores de gráficas e indústrias etc.) são os casos mais comuns.

Classicamente, a epicondilite lateral é conhecida como o "cotovelo do tenista", enquanto a medial seria o "cotovelo do golfista" por causa da associação desses esportes com o uso da musculatura extensora-supinadora no tenista e da flexora-pronadora no golfista.

EPICONDILITE LATERAL

A epicondilite lateral é 5 vezes mais comum do que a medial e se apresenta como uma dor na região lateral do cotovelo, com piora conforme são realizadas as atividades repetidas e ao fim do dia de serviço.

Ao exame físico, a musculatura inserida no epicôndilo lateral (extensores do punho) apresenta-se dolorosa. Os pacientes geralmente apresentam o teste de Cozen positivo. Para sua realização, é necessário que o paciente mantenha o braço encostado ao corpo, flexione o cotovelo em 90°, com pronação total do antebraço, feche o punho e realize sua extensão contra resistência. Dor localizada no epicôndilo lateral é considerada teste positivo e indicativo de epicondilite lateral.

Diagnósticos diferenciais

- Compressão do nervo radial: há coexistência em 5% dos casos (ver Capítulo 10 – Parestesias subagudas e crônicas dos membros superiores).
- Síndrome do túnel do carpo (ver Capítulo 10).

- Compressão cervical de raiz nervosa (ver Capítulo 11 – Cervicobraquialgia subaguda e crônica).
- É importante notar que a epicondilite não causa parestesia nem alteração objetiva de força motora.

Apresentação clínica

- Categoria 1 (quadro leve): dor leve, principalmente após as atividades, que em geral melhora com tratamento conservador.
- Categoria 2 (quadro moderado): dor intensa, mesmo em repouso, mas que melhora com um período de cessação das atividades.
- Categoria 3 (quadro grave): dor contínua, inclusive noturna, que necessita de tratamento cirúrgico.

Conduta

O quadro leve, de categoria 1, pode ser facilmente diagnosticado e abordado pelo médico generalista. Uma vez excluídos os diagnósticos diferenciais, o generalista pode indicar:

1. Afastamento temporário das atividades que causam a dor;
2. Analgesia com analgésicos simples e curso de anti-inflamatório por 5 dias;
3. Fisioterapia – a mais indicada é a fisioterapia elétrica, mas alongamento e fortalecimento muscular também são importantes;
4. Crioterapia.

Contudo, caso não haja resposta ao tratamento, ou o quadro seja grave, além dessa abordagem inicial, o paciente deve ser encaminhado ao ortopedista para que outros tratamentos sejam tentados.

EPICONDILITE MEDIAL

Bem menos comum do que a epicondilite lateral, a medial ocorre 2 vezes mais em homens do que em mulheres. Também associada a atividades de repetição, porém que envolvam a pronação forçada do antebraço. Em 50% dos casos está associada à compressão do nervo ulnar.

Ao exame físico, pode-se avaliar dor à palpação do epicôndilo medial e da massa flexora pronadora distal a ele. Noventa por cento dos pacientes apresentam dor à pronação resistida do antebraço, e 70% à flexão resistida do punho, que pode ser avaliada com o braço ao longo do corpo ou com flexão de 90° do ombro, cotovelo totalmente estendido, antebraço em supinação total e flexão do punho com este fechado.

Diagnóstico diferencial

Radiculopatia cervical, compressão do nervo ulnar (Capítulo 10), tendinite do tríceps e subluxação do nervo ulnar.

Avaliação clínica

Investigar principalmente a lesão do nervo ulnar, que pode apresentar dor e parestesia em seu trajeto, perda de força da musculatura intrínseca, formando uma garra do quarto e do quinto dedo, geralmente, e/ou perda de força do flexor profundo do quarto e do quinto dedo, além de atrofia da musculatura da mão. Pode apresentar também sinal de Tinel no trajeto do nervo (choque à percussão do nervo, com reprodução dos sintomas), sinal de Froment (incapacidade de segurar um papel entre o indicador e o polegar, sendo preso por meio da adução do polegar sobre o indicador, estando ambos estendidos), entre outros.

Apresentação clínica

- Tipo 1:
  - sem neuropatia ulnar;
  - neuropatia ulnar leve.
- Tipo 2: com neuropatia ulnar vista ao exame físico ou eletroneuromiografia.

Conduta

Caberá ao generalista suspeitar do diagnóstico e de seus diagnósticos diferenciais, agindo de acordo com cada um. Uma vez diagnosticada a epicondilite medial, é essencial definir se há ou não lesão do nervo ulnar.

Inicialmente, o generalista deve recomendar ao paciente a interrupção das atividades que causam os sintomas e indicar analgésicos simples e um curso de anti-inflamatório conforme a Tabela 1. Caso haja diagnóstico ou suspeita de lesão do nervo ulnar, ou não houver melhora com o tratamento conservador, o paciente deve ser encaminhado ao ortopedista.

OUTRAS TENDINITES

As tendinites mais comuns dos membros superiores são associadas à digitação e geralmente acometem os extensores dos punhos e dos dedos. Pode ser difícil diferenciar de uma cervicobraquialgia, de dor miofascial e de compressões nervosas, pois não raramente estão associadas.

A tendinite do primeiro compartimento extensor, também conhecida como tendinite de DeQuervain, é mais comum em mulheres dos 20 aos 40 anos de idade, e se associa a dor ao estender o polegar. No exame físico, pode-se realizar o teste de Finkelstein: pede-se que o paciente realize a oponência do polegar, encostando-o na palma da mão; em seguida, fecham-se os dedos sobre ele, cerrando o punho; realiza-se passivamente o desvio ulnar do punho, o que deve causar dor importante e muitas vezes incapacitante na região do primeiro compartimento.

Por ser um teste doloroso por si só, é aconselhável comparar com o lado contralateral para corroborar o diagnóstico.

A maioria das tendinites dos membros superiores pode ser tratada da mesma forma que a LER: repouso, afastamento temporário de função e/ou imobilização, se necessário, fisioterapia e um curso de analgésicos e anti-inflamatórios conforme a Tabela 1.

Por ser muitas vezes relacionada ao trabalho, é importante orientar o paciente sobre a possibilidade de recorrência do quadro, sendo importante a adequação ergonômica ou de função, e evitar a realização de atividades que causem a inflamação.

BURSITES

As bursites mais comuns dos membros superiores são as do ombro (bursite subdeltóidea, entre outras) e a bursite olecraniana, mais conhecida como "bursite do estudante" (relacionada a apoiar o cotovelo na mesa para escrever). É importante diferenciá-las da formação de cistos gotosos (história clínica de crises de gota, associada ao acometimento de múltiplas articulações, sendo classicamente a podagra a apresentação inicial) e de deformidades relacionadas à artrite reumatoide.

A bursite subdeltóidea se apresenta como uma restrição da abdução passiva do ombro acima de 75-115°, em razão da dor, e da rotação externa do ombro. Deve ser diferenciada das outras causas de dor crônica do ombro (Capítulo 15 – Dor crônica do ombro).

Como as outras inflamações, as bursites podem ser tratadas com um curso de analgésicos e anti-inflamatórios (Tabela 1), fisioterapia e evitando a irritação local. É importante considerar que o cotovelo e o ombro (em especial) são articulações de amplo movimento e que podem rapidamente ficar rígidas se não utilizadas (capsulite adesiva do ombro), de forma que, por mais que se evitem movimentos que irritem as bursas do ombro, este não deve ser imobilizado totalmente, sendo recomendados movimentos abaixo do arco de movimento que provoca dor para evitar rigidez articular. O mesmo é válido para o cotovelo.

Se não houver melhora do quadro, o paciente deve ser encaminhado para avaliação por ortopedista ou reumatologista (de acordo com a suspeita clínica). No caso de suspeita de infecção da bursa, o paciente deve ser encaminhado ao serviço de ortopedia de emergência.

CISTOS SINOVIAIS

Uma vez identificado um cisto sinovial, deve-se excluir a suspeita de infecção ou tumoração maligna. Os cistos sinoviais se formam por uma fragilidade da cápsula (como hérnia) e geralmente se localizam próximos a um tendão. Têm a consistência de uma bexiga cheia de água, são móveis, não aderem a outros tecidos e na maioria das vezes não são dolorosos. Por meio de transiluminação pode ser possível ver através do cisto sinovial.

Por não implicar risco de malignização, a ressecção do cisto não é obrigatória. Embora, pela literatura, os cistos em si não sejam causa de dor, mas sim a tendinite associada (acredita-se que o mesmo esforço que levou à formação do cisto por romper a fragilidade da bainha tenha causado a tendinite), uma porcentagem razoável dos pacientes apresenta melhora com a ressecção.

A aspiração simples com agulha só é recomendada em pacientes muito sintomáticos que não tenham condições de operar, pois o risco de recidiva é de 50% ou mais.

A ressecção cirúrgica evita a recidiva em pelo menos 70% dos casos. Para tanto, contudo, é essencial que a cápsula do cisto seja totalmente identificada e ressecada.

DOENÇA DE DUPUYTREN

Doença conhecida há mais de 400 anos, a contratura da fáscia palmar, ou doença de Dupuytren, afeta predominantemente homens (9 vezes mais do que mulheres) de meia-idade, caucasianos, tendo o alcoolismo como fator de risco. Inicia-se geralmente no quarto ou no quinto raio das mãos, com engrossamento e enrijecimento progressivo da fáscia palmar, levando à contratura das falanges e à imobilidade dos dedos afetados.

A doença é classificada de acordo com o grau de déficit de extensão passiva combinado das articulações metacarpofalângica e interfalângica proximal (classificação de Tubiana).

TABELA 2 Classificação de Tubiana

Grau	Déficit de extensão passiva (em graus)
1	0-45
2	46-90
3	91-135
4	> 135

Quadros iniciais da doença de Dupuytren podem ser tratados com fisioterapia, analgésicos, anti-inflamatórios (Tabela 1) e interrupção do etilismo. Caso não haja melhora, ocorra progressão da doença ou ainda seja um caso avançado de Dupuytren (com contratura incapacitante da mão), o paciente deve ser encaminhado ao ortopedista para avaliação e conduta.

DEDO EM GATILHO

Também conhecido como tenossinovite estenosante, é uma lesão (um cisto ou uma inflamação) do tendão na altura da polia A1 da mão, provocando dificuldade para fechar o dedo e posteriormente o travamento da falange proximal do dedo. Uma vez travado, o dedo pode ser estendido ativa ou passivamente. Pode ser classificado funcionalmente em quatro graus:

1. sem engatilhamento;
2. gatilho resolvido ativamente (com o próprio dedo);
3. gatilho resolvido passivamente (com outro dedo);
4. irredutível.

Atinge pessoas de meia-idade, mas também é encontrado em crianças. Nestas, geralmente é de nascença e tem indicação cirúrgica a partir de 1 ano de idade, uma vez que até 30% apresentam melhora espontânea antes dessa idade. Nas crianças, o gatilho é frequentemente do polegar.

Para casos mais leves e iniciais, repouso por 7-10 dias, analgésicos e anti-inflamatórios (Tabela 1) e uso de órtese que mantenha o dedo acometido

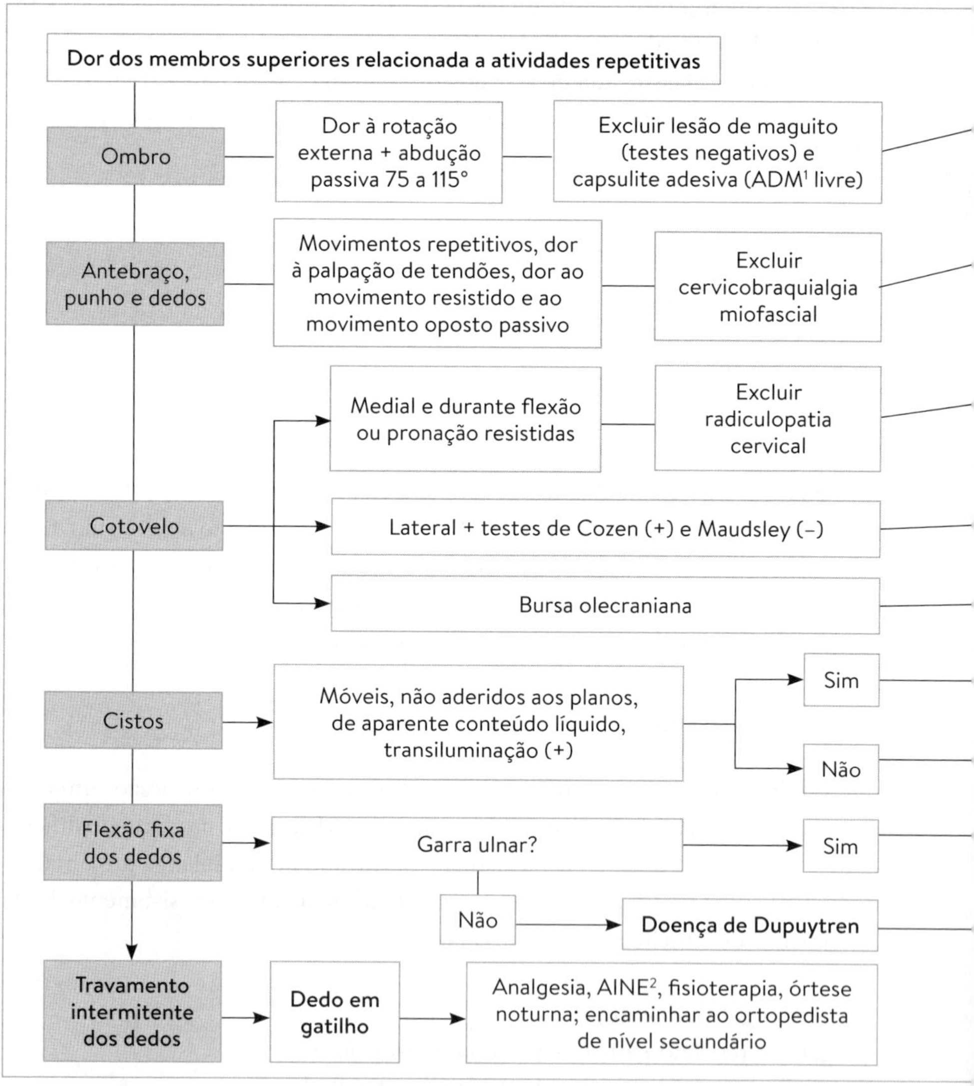

Figura 1 Condutas na avaliação de pacientes com dores nos membros superiores associadas ou não a movimentos repetitivos.
1. ADM: amplitude de movimento; 2. AINE: anti-inflamatórios não esteroidais.

estendido podem evitar a progressão do quadro. Ao logo do dia, pode-se retirá-la para exercícios com massagem do tendão e movimentação passiva delicada. Caso não haja melhora, ou haja progressão do quadro, o paciente deve ser encaminhado ao ortopedista para avaliação e conduta.

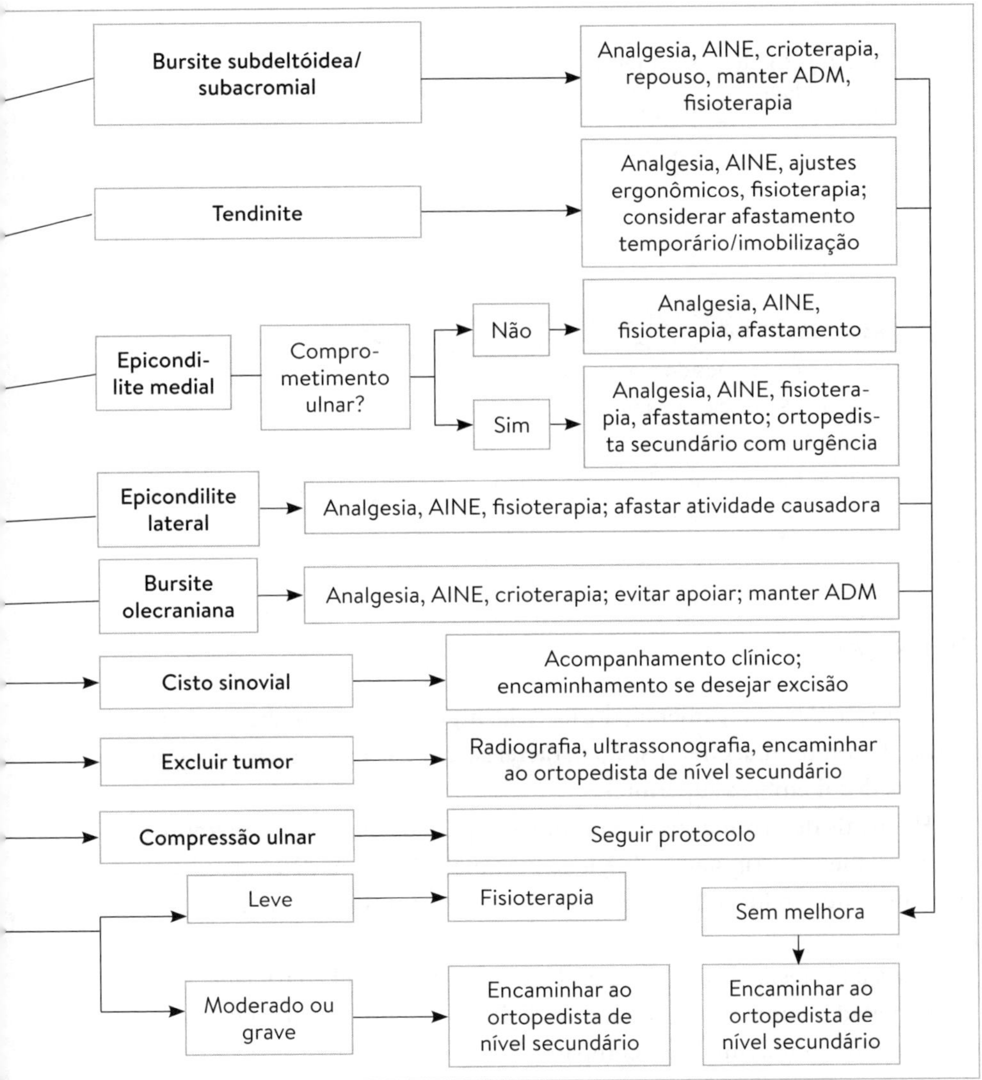

10

Parestesias subagudas e crônicas dos membros superiores

Ana Teresa Santos Camargo
Bruno Duarte
David Gonçalves Nordon

Classificação pelo CID-10	
G54.0	Transtornos do plexo braquial
G54.2	Transtornos das raízes cervicais não classificadas em outra parte
G56.0	Síndrome do túnel do carpo
G56.1	Outras lesões do nervo mediano
G56.2	Lesões do nervo cubital
G56.3	Lesão do nervo radial

DEFINIÇÃO

Sensação de formigamento, dormência, hipoestesia ou hiperestesia em território de um ou mais nervos são características das parestesias subagudas e crônicas dos membros superiores.

Há locais determinados de compressão para os nervos dos membros superiores, que são originados do plexo braquial. Cada um deles apresenta clínica diferente, e o local de compressão pode ser identificado apenas com exame físico.

Essas parestesias acarretam grande prejuízo funcional ao paciente e devem ser suspeitadas como uma entidade verdadeira quando respeitam dermátomos e apresentam perda funcional compatível.

QUADRO CLÍNICO

Deve-se questionar a ocupação profissional do paciente, que não raro gera movimentos repetitivos ou posturas inadequadas, que comprimem os nervos periféricos.

Um paciente com queixa de formigamento dos dedos radiais, na face palmar, provavelmente apresentará compressão do nervo mediano em algum ponto de seu trajeto (punho: síndrome do túnel do carpo, a mais comum; cotovelo: síndrome do pronador redondo). Pacientes com queixa de dor ou formigamento na face ulnar do antebraço ou dos dedos ulnares apresentarão compressão do nervo ulnar, no cotovelo (mais comum, a síndrome do túnel cubital) ou no punho (síndrome do canal de Guyon). Pacientes com compressão do nervo radial apresentarão a "mão caída"; na compressão no nervo interósseo posterior, ramo do radial, podem apresentar dor na face lateral do cotovelo, que deve ser diferenciada da epicondilite lateral (ver Capítulo 9 – Dor subaguda e crônica dos membros superiores associada a movimentos repetitivos).

A partir dessas informações, prossegue-se com exame físico detalhado e realização de manobras específicas – descritas adiante – na busca do diagnóstico.

SÍNDROME DO TÚNEL DO CARPO

A síndrome do túnel do carpo (STC) é a neuropatia compressiva mais frequente dos membros superiores. Caracteriza-se por sensação de hipoestesia e/ou parestesia e paresia dos dedos da mão. É uma doença crônica e evolutiva, causada pela compressão do nervo mediano no túnel do carpo.

Epidemiologia

É, na maioria dos casos, idiopática e ocorre preferencialmente em mulheres (65-80% dos pacientes) entre 40-60 anos. É bilateral em 60% dos casos.

TABELA 1 Territórios de inervação dos nervos dos membros superiores

Nervo	Território
Mediano	Face volar do primeiro ao terceiro dedo e metade radial do quarto dedo; palma das mãos; face volar e radial do antebraço
Ulnar	Face volar do quinto dedo e da metade ulnar do quarto dedo; face ulnar volar da palma da mão e do antebraço
Radial	Face dorsal do antebraço e da mão

Fatores de risco

Hipotireoidismo, movimentos repetitivos, obesidade e fatores extrínsecos de compressão.

Achados clínicos

A queixa característica é dor e hipoestesia no território do nervo mediano, que ocorre especialmente à noite. Alguns podem referir perda de força de preensão e queda de objetos da mão.

O diagrama de mão de Katz apresenta padrões interessantes do acometimento do túnel do carpo:

a. Padrão clássico: sintomas afetam ao menos 2 do primeiro, segundo ou terceiro dedos. Pode haver sintomas no quarto e quinto dedos e pode haver irradiação de dor para proximal ao punho, porém não pode haver sintomas no dorso ou na palma da mão. Os sintomas são: formigamento, dormência, dor ou hipoestesia.
b. Padrão provável: sintomas semelhantes ao quadro clássico, porém são aceitos sintomas na palma, contanto que não exclusivamente no aspecto ulnar. Os sintomas podem envolver apenas 1 dedo.
c. Padrão improvável: não há sintomas do primeiro ao terceiro dedos.
d. Atrofia da musculatura do compartimento tenar é sinal de gravidade. Devem-se buscar deformidades, assimetrias e tumorações que possam demonstrar compressão do nervo no túnel do carpo.

Diagnóstico

- Sinal de Tinel: quando positivo, é determinado pela presença de hiperestesia ou choque na região do punho e no território inervado pelo nervo mediano na mão durante a percussão do canal do carpo (região ventral). Classicamente, o choque deve irradiar de proximal para distal ao longo do trajeto do nervo percutido. É importante ressaltar que o Tinel está presente em qualquer lesão neurológica durante sua reinervação.
- Teste de Phalen: quando positivo, é determinado pela presença de hipoestesia ou hiperestesia no território inervado pelo nervo mediano na mão, durante a hiperflexão do punho. O paciente deve permanecer sentado ou em pé,

abduzir e fletir o ombro em 90°, e igualmente fletir os cotovelos, de forma a opor o dorso das mãos, encostando um no outro, causando, assim, hiperflexão do punho. O teste é positivo se o paciente relatar sintomas em até 60 segundos dessa posição mantida; se em menos de 30 segundos, indica doença grave.
- Sinal de Durkam: com o paciente sentado, o antebraço apoiado sobre a mesa e supinado, o examinador deve comprimir o canal do carpo com os polegares por 30 segundos. É positivo na reprodução dos sintomas. É o teste mais sensível para o diagnóstico de STC.

Exames de imagem não são necessários para o diagnóstico, a não ser que se suspeite de compressão extrínseca.

Classificação

A STC pode ser classificada, de acordo com Dellon e Mackinnon (1988), em:

- leve: sinais objetivos + sintomas transitórios;
- moderada: sintomas constantes, paresia e hipoestesia;
- grave: hipotrofia, especialmente do compartimento tenar, e alteração grave da sensibilidade.

Conduta

A STC leve, e mesmo a moderada, pode ser tratada de forma não cirúrgica, por meio de tratamento conservador. Esse tratamento baseia-se na utilização de órtese antebraquiopalmar rígida, impedindo flexoextensão, controle de edema (principalmente nos pacientes com sinovite evidente no nível do canal do carpo) e infiltrações com corticosteroides no canal do carpo.

As órteses de posicionamento podem ser confeccionadas sob medida e evitam a posição de hiperflexão ou hiperextensão do punho (prescreve-se órtese de lona para punho com bloqueio de flexoextensão). Devem ser usadas obrigatoriamente durante a noite e durante o dia de forma intermitente. A movimentação do punho e dos dedos é importante para a manutenção da função e para a drenagem do edema na região do canal do carpo. O paciente deve ser orientado a evitar posições de flexão ou extensão exagerada do punho nas atividades de trabalho e de vida diária.

Quando não há alívio a partir do tratamento conservador, indica-se o tratamento cirúrgico. Em casos mais graves e de longa duração, a cirurgia pode ser indicada como primeiro tratamento para evitar danos irreversíveis. Pode ser realizada com anestesia local.

COMPRESSÃO DO NERVO MEDIANO NO COTOVELO (SÍNDROME DO PRONADOR REDONDO)

Resulta da compressão do nervo mediano em sua passagem pela região do cotovelo. A síndrome do pronador redondo (SPR) é muito relacionada à ocupação do paciente.

O nervo mediano é envolvido por várias estruturas na região do cotovelo, e estas podem comprimi-lo nos seguintes locais: entre as cabeças superficial e profunda do músculo pronador redondo (a causa mais comum); no ligamento de Struthers no úmero distal; por uma aponeurose do bíceps espessada no cotovelo proximal (*lacertus fibrosus*); ou no antebraço proximal por um engrossamento do músculo flexor superficial dos dedos. O conhecimento anatômico dos locais de compressão permite um entendimento lógico dos testes a serem realizados para diagnóstico.

Epidemiologia

É uma síndrome de compressão rara se comparada com a STC, e geralmente atinge mulheres com mais de 40 anos.

Fatores de risco

Atividades repetitivas de pronossupinação (o principal exemplo é o torque necessário para apertar parafusos).

Achados clínicos

Na SPR o paciente refere dor e parestesia por toda a região volar do antebraço nos territórios inervados pelo mediano, principalmente durante esforços. Também pode apresentar diminuição da força do movimento de preensão e de pinça. Ao exame clínico, observa-se que as queixas são desencadeadas ou pioram com a flexão de cotovelo contra resistência.

Diagnóstico

O diagnóstico é eminentemente clínico. Devem-se buscar deformidades, assimetrias e tumorações, e avaliar a sensibilidade e a função muscular.

Testes especiais podem ser aplicados. O sinal de Tinel é classicamente positivo em antebraço e negativo em punho, e os sinais de Phalen e Durkam são negativos.

A digitopressão do nervo mediano no nível do pronador redondo pode desencadear os sintomas da síndrome.

A flexão resistida isolada do terceiro dedo pode estar associada ao desencadear dos sintomas quando há compressão na arcada do músculo flexor dos dedos superficial.

O sinal de Benediction está presente na compressão do nervo interósseo anterior, que emerge do nervo mediano após a passagem pelo pronador redondo. Pede-se ao paciente que faça a pinça com o polegar e o indicador para segurar uma folha de papel; o paciente não consegue realizar a flexão profunda do polegar e do indicador, e compensa fazendo uma adução do polegar e prendendo contra o indicador estendido. É o inverso do teste de Froment para o nervo ulnar.

A reprodução dos sintomas à flexão resistida do cotovelo supinado pode representar compressão no nível do *lacertus fibrosus.*

A apresentação clínica pode abrigar algumas armadilhas. Os sintomas sensoriais e dor da SPR e da STC podem se sobrepor. É importante distinguir os dois, procurando por dormência do antebraço, que não ocorre na STC, e perguntar sobre exacerbação noturna, que é típica na STC. Além disso, a compressão do nervo mediano no túnel do carpo geralmente poupa de hipoestesia o território tenar, pois o nervo recorrente emerge geralmente antes do ligamento carpal transverso (contudo, há variações anatômicas).

Na suspeita de comprometimento por fraturas ou compressão por tumores, podem-se solicitar radiografias e USG. Na dúvida diagnóstica sobre a origem da compressão, a eletroneuromiografia pode ajudar. Ela não é, contudo, condição *sine qua non* para iniciar o tratamento conservador.

Conduta

O tratamento conservador consiste basicamente em evitar movimentos que possam agravar o quadro, como a pronossupinação repetitiva. Órteses temporárias com o bloqueio dos movimentos rotacionais do antebraço poderão ajudar no repouso muscular, mas raramente são usadas. Além disso, o uso de anti-inflamatórios pode contribuir nos casos agudos.

Já a conduta cirúrgica está indicada quando o conservador não foi eficaz ou na vigência de quadro clínico importante, e envolve a descompressão da estrutura que está comprimindo o nervo.

SÍNDROME DO CANAL CUBITAL

Caracteriza-se pela compressão do nervo ulnar na região do cotovelo. O nervo passa por diversas estruturas no cotovelo que podem fisiologicamente comprimi-lo, como o ligamento de Struthers, o ligamento de Osborne, o próprio túnel cubital e o ancôneo, e eventualmente deformidades patológicas causadas por fraturas e/ou luxações de cotovelo e tumores.

Epidemiologia

É a segunda síndrome compressiva mais frequente dos membros superiores, com uma incidência de 21 casos por 100 mil pessoas por ano. Enquanto a compressão do nervo mediano é mais comum no punho do que no cotovelo, a compressão do nervo ulnar é mais comum no cotovelo do que no punho.

Quadro clínico

A queixa mais comum é a de parestesia na face ulnar da mão, principalmente no quarto e no quinto dedos, e hiperestesia na face medial do cotovelo. Também há dificuldade para movimentos finos de precisão. Os sintomas são piores durante a noite, em decorrência da postura de flexão do cotovelo durante o sono. Também aparecem sintomas de dor e hipoestesia quando há apoio direto sobre a região medial do cotovelo. Se não tratados, pode ocorrer perda permanente de sensibilidade e fraqueza muscular.

Diagnóstico

O diagnóstico deve ser feito de uma combinação da história, exame físico e exames complementares.

Recomenda-se a inspeção estática, com verificação de presença de atrofia muscular, deformidades em varo e valgo do cotovelo e diferentes graus de deformidade em garra dos dedos anular e mínimo (que se encontram hiperestendidos nas metacarpofalangianas (território inervado pelo nervo radial) e fletidos nas interfalangianas (a extensão interfalangiana de todos os dedos é feita pelo nervo ulnar, mas a flexão dos dedos radiais é pelo medianos, e dos ulnares, pelo nervo ulnar). A deformidade é mais grave se ocorre no punho, pois a inervação dos músculos flexores dos dedos está poupada. Dessa forma, eles fletem sem oposição à interfalangiana distal, piorando a garra. Por outro lado, é menos grave se ocorre no cotovelo, pois a denervação dos músculos flexores profundos deixa a flexão menos intensa (ocorre apenas por oposição mecânica à hiperextensão da metacarpofalangiana, em uma posição "de descanso").

Já a inspeção dinâmica consiste em checar a amplitude articular do cotovelo e a presença de instabilidades do cotovelo. A manobra de hiperflexão do cotovelo desencadeia sintomas de hipoestesia no território do nervo ulnar e dor localizada principalmente na região do cotovelo. Essa pesquisa auxilia no diagnóstico diferencial com a compressão do nervo ulnar no canal de Guyon do punho.

Alguns testes especiais também podem ser aplicados:

- Sinal de Tinel: deve ser pesquisado no trajeto do nervo ulnar, de forma comparativa com o cotovelo contralateral, para que se possa valorizar os achados do lado acometido.
- Sinal de Froment: quando positivo, indica fraqueza no músculo adutor do polegar (inervado pelo ulnar), compensando com a articulação interfalangiana do polegar. Solicita-se que o paciente prenda um cartão de papel entre o indicador e seu polegar aduzido. O teste é positivo quando o examinador traciona o papel e o paciente não consegue mantê-lo entre os dedos ou realiza a flexão da falange distal do polegar para segurar o papel (o oposto do sinal de Benediction).
- Sinal de Egawa: deve ser realizado apoiando a mão com a palma virada para baixo sobre a mesa; o terceiro dedo deve ser estendido (elevado sobre os outros) e repetidamente se deve realizar adução e abdução. O teste avalia a integridade dos músculos interósseos, sendo positivo quando não se consegue realizar os movimentos, indicando lesão do nervo ulnar.
- Sinal de Wartenberg: quando positivo, indica fraqueza na adução do quinto dedo. O paciente deve estender a palma da mão sobre uma superfície plana e realizar a abdução seguida de adução de todos os dedos. A incapacida-

de de realização da adução do quinto dedo (deixando-o afastado) configura o sinal como positivo.

- Sinal de *cross-finger*: uma variação do Egawa, envolve cruzar o dedo indicador sobre o médio por sua face dorsal. Também avalia a função dos músculos interósseos e, por extensão, do nervo ulnar. Positivo quando não se consegue fazer o movimento.

Devem ser solicitados exames de imagem na suspeita de compressão extrínseca no canal cubital (tumores, deformidades). A eletroneuromiografia, igualmente, pode auxiliar no diagnóstico do ponto de compressão do nervo, embora a clínica seja bem indicativa.

Classificação

A síndrome do canal cubital pode ser classificada, segundo Dellon (1989), em três tipos:

- Leve: sensitivo – parestesia intermitente, aumento da sensibilidade vibratória; motor – fraqueza subjetiva, com perda da coordenação; testes Tinel ou provocativos podem ou não estar positivos.
- Moderado: sensitivo – parestesia intermitente, sensibilidade vibratória normal ou diminuída; motor – fraqueza da pinça ou preensão mensuráveis; testes de flexão do cotovelo e/ou Tinel positivos. Dificuldade de cruzar os dedos.
- Grave: sensitivo – parestesia persistente, sensibilidade vibratória diminuída, discriminação de dois pontos anormal; motor – atrofia muscular dos intrínsecos e fraqueza mensurável da pinça e da preensão; testes Tinel e/ou de flexão do cotovelo positivos. Não é possível cruzar os dedos.

Conduta

- **Tratamento conservador:** usado em casos leves e moderados. Pode ser indicada órtese estática em extensão do cotovelo, de uso noturno, ou coxim no cotovelo para atenuar eventuais impactos locais. O paciente é orientado a não apoiar o cotovelo e evitar posições que provoquem a compressão do nervo ulnar. Analgésicos e anti-inflamatórios estão indicados. Atividades laborais que desencadeiem os sintomas devem ser evitadas. O tratamento conservador é resolutivo na grande maioria dos casos.

- **Tratamento cirúrgico:** usado em casos moderados que não respondem ao tratamento conservador e nos casos graves. Consiste na descompressão *in situ*, na epicondilectomia medial e na transposição anterior.

SÍNDROME DO CANAL DE GUYON

É a síndrome caracterizada pela compressão do nervo ulnar na região do punho, no canal ou túnel de Guyon.

Associa-se a movimentos repetitivos, trabalho com vibração (britadeira) e ciclismo. É a compressão nervosa que com mais frequência se deve a causas extrínsecas ao canal, como tumores e malformações vasculares.

Quadro clínico

Os sintomas relacionam-se com a hipoestesia no território do nervo ulnar, paresia dos músculos intrínsecos inervados pelo ulnar e preservação do flexor ulnar do carpo. Predomina o quadro de alterações motoras, com possível paralisia dos músculos intrínsecos dos dedos. Também podem ocorrer quadros exclusivamente sensitivos.

Deve-se buscar, ao exame físico, atrofia dos músculos interósseos e do espaço hipotenar, presença da garra ulnar (que será mais grave do que na síndrome do túnel cubital), deformidade e eventuais tumorações que possam indicar compressão no canal.

Diagnóstico

A compressão do canal ulnar por alguns segundos também reproduzirá os sintomas descritos nos achados clínicos.

O sinal de Tinel na região do canal de Guyon estará positivo, com sinais de hipoestesia no território inervado pelo ulnar.

Outros sinais de compressão do nervo ulnar, como relatado na síndrome do túnel cubital, estarão presentes.

Deve-se realizar uma triagem inicial com a solicitação de radiografias em anteroposterior (AP) e perfil do punho e USG.

Conduta e tratamento

A compressão do canal de Guyon se associa a causas tumorais ou vasculares em até 7% dos casos. Dessa forma, exames de imagem (ressonância nuclear magnética do punho) devem ser solicitados sempre. Até sua realização, porém, não se deve perder tempo, e o tratamento conservador deve ser instituído.

Este consiste no uso de órteses (órtese de lona para punho com bloqueio de flexoextensão) e de anti-inflamatórios, e tem trazido bons resultados.

Já o tratamento cirúrgico é adotado na persistência dos sintomas, com o nervo ulnar devendo ser liberado no canal de Guyon, ou no caso de compressão efetiva por massa.

SÍNDROME DO TÚNEL RADIAL

A síndrome do túnel radial (STR) é uma neuropatia compressiva do nervo radial e de seu ramo, o nervo interósseo posterior, no túnel radial. Essa síndrome é dificilmente identificada, pois seus sintomas são semelhantes aos de outras doenças. De forma geral, ocorre em indivíduos que realizam movimentos repetidos de pronossupinação do antebraço, como tenistas, digitadores e arremessadores de peso.

Quadro clínico

O principal achado clínico na STR é a dor na face lateral do cotovelo durante a extensão do punho e dos dedos, geralmente no lado dominante do indivíduo. Ela também pode atingir o lado dorsal do cotovelo e irradiar para as mãos, piorando à noite. O paciente também pode apresentar parestesias. Não há perda de força significativa.

Diagnóstico

O diagnóstico é basicamente clínico, com história completa e exame físico. Exames como o estudo eletroneuromiográfico são pouco úteis. A presença de epicondilite lateral pode dificultar o diagnóstico e deve ser excluída (ver Capítulo 9).

A realização do teste de Maudsley auxilia no diagnóstico de STR: com o antebraço apoiado e pronado, a palma estendida sobre a mesa, solicita-se ao paciente a extensão do terceiro quirodáctilo, oferecendo resistência ao movimento.

O teste é positivo quando o paciente refere dor próxima ao epicôndilo, indicando acometimento do nervo interósseo posterior.

O teste classicamente utilizado para o diagnóstico de epicondilite lateral é o teste de Cozen. O paciente deve posicionar o cotovelo em flexão de 90° e o antebraço em pronação, posição em que ele realiza extensão do punho contra resistência do examinador. O teste será positivo quando o paciente referir dor na região do epicôndilo. Na STR, o teste de Cozen será negativo.

A reprodução dos sintomas, durante o exame físico, nas seguintes situações é sugestiva de STR:

- Supinação resistida;
- Flexão do cotovelo com antebraço em supinação e punho em posição neutra;
- Pronação passiva com o punho em flexão completa.

Conduta

O tratamento é, na maior parte dos casos, conservador – com uso de anti-inflamatórios e de órteses, quando necessário. Movimentos repetitivos pioram o quadro e, nesse caso, devem ser evitados. Outro aspecto fundamental é orientar o paciente a trocar de função laboral quando esta for causa ou agravante da STR.

A fisioterapia também integra o tratamento. Tem como objetivo orientar o paciente a movimentar e posicionar seu cotovelo de forma que não haja sobrecarga. Basicamente, a pronação repetitiva deve ser evitada. Além disso, são feitos exercícios direcionados ao fortalecimento e ao alongamento dos músculos do antebraço.

A abordagem cirúrgica do nervo é reservada a casos refratários.

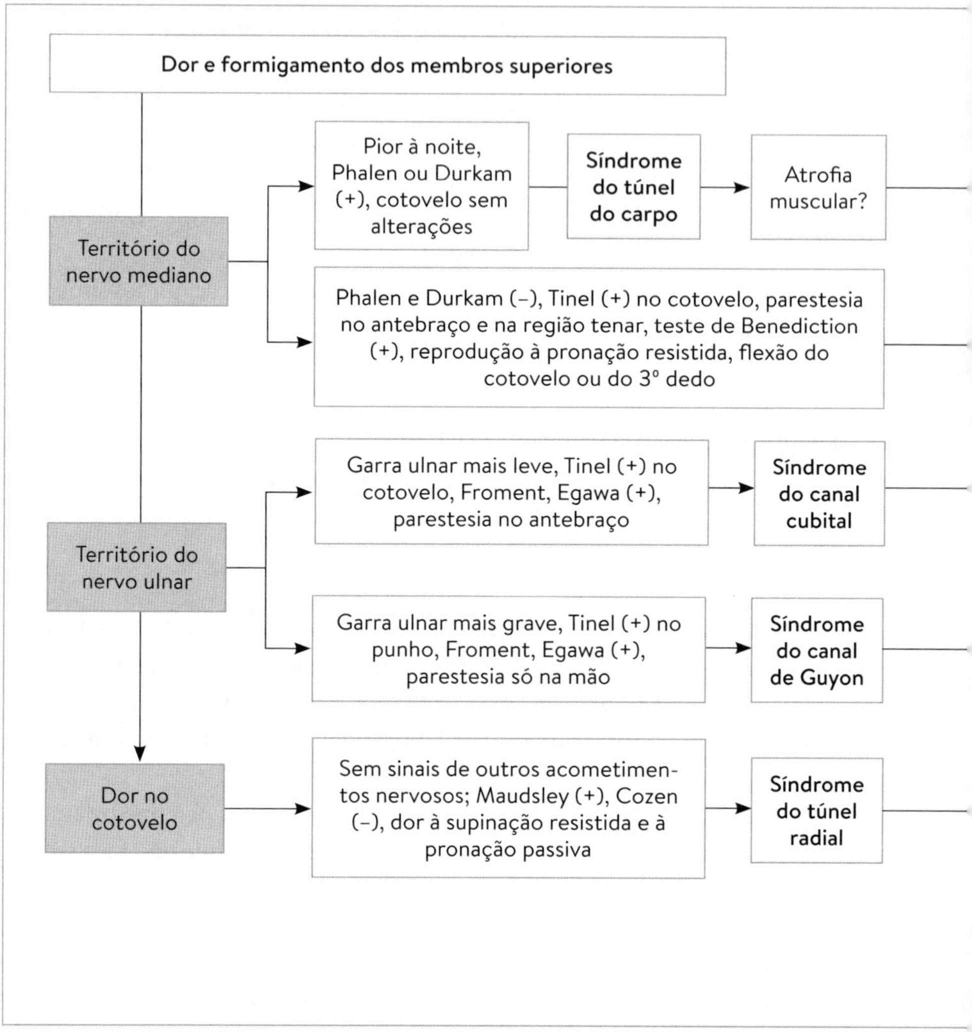

Figura 1 Condutas na avaliação de pacientes com dor e formigamento dos membros superiores.
* AINE: anti-inflamatórios não esteroidais.

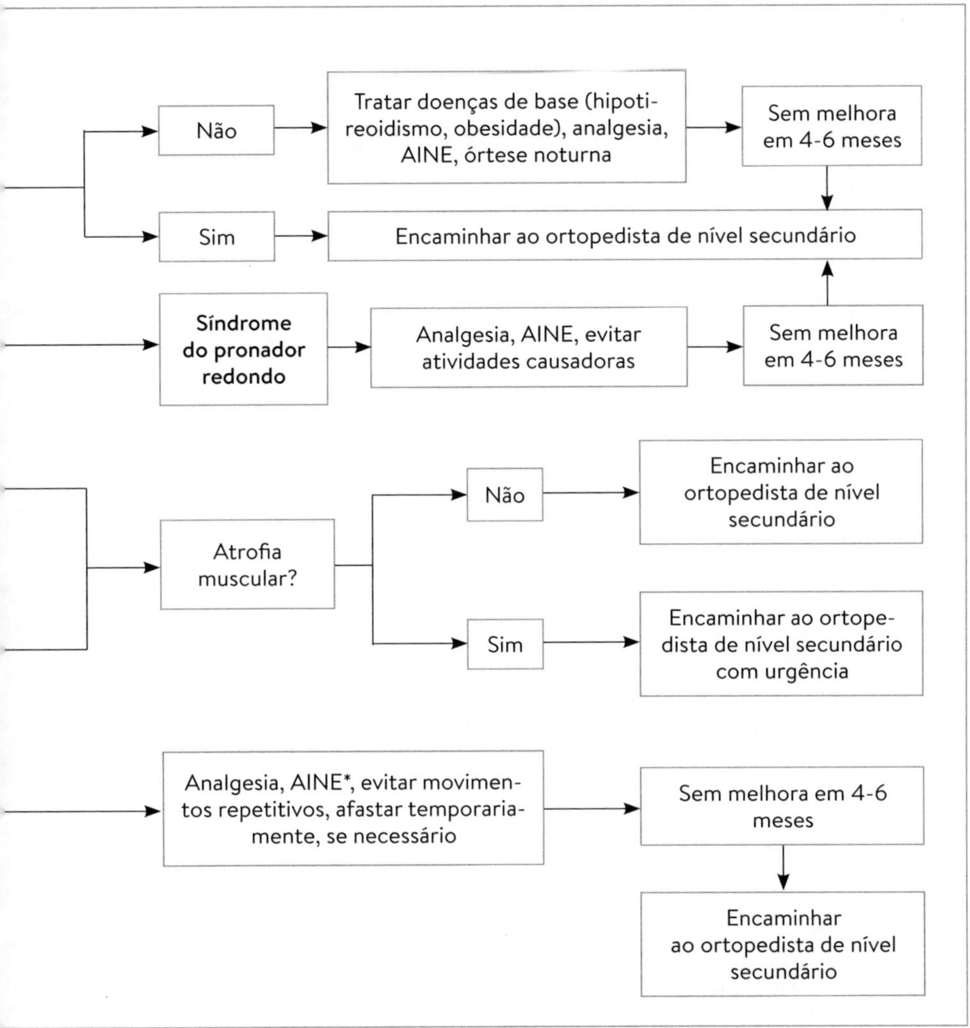
Não
Tratar doenças de base (hipotireoidismo, obesidade), analgesia, AINE, órtese noturna
Sem melhora em 4-6 meses
Sim
Encaminhar ao ortopedista de nível secundário
Síndrome do pronador redondo
Analgesia, AINE, evitar atividades causadoras
Sem melhora em 4-6 meses
Atrofia muscular?
Não
Encaminhar ao ortopedista de nível secundário
Sim
Encaminhar ao ortopedista de nível secundário com urgência
Analgesia, AINE*, evitar movimentos repetitivos, afastar temporariamente, se necessário
Sem melhora em 4-6 meses
Encaminhar ao ortopedista de nível secundário

11

Cervicobraquialgia subaguda e crônica

David Gonçalves Nordon

Classificação pelo CID-10	
G54	Lesão de raízes e dos plexos nervosos
M43.6	Torcicolo
M46.4	Discite
M50.0	Lesão do disco cervical com mielopatia
M50.1	Lesão do disco cervical com radiculopatia
M51	Transtornos de discos intervertebrais
M53.1	Síndrome cervicobraquial
M54.1	Radiculopatia
M54.2	Cervicalgia
M54.6	Dorsalgia torácica
M75.1	Síndrome do manguito rotador
M75.4	Síndrome do impacto do ombro
M99.3	Estenose óssea do canal medular

DEFINIÇÃO

A cervicobraquialgia é uma das causas mais comuns de procura pelo ortopedista, sendo, entre as dores axiais, menos comum apenas do que a lombalgia. Na maior parte das vezes, o diagnóstico é simples, porém o tratamento pode ser muito complicado.

A principal dificuldade com relação à cervicobraquialgia é definir qual é a patologia de base que está causando a dor do paciente. Para tanto, é necessário diferenciar as dores axiais das dores apendiculares ou radiculares. A dor axial é aquela localizada no esqueleto axial (i. e., na coluna vertebral), enquanto as dores apendiculares irradiam pelos trajetos de raízes nervosas. Diferenciar ambas implica diversos fatores causais.

Ademais, não é incomum as dores se confundirem em pacientes, especialmente naqueles com dores crônicas nos ombros. Pacientes com lesões do manguito rotador não raro suprem sua deficiência com a utilização do deltoide, trapézio, romboides e outros músculos paraescapulares para conseguir um arco de movimento do ombro um pouco mais amplo. Com isso, uma dor que aparentemente seria de origem cervical é, na realidade, uma consequência de lesões do ombro.

A pesquisa da origem da dor deve ser cuidadosa e completa, pois, se não for identificado seu fator causal, mesmo que a dor seja aliviada temporariamente, o paciente retornará ao serviço com episódios recorrentes. Não pode ser esquecido de forma alguma, também, o questionamento de sinais de alarme para tumores: dor noturna, dor com piora progressiva, perda de peso e febre. A associação a febre também deve chamar a atenção para infecções, embora discites e tuberculose de coluna possam se apresentar sem febre ou com quadros subfebris.

ABORDAGEM INICIAL

A anamnese deve ser completa. Identificar a profissão do paciente e seu ambiente de trabalho contribui para definir as possíveis origens da dor. Pacientes que elevam ou abduzem muito os ombros (p. ex., trabalhadores braçais, esportistas) são mais propensos a doenças do ombro; trabalhadores da construção civil e outros que carregam objetos pesados na cabeça, a doenças da coluna cervical; profissionais de escritório são mais propensos a dor miofascial pela posição de trabalho, embora também possam ter hérnias cervicais agravadas, assim como nadadores (em especial, o nado de peito força a coluna cervical) e cirurgiões. Muitas das dores de coluna cervical, dorso e braços se relacionam a posições não ergonômicas no ambiente de trabalho. Para resolver tal problema, às vezes é necessário que o médico conheça também, a fundo, como é o local em que o paciente trabalha, orientando-o sobre a posição ergonômica correta para se sentar, utilizar o computador, manusear objetos, carregar pesos etc.

Deve-se questionar a respeito da dor e, principalmente, identificar sua origem, irradiação, momentos de piora e melhora e fatores associados, como parestesia, hipoestesia e perda de força. A dor de localização axial pode se dever à lesão do disco intervertebral e a alterações musculares (rigidez muscular, "mau jeito", torcicolo etc.). Já a dor de localização apendicular deve ser diferenciada: as dores radiculares seguem por um trajeto específico de determinada raiz (Tabela 1) e são geralmente em queimação, choque ou facada, enquanto as dores relacionadas ao ombro são predominantemente associadas ao esforço físico, noturnas e mal definidas ("surdas").

TABELA 1 Localização da dor axial cervical e disco intervertebral associado

Localização da dor	Disco intervertebral
Occipício	C2-C3
Paracervical lateral, mais cefálico	C3-C4
Paracervical lateral, mais caudal	C4-C5
Trapézio, supraespinhal	C5-C6
Romboides, escalenos (paraescapular medial)	C6-C7

Vale notar que a rigidez muscular pode levar a uma dor irradiada, especialmente em determinados pontos neuromusculares. A diferença pode ser feita no exame físico: enquanto as dores radiculares geralmente são associadas a um teste de Spurling positivo, as dores neuromusculares são reproduzidas com a compressão do ponto nevrálgico.

Por fim, é essencial diferenciar as dores de origem não ortopédica, como a *angina pectoris*, cuja dor é descrita como em peso e irradia para mandíbula, estômago e braço, e geralmente se associa a palidez, sudorese e ânsia de vômito, e a dor de distúrbios esofágicos, que se relaciona principalmente à deglutição.

Distúrbios da saúde mental também são responsáveis por muitas queixas de consultório e, geralmente, mal definidas, difusas, sem respeitar limites anatômicos ou achados de exame físico, pioradas de acordo com o estado mental do paciente, que geralmente apresenta também sintomas depressivos.

EXAME FÍSICO

A avaliação do paciente com cervicobraquialgia deve incluir um exame neurológico completo com identificação de todas as raízes nervosas (Tabela 2).

À ectoscopia, é importante observar a presença da tríade de Claude-Bernard-Horner: enoftalmia, miose e ptose palpebral. Ela se associa à lesão do gânglio estrelado, que pode ocorrer por lesão traumática do plexo braquial ou por compressão tumoral (classicamente, tumor de Pancoast).

TABELA 2 Déficits motor e sensitivo e reflexo afetado de acordo com o nível de lesão

Nível	Déficit motor	Déficit sensitivo	Reflexo afetado
C5	Deltoide, bíceps	Face lateral do ombro e cotovelo	Bicipital
C6	Bíceps, extensores do carpo	Face lateral do antebraço e mão	Braquiorradial
C7	Tríceps, flexores do carpo	Dedo médio	Tricipital
C8	Interósseos, flexores dos dedos	Face ulnar da mão	-
T1	Interósseos	Face medial do cotovelo	-

TESTES ESPECIAIS

- Spurling: o teste de Spurling é utilizado principalmente para identificação de compressão de raiz nervosa por hérnia cervical. O paciente deve permanecer sentado, olhando para a frente, e o médico se posta atrás, em pé. Este deve realizar compressão axial da coluna cervical, buscando a reprodução dos sintomas. Uma vez reproduzidos, o médico deve realizar distração axial cervical cuidadosa (apoiando-se o queixo e o occipício), após a qual haverá melhora dos sintomas, o que caracterizará o teste como positivo. O paciente pode ser sensibilizado por meio da inclinação lateral da cabeça e da compressão axial cuidadosa, que demonstrará o lado de pior compressão.
- Sinal de alívio à abdução do ombro: solicitar ao paciente que abduza o ombro e apoie a palma da mão no topo da cabeça. O alívio da dor indica acometimento radicular; por outro lado, se a dor piorar após 1-2 minutos, deve-se considerar compressão nervosa mais periférica (como síndrome do túnel cubital ou doenças primárias do ombro).
- Reflexo de Hoffman: deixando-se a mão estendida e livre, deve-se fletir subitamente a falange distal do dedo médio. Em caso de liberação piramidal, haverá flexão reflexa da falange distal do polegar, similarmente ao sinal de Babinski.
- Reflexo radial invertido: ao se realizar o teste do reflexo braquiorradial, em vez de extensão do punho, ocorre flexão dos dedos sem flexão do punho. Indicativo de lesão no nível de C5-C6.
- Sinais de liberação piramidal: clônus, Babinski. Indicam compressão medular.
- Sinal de Lhermitte: com o paciente em decúbito dorsal horizontal, realiza-se a flexão da coluna cervical, o que causará uma sensação de choque no paciente. Clássico de esclerose múltipla, também está associado a espondilose cervical e espondilite anquilosante.

- Brudzinski e Kernig: relevantes quando se pretende excluir meningite e hemorragia subaracnóidea.
- Testes de ombro: para investigação de síndrome do impacto, síndrome do manguito rotador, lesão labral, síndrome do desfiladeiro torácico (Capítulo 15 – Dor crônica do ombro).

DIAGNÓSTICOS DIFERENCIAIS E CONDUTAS

As medicações mais utilizadas para o tratamento da cervicobraquialgia estão na Tabela 3. Antidepressivos podem ser usados principalmente em dores crônicas, e anti-inflamatórios, na menor dose e pelo menor tempo possível.

INTRÍNSECOS

Quando o exame clínico e a história do paciente levam à suspeita de um quadro de cervicobraquialgia de origem intrínseca, é aconselhável que sejam solicitados exames de propedêutica armada. Ao médico generalista convém a solicitação de uma radiografia da coluna cervical nas incidências anteroposterior,

TABELA 3 Medicações para cervicobraquialgia, de acordo com classe, e posologia indicada

Medicação	Posologia indicada
Analgésicos simples	
Dipirona	1 g, a cada 6 horas (dose máxima: 2 g, a cada 6 horas)
Paracetamol	500 mg, a cada 6 horas (dose máxima: 1 g, a cada 6 horas – risco de hepatotoxicidade)
AINE*	
Diclofenaco sódico	50 mg, a cada 8 horas
Ibuprofeno	600 mg, a cada 8 horas (máximo: 600 mg, a cada 6 horas)
Antidepressivos	
Amitriptilina, Imipramina	Dose analgésica: 25-75 mg/dia. Dose antidepressiva: 75-150 mg/dia
Fluoxetina	20 mg/dia
Relaxantes musculares (não disponíveis na rede pública)	
Tiocolchicosídeo	4 mg, com intervalos de até 6 horas. Não provoca sonolência
Ciclobenzaprina	5-10 mg à noite. Muita sonolência

* AINE: anti-inflamatórios não esteroidais.

perfil e transoral. É importante notar a qualidade da radiografia realizada, que, no perfil, deve incluir também a transição das vértebras C7-T1.

Tumores, fraturas e infecções

Na suspeita dessas patologias, com base na história ou no exame físico, o paciente deve ser imediatamente referenciado ao PS de ortopedia. Mesmo em suspeita de tumores, a avaliação será mais rápida se realizada no PS, devido ao tempo para realização de uma radiografia na atenção primária. Ademais, em determinados casos pode ser necessária cirurgia de urgência para descompressão da coluna cervical.

Hérnia de disco cervical

Herniação do núcleo pulposo através do anel fibroso do disco vertebral, levando a compressão medular ou radicular.

Quadro clínico

A hérnia de disco cervical pode levar a compressões distintas: hérnias centrais podem levar a compressões medulares, que podem causar sintomas de mielopatia, enquanto hérnias posterolaterais comprimem raízes, levando a dor irradiada pelo trajeto do nervo, parestesias, perda de força, alterações de sensibilidade e reflexos. Em específico, a hérnia posterolateral comprime a raiz transeunte (i.e., do nível abaixo), enquanto a hérnia coraminas comprime a raiz emergente (i.e., do mesmo nível, que, na coluna cervical, ao contrário da lombar, é sempre o número da vértebra + 1 – por exemplo, a raiz emergente no nível C2-C3 é C3, enquanto a transeunte é C4).

A maior parte dos pacientes, contudo, não apresentará qualquer déficit, mas apenas a dor irradiada pela raiz.

Conduta

Pacientes sem déficits motores agudos podem ser tratados conservadoramente com analgésicos simples, um curso de anti-inflamatórios, relaxantes musculares, fisioterapia e alterações ergonômicas na casa e no ambiente de trabalho. A fisioterapia deve focar na analgesia e no alongamento muscular primariamente, e progressivamente, quando há melhora do quadro agudo, no fortalecimento para estabilização da coluna cervical e também da musculatura interescapular, pois pode ser uma causa contribuinte de dor.

Pacientes com déficits neurológicos objetivos e crônicos devem ser encaminhados ao ortopedista para avaliação; o tratamento inicial, contudo, é o mesmo e já pode ser iniciado na atenção primária.

Estenose cervical

Trata-se da diminuição do diâmetro do canal vertebral cervical. Pode ser secundária a uma discopatia degenerativa (na qual, no exame de radiografia em perfil, poderão ser observadas a perda do espaço intervertebral e a formação de osteofitoses); a espondilolistese ou luxação vertebral; a sequelas de fraturas, infecções ou tumores. Ou, então, pode ser constitucional, de forma que qualquer desequilíbrio local pode exacerbar ou gerar sintomas.

Quadro clínico

Cervicobraquialgia associada a déficits motores variados, de acordo com a compressão medular ou radicular.

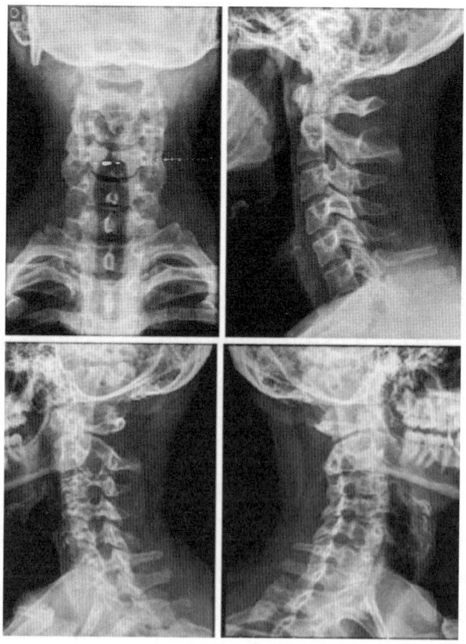

Figura 1 Radiografias oblíquas de coluna cervical são particularmente importantes para excluir estenose do canal.

É importante diferenciar as estenoses cervicais simples daquelas associadas a mielopatia cervical. A mielopatia cervical pode gerar sintomas neurológicos dos mais variados, envolvendo déficits de acordo com a área lesada da medula. Um dos primeiros sintomas é a perda de motricidade fina, observada pela incapacidade de realizar atividades delicadas, como abotoar camisas.

Conduta

Em caso de suspeita de estenose cervical, com ou sem déficit neurológico, o paciente deve ser encaminhado ao ortopedista para avaliação e conduta, com radiografias nas incidências anteroposterior, perfil e oblíquas. Na maioria das vezes o tratamento será conservador, com medicações para a dor e fisioterapia para reabilitação. No geral, a coluna cervical tem um amplo espaço no canal medular, ao contrário da região lombar, sendo a estenose de mais difícil impacto clínico.

Artrose

É definida como uma degeneração articular da coluna vertebral.

Quadro clínico

A artrose da coluna cervical está associada às outras doenças descritas, como a doença discal degenerativa, a espondilite anquilosante e as espondiloses.

É importante fazer o paciente compreender que a causa da dor na artrose cervical não é o osteófito (conhecido popularmente como "bico de papagaio"), a não ser que ele esteja comprimindo uma raiz nervosa, como citado anteriormente. Entretanto, como toda artrose, durante a mobilização, pode ocorrer dor. Boa parte desta é originada de alterações ligamentares e fraqueza muscular, que levam a um desequilíbrio da coluna, de forma que o tratamento essencial é o fortalecimento muscular.

Conduta

O tratamento da artrose de coluna cervical não difere do tratamento de outras artroses: analgesia, fisioterapia (com alongamento muscular e fortalecimento de musculatura interescapular e paravertebral cervical) e orientações. Não há indicação para procedimentos cirúrgicos de coluna cervical em caso de artro-

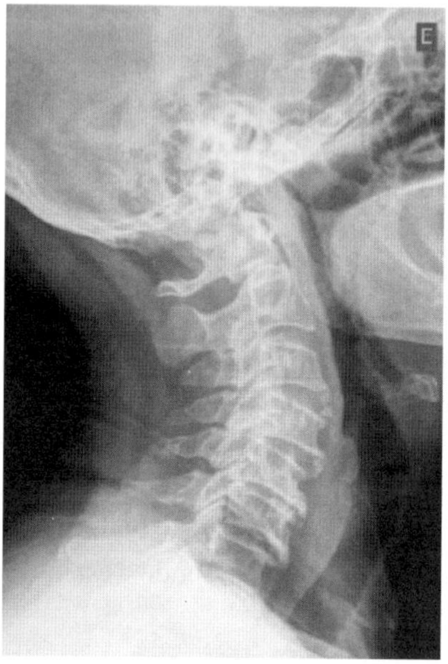

Figura 2 Artrose da coluna cervical e doença discal degenerativa.

se, exceto se o paciente tiver alguma complicação por outros motivos (como déficit neurológico na estenose cervical, citado anteriormente).

EXTRÍNSECOS

Dor miofascial

A dor miofascial é definida como uma dor causada por pontos-gatilhos hiperirritáveis associados a bandas musculares. Tem relação muito comumente com posturas inadequadas e mau condicionamento físico.

Quadro clínico

Dor miofascial talvez seja uma das causas mais comuns de dor na região dorsal superior, incluindo a região interescapular, cervical baixa e com irradiação para membros.

Diagnóstico

Não há critérios diagnósticos específicos, porém a dor é reprodutível ao se comprimirem os pontos-gatilho, que se localizam na região cervical próxima ao occipício, ao longo da musculatura do trapézio, e paraescapular medial, geralmente na altura dos romboides. Para o diagnóstico de dor miofascial, outros diagnósticos têm de ser excluídos: o teste de Spurling será negativo, assim como os testes de ombro.

Conduta

Na dor miofascial, não há vantagem na utilização de anti-inflamatórios não esteroidais (AINE) ou opioides, de acordo com estudos. Analgésicos comuns podem ser usados, e, entre os relaxantes musculares, há ligeira evidência de benefícios com o uso de tiocolchicosídeo. Não há indicação, por ora, do uso de antidepressivos ou anticonvulsivantes para seu tratamento.

Ênfase deve ser dada ao tratamento não medicamentoso: adequação ergonômica, alongamento e fortalecimento da musculatura interescapular, sem o qual certamente não haverá melhora, pois este é o fator causal. O fortalecimento indicado deve ser isométrico de musculatura dorsal, paraescapular e paracervical.

Pescoço do celular

O pescoço do celular é uma causa de dor miofascial da coluna cervical, antigamente associada a profissionais com atividades que necessitavam de muita flexão da coluna cervical, como cirurgiões e dentistas. Contudo, com o uso disseminado de celulares, a flexão do pescoço se tornou mais comum para todas as pessoas e, com isso, tal dor vem se tornando onipresente.

A sobrecarga da musculatura do pescoço, que, a 70 graus de flexão, tem de sustentar um peso quase seis vezes maior da cabeça, leva em alguns casos à formação de um entesófito: uma calcificação no local de inserção da musculatura cervical na região occipital.

Sabe-se que, em adultos, tal patologia leva a uma artrose mais precoce. Os impactos em crianças ainda serão descobertos nos anos vindouros.

Por fim, o tratamento indicado é o mesmo para a dor miofascial: alongamento e correção ergonômica.

Lesões do ombro

Cervicobraquialgias podem ser confundidas muito facilmente com lesões do manguito rotador, entre outras doenças do ombro (ver Capítulo 15).

Síndrome do desfiladeiro torácico

É definida pela compressão do feixe neurovascular na passagem do tórax para o esqueleto apendicular.

Quadro clínico

A síndrome do desfiladeiro torácico é uma doença incomum que pode ter três etiologias: neurogênica (95%), venosa (3-5%) e arterial (1%). Na maioria das vezes é associada a alguma alteração das costelas.

O paciente apresenta dor no membro afetado, formigamento e perda de força, podendo ser facilmente confundido com uma compressão nervosa radicular.

Diagnóstico

Um dos testes diagnósticos mais utilizados é o teste de estresse com o braço elevado (TEBE): deve-se abduzir o ombro a 90°, fletir o cotovelo a 90° e rodar o membro externamente, de modo que a palma da mão aponte para a frente. Em seguida, pede-se que o paciente feche e abra a mão, uma vez por segundo, por 3 minutos, devendo apresentar perda de força no teste positivo. Isso, contudo, também pode estar presente na síndrome do túnel do carpo, na compressão do nervo ulnar e na fibromialgia.

Outro teste conhecido é o de Adson: o examinador se posta atrás do paciente e palpa o seu pulso radial do lado acometido. Na sequência, promove a abdução passiva do ombro. O paciente, por sua vez, deve inspirar e olhar para o lado contralateral; com isso, haverá obliteração do pulso radial, no caso de síndrome do desfiladeiro torácico.

O diagnóstico definitivo da síndrome do desfiladeiro torácico neurogênica se dá com a melhora após infiltração de lidocaína no plexo.

Conduta

Sendo um diagnóstico de exclusão, uma vez estando o médico certo de que não há outras doenças causadoras desses sintomas, pode optar por tratamento conservador, que consistirá em analgesia, anti-inflamatórios, relaxantes musculares, correções ergonômicas e fisioterapia. A fisioterapia consiste em um protocolo de correção das curvaturas anormais da coluna, fortalecimento da musculatura considerada de abertura do desfiladeiro (segmentos médio e superior do trapézio, elevador da escápula e esternocleidomastoideo) e alongamento dos músculos de fechamento (escalenos anterior e médio, subclávio, peitorais maior e menor), além de recuperação da amplitude de movimentos do ombro e da coluna cervical. O tratamento é efetivo na maioria dos pacientes, e aqueles que não se beneficiarem devem ser reavaliados com relação à possibilidade de outro diagnóstico de base.

Angina pectoris

A angina é um importante diagnóstico diferencial de dor cervical. Dependendo da área acometida do coração, a dor pode se reproduzir nas costas, no braço ou na garganta do paciente. Apresenta-se classicamente como uma dor relacionada aos esforços e que melhora com o repouso. Em casos sugestivos, é recomendável excluir primeiro essa doença, por ser mais grave do que qualquer outro acometimento ortopédico, do ponto de vista de prognóstico do paciente.

Distúrbios esofágicos

Distúrbios esofágicos dos mais diversos tipos podem causar dor localizada, principalmente na garganta ou no meio do tórax, irradiada para as costas. Essa dor associa-se, contudo, à alimentação e à deglutição, podendo ser diferenciada das dores de acometimento ortopédico.

Dor temporomandibular

A dor da articulação temporomandibular associa-se geralmente a dor à palpação dessa articulação e a sua movimentação. Pode simular uma compressão radicular cervical mais alta, embora também seja facilmente diferenciável de dores ortopédicas.

Distúrbios psiquiátricos

Distúrbios psiquiátricos causam dores inexplicáveis do ponto de vista orgânico e que normalmente não são compatíveis com a anatomia. É importante lembrar, também, casos como hipocondria e, em especial, a síndrome de Münchhausen, em que o paciente pode simular doenças com perfeição, pois pesquisa a fundo a respeito. Nesses casos, contudo, seus exames evidentemente não levarão a nenhum resultado positivo. É interessante, também, submetê-lo a testes que não são de conhecimento público normalmente, que podem diferenciar uma doença orgânica de uma não orgânica.

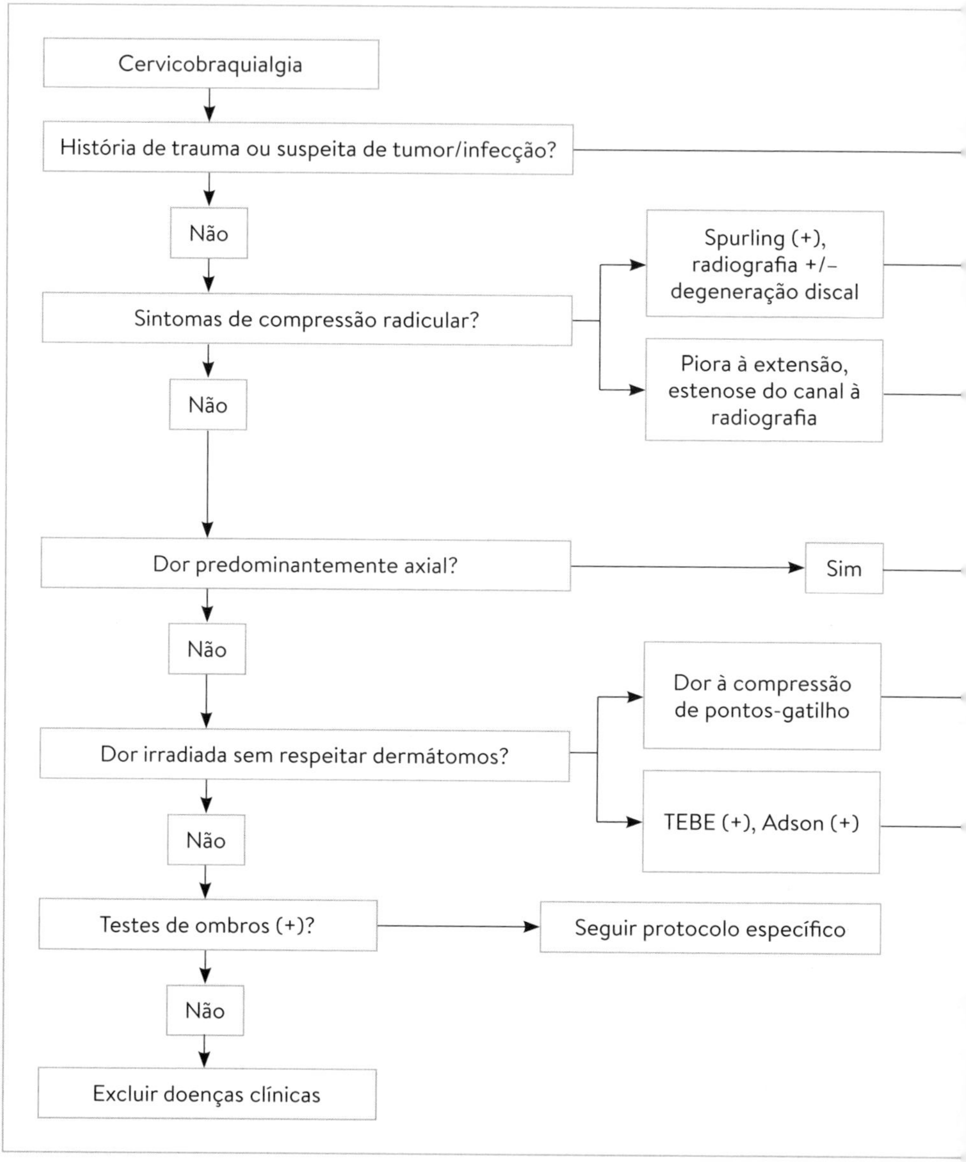

Figura 3 Condutas na avaliação de paciente com queixa de cervicobraquialgia.
* AINE: anti-inflamatórios não esteroidais.

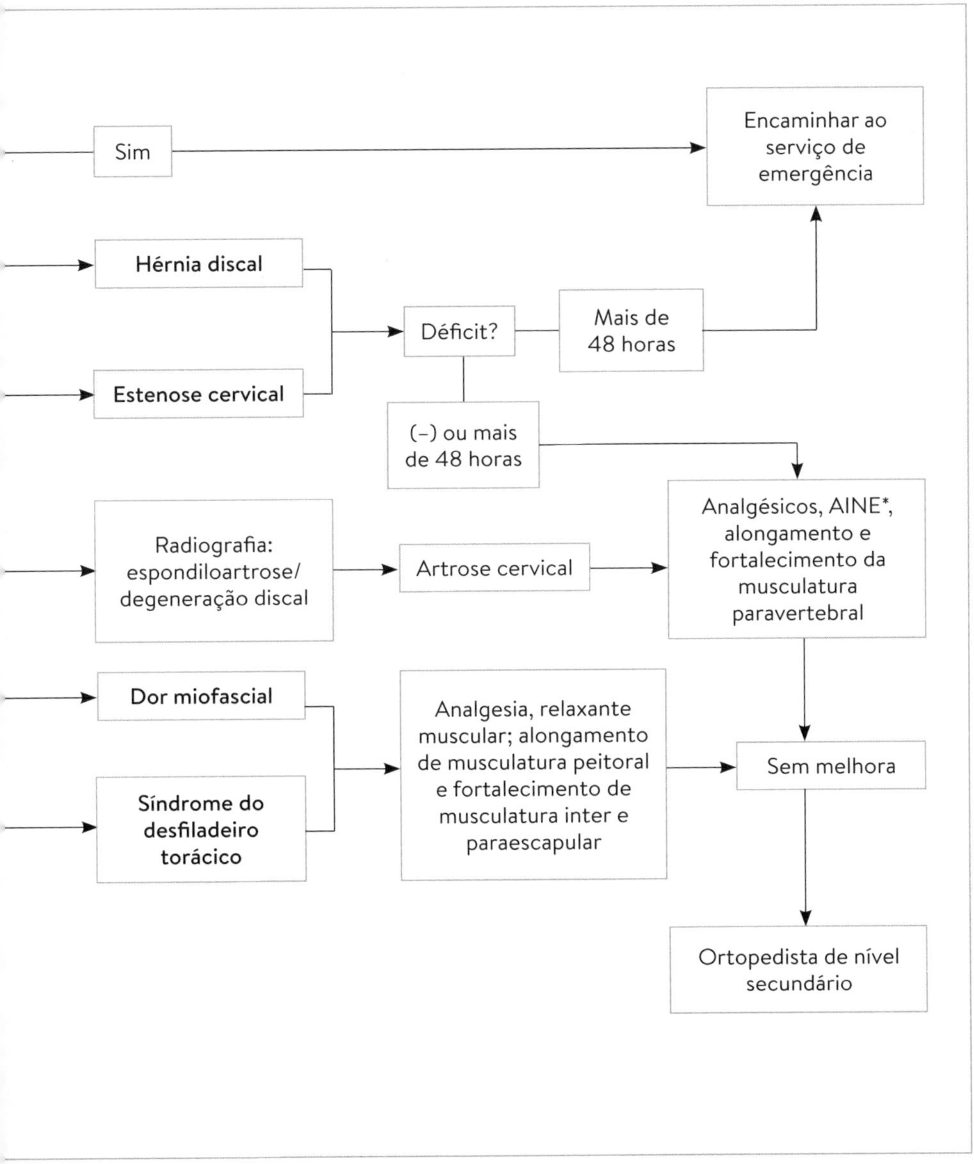
Sim
Encaminhar ao serviço de emergência
Hérnia discal
Déficit?
Mais de 48 horas
Estenose cervical
(–) ou mais de 48 horas
Radiografia: espondiloartrose/ degeneração discal
Artrose cervical
Analgésicos, AINE*, alongamento e fortalecimento da musculatura paravertebral
Dor miofascial
Analgesia, relaxante muscular; alongamento de musculatura peitoral e fortalecimento de musculatura inter e paraescapular
Sem melhora
Síndrome do desfiladeiro torácico
Ortopedista de nível secundário

12

Lombalgia subaguda e crônica

David Gonçalves Nordon
Gil Goulart Choi
Ivan Fernandes Filho

Classificação pelo CID-10	
M54	Dorsalgia
M54.1	Radiculopatia
M54.3	Ciática
M54.4	Lumbago com ciática
M54.5	Dor lombar baixa
M54.8	Outra dorsalgia
M54.9	Dorsalgia não especificada

DEFINIÇÃO

A dor na região lombar (lombalgia) é um sintoma e não especifica uma doença na coluna. A base patológica da dor pode ser intrínseca ou extrínseca à coluna. Entre as bases intrínsecas estão as dores espondilogênica e neurogênica; entre as extrínsecas, a vascular, a viscerogênica e a psicogênica.

DOR ESPONDILOGÊNICA

Essa dor tem origem intrínseca à coluna espinhal e suas estruturas. Geralmente piora com atividades físicas ou ortostase e melhora com repouso. É o tipo mais comum de dor lombar.

DOR NEUROGÊNICA

A dor de origem neurogênica está normalmente associada a tensão, compressão ou irritação da raiz ou das raízes dos nervos lombares. Embora a interferência na função da raiz seja a causa mais comum de dor neurogênica, outras causas podem existir, como tumores talâmicos, irritações dos nervos aracnoides e tumores na dura-máter.

DOR VASCULAR

Aneurismas de aorta abdominal e doença vascular periférica (DVP) também podem resultar em dores lombares. A DVP é frequentemente confundida com estenose espinhal (Capítulo 13 – Dor crônica não articular dos membros inferiores).

DOR VISCEROGÊNICA

Relacionada aos órgãos internos, não tem influência por atividade física, ortostase ou repouso. Está geralmente associada a outros sintomas relacionados à víscera afetada.

DOR PSICOGÊNICA

A dor de origem psicogênica é um tipo específico de sintoma físico criado pela mente do paciente, mas que se manifesta em estruturas anatômicas. A dor é real, apesar de não possuir origem orgânica, ambiental ou estrutural.

Como a dor de origem psicogênica pode estar ou não associada a fatores orgânicos, o médico deve avaliar e considerar o estado emocional do paciente antes de uma intervenção cirúrgica.

Epidemiologia

A dor lombar é uma doença de alta prevalência em sociedades industrializadas, sendo a segunda principal causa de abstenção no trabalho, e resulta em maior perda de produtividade no trabalho do que qualquer outra condição médica. Ela pode atingir até 65% das pessoas anualmente e até 85% das pessoas em algum momento da vida. É a segunda causa mais comum de busca por atendimento nos pronto-atendimentos.

Multifatorial, atinge mais pacientes entre 35 e 55 anos, com distribuição igualitária entre os sexos, porém com hérnias discais mais comuns em homens. Não há relação entre constituição física e deformidades da coluna e dor lombar. Possuir boas condições físicas associa-se a menores chances de desenvolver dores lombares crônicas e a uma recuperação mais rápida após episódios de dor.

Levantamento de peso e trabalhos braçais devem chamar a atenção para a espondilolistese, uma causa da dor lombar espondilogênica; posições estáticas e esforços repetitivos, para dores musculares.

ABORDAGEM INICIAL

Uma boa história clínica é suficiente para que se saiba o diagnóstico de 90% dos casos de dores lombares (as chances são aumentadas em 10% com o exame físico. Os exames de imagem são, no geral, apenas confirmatórios e especialmente importantes em caso de dores secundárias).

Para se obter uma boa história clínica do paciente, é necessária uma descrição minuciosa da dor (local, intensidade, duração e progressão, irradiação e sintomas associados), bem como uma análise do perfil psicológico do paciente, suas atividades e demais queixas.

ACHADOS CLÍNICOS

Inspeção estática e avaliação postural

O exame físico começa quando o paciente entra na sala. É importante observá-lo andar. Marchas antálgicas, por exemplo, podem sugerir patologias no quadril ou no joelho, enquanto marchas arrastadas podem sugerir problemas neurológicos.

Observar também o paciente de lado e pelas costas, assim como na posição em pé e depois sentado. Deformidades posturais como cifose, escoliose e hiperlordose, quando grosseiras, serão evidentes.

Avaliação dinâmica

Nesse passo, a amplitude e o ritmo de movimento da coluna espinhal são testados.

Avaliar a presença de dor à movimentação é essencial, pois permite verificar suas limitações funcionais.

- Flexão: solicitar ao paciente que se incline para a frente e tente tocar o chão com as mãos, mantendo os joelhos retos. O normal é o paciente quase alcançar os dedos dos pés.
- Extensão: é avaliada quando o tronco é projetado para trás.
- Rotação: pedir ao paciente que coloque as mãos sobre o quadril; depois, solicitar que gire o tronco para a direita e para a esquerda.
- Inclinação direita e esquerda: o paciente deve inclinar-se com a mão sobre a coxa em direção ao joelho.

De maneira geral, a dor aumentada durante a flexão sugere anormalidades discais e, durante a extensão, sugere alterações degenerativas nos elementos posteriores da coluna vertebral ou estenose. No caso de dores miofasciais, pode haver dor aos movimentos em geral, com "travamento" da coluna.

Palpação

Com a polpa do polegar apenas, e o resto da mão espalmada, sem apoiar no tegumento do paciente, realiza-se a compressão da coluna vertebral com o intuito de avaliar a presença de dor à palpação dos processos espinhosos.

Deve-se avaliar também a consistência da massa muscular, buscando zonas dolorosas e com contraturas. A dor miofascial é a causa mais comum de dor lombar, e geralmente o paciente apresenta dor à palpação da musculatura.

Exame neurológico

Exame neurológico deve ser realizado em todos os pacientes com dor lombar para avaliar a possibilidade de compressão radicular, medular ou ambas. Sinais de compressão radicular favorecem o diagnóstico de hérnias discais; sinais do neurônio motor, de compressão da medula ou de lesão central mais alta. A ausência de alterações ao exame neurológico é mais favorável a lombalgia mecânica, artrose, espondilolistese (embora ela também possa causar compressão) ou espondiloartropatias.

Reflexos

Com o paciente sentado na mesa de exames, examine os reflexos do joelho (reflexo patelar – nível L4) e de flexão plantar (reflexo aquileu – S1).

Testes de força

Em geral, a força pode ser classificada de 0 (sem contração) a 5 (normal):

- Extensão do joelho: solicite ao paciente que estenda a perna contra a resistência de sua mão. Didaticamente indica lesão da raiz de L3.
- Dorsiflexão do pé e do hálux: deve-se avaliar a força dos músculos dorsiflexores do pé (L4) e do hálux (L5), cada um isoladamente, com o paciente em posição supinada, com o quadril e o joelho flexionados.
- Flexão plantar do pé: ainda em posição supinada, o paciente deve forçar o pé para baixo, contra resistência (nível S1).

Sensibilidade

Irritação da raiz do nervo está comumente associada a alterações da sensibilidade no dermátomo correspondente. A sensibilidade superficial pode ser dividida em tátil, térmica e dolorosa. Na avaliação de lombalgias, a avaliação tátil é suficiente. Procure avaliar as áreas definidas pelos dermátomos nas regiões medial (L4), dorsal (L5) e lateral (S1) do pé, e nas regiões do joelho (L3) e anterior da coxa (L2). É classificada em 0 (ausente), 1 (hipoestesia, parestesia ou hiperestesia) e 2 (normal).

Testes especiais

- Teste de elevação da perna estendida (mais comumente conhecido como Lasègue): com o paciente em posição supina, elevar a perna estendida até reproduzir os sintomas. A distensão do nervo ciático provoca sintomas entre 30 e 60° de flexão do quadril; acima disso, o comprometimento é da articulação do quadril. Tem alta sensibilidade para hérnia discal. Pode-se sensibilizar ou confirmar o teste por meio do teste de Bragard: uma vez identificado o ponto onde se provoca a dor radicular, retrocede-se um pouco a perna até a dor desaparecer e flete-se dorsalmente o pé, provocando a dor novamente pelo estiramento das fibras do ciático.

- Teste de Fajersztajn: elevação da perna estendida contralateral (sadia). Quando provoca dor na outra perna (doente), reproduzindo os sintomas, tem alta especificidade para hérnia discal – embora baixa sensibilidade.
- Teste de Nachlas: com o paciente em decúbito ventral, deve-se fletir o joelho a 90° e depois estender o quadril; deve ocorrer a reprodução dos sintomas (parestesia ou dor na região anterior da coxa) pela extensão das raízes L1-L2-L3.
- Teste de Patrick: com o paciente em decúbito dorsal, deve-se pedir que coloque o calcanhar de uma perna sobre o joelho da outra, formando uma figura do número 4 (com abdução e rotação lateral do quadril e flexão do joelho). Em seguida, o médico deve promover uma compressão vertical em direção à maca do joelho fletido e da crista ilíaca oposta. Dor posterior no lado da crista ilíaca comprimida indica acometimento da articulação sacroilíaca desse lado, enquanto dor anterior no quadril do lado do joelho comprimido indica comprometimento do quadril desse lado.

PROPEDÊUTICA ARMADA

Ao generalista caberá solicitar radiografias da coluna em incidências anteroposterior, perfil e oblíquas, podendo com elas diferenciar tumores, fraturas, infecções (indicativos de urgência no tratamento), artrose, degeneração discal, espondilolistese, estenose do canal, entre outras doenças.

Para a hérnia discal, a imagem por ressonância não é essencial para o diagnóstico, que é iminentemente clínico, sendo mais útil no planejamento cirúrgico.

Os exames de imagem não são solicitados de praxe nas lombalgias, mas apenas nos casos em que há sinais de alarme, que apontem para uma suspeita de uma doença secundária. Eles são discutidos mais adiante no capítulo.

Diagnósticos diferenciais e condutas

É essencial no diagnóstico diferencial excluir o acometimento da articulação do quadril, que pode ser um fator de confusão. A dor no quadril geralmente é indicada pelo sinal do C (o paciente mostra que a dor se localiza na articulação dispondo sua mão como se fosse um C, com o indicador para anterior e o polegar para posterior) e demonstrada por um teste de Patrick positivo.

A dor do quadril pode estar associada a lombalgia, por outra comorbidade ou por uma patologia única. Entretanto, antes de suspeitar que há uma compressão de raiz lombar alta que provoque dor em região inguinal (que seria uma hérnia discal em nível T12-L1 ou L1-L2), é essencial excluir outra causa para essa dor. Caso necessário, leia complementarmente o Capítulo 16 – Dor crônica do quadril.

O diagnóstico etiológico definitivo é interessante do ponto de vista científico e para o paciente; contudo, para o tratamento inicial de um paciente com lombalgia, ele é irrelevante. Para todas as formas de lombalgia, o tratamento incluirá medidas farmacológicas, fisioterapia para fortalecimento do *core* abdominal e assoalho pélvico, curto período de repouso, atividade física e perda de peso.

As medicações que podem ser utilizadas para o tratamento de lombalgias estão descritas na Tabela 1. Antidepressivos podem ser usados para dores crônicas, e anti-inflamatórios, nas crises, na menor dose e pelo menor tempo possível.

A analgesia sempre deve seguir a escala de analgesia preconizada pela Organização Mundial da Saúde (OMS) (Figura 1). Vale lembrar que a escala analgésica deve ser subida, na dor crônica (de dor leve a refratária), e descida, na dor aguda (de dor grave a leve).

Alguns achados ao exame clínico devem chamar a atenção (bandeiras vermelhas) para encaminhamento do paciente ao serviço de emergência para realização de exames complementares e exclusão de doenças malignas (Tabela 2).

O diagnóstico diferencial de lombalgia é amplo e, na maioria das vezes, pode ser realizado sem a necessidade de propedêutica armada.

TABELA 1 Medicações para lombalgia, de acordo com classe, e posologia indicada

Medicação	Posologia indicada
	Analgésicos simples
Dipirona	1 g a cada 6 horas (dose máxima: 2 g a cada 6 horas)
Paracetamol	500 mg a cada 6 horas (dose máxima: 1 g a cada 6 horas – risco de hepatotoxicidade)
	AINE*
Diclofenaco sódico	50 mg a cada 8 horas
Ibuprofeno	600 mg a cada 8 horas (máximo: 600 mg a cada 6 horas)
	Antidepressivos
Amitriptilina, Imipramina	Dose analgésica: 25-75 mg/dia; dose antidepressiva: 75-150 mg/dia
Fluoxetina	20 mg/dia
	Relaxantes musculares (não disponíveis na rede pública)
Tiocolchicosídeo	4 mg com intervalo de até 6 horas; não provoca sonolência
Ciclobenzaprina	5-10 mg à noite; provoca muita sonolência

* AINE: anti-inflamatórios não esteroidais.

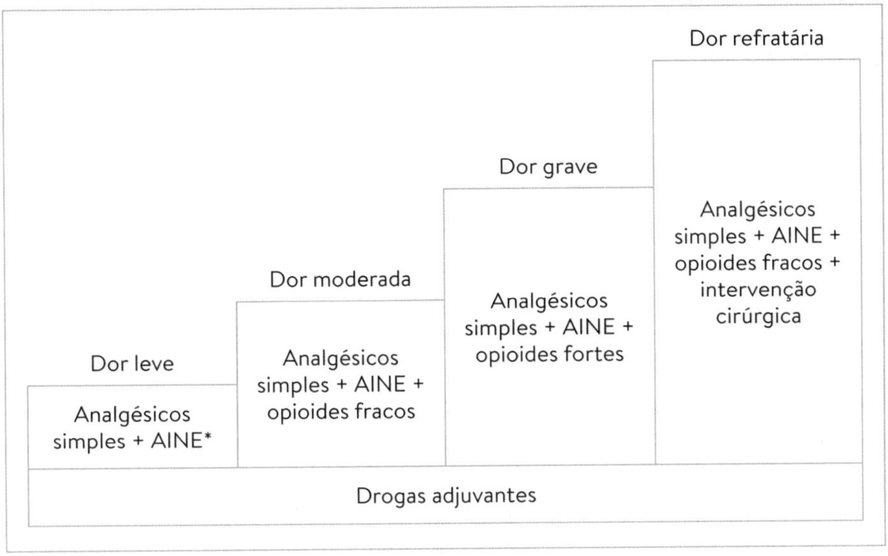

Figura 1 Escala analgésica de dor da OMS.
*AINE: anti-inflamatórios não esteroidais.

TABELA 2 Sinais de alerta em lombalgias (bandeiras vermelhas)

Sinais	Causas potenciais
Idade menor que 20 e maior que 50 anos	Dor secundária
Dor com maior intensidade à noite	Neoplasias
Histórico de tumores	Processos metastáticos
Febre e perda de peso	Processos infecciosos e/ou neoplásicos
Trauma	Fraturas
Tratamento para osteoporose	Fraturas patológicas
Dor refratária ao tratamento	Fratura, tumor, infecção
Imunossuprimidos com infecção recorrente	Infecção
Diminuição da força muscular	Compressão medular
Alterações urinárias ou gastrintestinais	Bexiga neurogênica, obstrução/ruptura visceral, infecção e litíase
Anestesia em sela	Compressão da cauda equina
Rigidez matinal maior que 1 hora	Doenças inflamatórias articulares
Dor mais intensa ao repouso	Espondilite ou epifisite, doença reumatológica
Persistência da dor (por mais de seis semanas)	Dor secundária

O tipo mais comum de dor lombar é o de origem espondilogênica (intrínseca). Dores espondilogênicas são derivadas de lesões que envolvam componentes ósseos da coluna, assim como suas partes moles (discos, músculos e ligamentos). Tais lesões podem ser derivadas de traumas, infecções, tumores ou doenças ósseas metabólicas.

FRATURAS

Fraturas na coluna vertebral podem resultar de traumas de alta energia cinética (quedas, acidentes automobilísticos e esportes de contato) e de traumas de baixa energia cinética (geralmente, quedas da própria altura em pacientes com osteoporose ou tumor ósseo). De maneira geral, para fraturas estáveis e sem lesão neurológica, o tratamento conservador é indicado, enquanto para fraturas instáveis e com lesão neurológica recomenda-se o tratamento cirúrgico. Pacientes com suspeita de fratura da coluna vertebral devem ser imediatamente encaminhados ao serviço de emergência ortopédica.

INFECÇÕES

A espondilodiscite é uma infecção que acomete os discos intervertebrais e pode se estender para as vértebras.

Quadro clínico

Dor na coluna vertebral algo inespecífica, com quadro muitas vezes subfebril. Na história clínica de pacientes com espondilodiscite é importante observar relatos de infecções urinárias, cateterização cardíaca, manipulação de vias urinárias, uso de drogas e doenças metabólicas, como diabetes.

Diagnóstico

O diagnóstico definitivo é realizado com biópsia do disco. Entretanto, pode-se inferir infecção do disco ou vértebra por meio de alterações no exame de imagem: à radiografia, após 2 a 3 semanas, observam-se alterações nas placas terminais das vértebras adjacentes ao disco acometido, com esclerose e perda óssea. Alterações na ressonância magnética são mais precoces e específicas.

Conduta

Na suspeita de espondilodiscite, o paciente deve ser imediatamente encaminhado a um serviço de emergência. O tratamento pode ser conservador (antibioticoterapia) ou cirúrgico.

TUMORES

Tumores na coluna vertebral podem ter origem primária (mais raro) ou metastática (mais frequente). Tumores de origem primária são classificados como benignos (mais frequentes em jovens), como osteoblastomas e hemangiomas, e malignos (mais frequentes em idosos), como mieloma múltiplo e condrossarcoma. Tumores metastáticos, por sua vez, representam cerca de 2/3 dos cânceres de coluna vertebral e acometem principalmente o corpo vertebral.

Quadro clínico

Dor insidiosa, pior à noite, associada às vezes a febre e comumente a sintomas consumptivos. Deve-se questionar ativamente sobre neoplasias primárias.

Diagnóstico

A suspeita pode ser levantada pelo generalista com a história e as radiografias (Capítulo 6 – Fraturas patológicas). O diagnóstico definitivo será feito pelo especialista por meio de exames de imagem e biópsia, se necessário.

Conduta

Na suspeita de tumores da coluna vertebral, encaminhar o paciente imediatamente ao serviço de emergência ortopédica.

ESPONDILOLISTESE

A espondilolistese é descrita como o deslocamento anterior de uma vértebra em relação à vértebra inferior. A espondilolistese pode ser degenerativa, derivada de um desgaste das articulações interfacetárias, ou ístmica, derivada de um defeito congênito do *pars interarticularis* que, associado ao estresse mecânico (geralmente levantamento de peso, entre outras atividades físicas), leva à fratura do *pars*.

Quadro clínico

A maioria dos pacientes é assintomática. Quando ocorrem sintomas, porém, podem ser dor axial, dor radicular irradiada e/ou claudicação neurológica (Capítulo 13).

Diagnóstico

Pode ser feito por meio de radiografias da coluna lombar.

Conduta

Encaminhar ao ortopedista secundário para avaliação. Por ser uma doença não progressiva, não é necessário urgência no encaminhamento. Entretanto, deve-se recomendar ao paciente evitar levantamento de peso, prescrever analgesia e indicar fortalecimento do *core* abdominal e do assoalho pélvico por meio de fisioterapia.

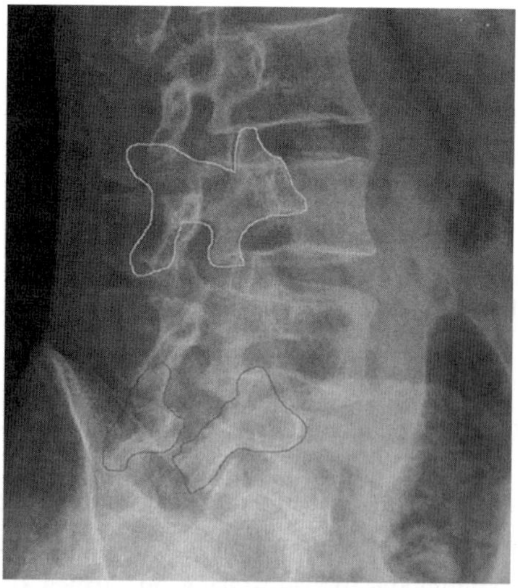

Figura 2 Espondilólise L5-S1: observe o sinal do Scotch Dog (no nível L3-L4) e a quebra do corpo em L5-S1, indicando uma espondilólise. No caso desse paciente, sem espondilolistese.

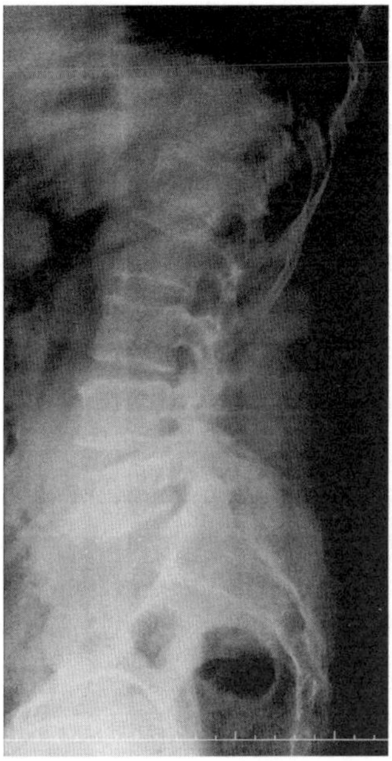

Figura 3 Espondilolistese L5-S1.

HÉRNIA DE DISCO INTERVERTEBRAL

Hérnia de disco é o nome que se dá ao extravasamento do núcleo pulposo através do anel fibroso do disco intervertebral.

Quadro clínico

Dependendo da posição da hérnia, ela pode ser assintomática, ou pode provocar lombalgia e radiculopatia, que pode evoluir com perda funcional. Abaulamentos e protrusões discais, estágios anteriores à herniação, no geral são assintomáticos, embora sejam fonte comum de preocupação dos pacientes. É importante notar que 20 a 30% dos pacientes jovens e assintomáticos apresentarão tais alterações discais, valor que aumenta progressivamente conforme a idade. Os pacientes apresentam dor que não encontra posição de melhora, muitas vezes em posição ortostática, sentados, durante ou após exercícios, com flexão do tronco ou extensão. Podem encontrar algum alívio ao deitarem. Há dor à palpação dos processos espinhosos.

Diagnóstico

A compressão de uma raiz nervosa deve seguir o seu dermátomo correspondente e geralmente (mas não obrigatoriamente) ultrapassa os joelhos, atingindo os pés. A dor referida é em queimação, facada ou choque, e o paciente pode apresentar parestesias, hipoestesias ou hiperestesias no território inervado. Além disso, reflexos podem estar diminuídos e pode haver perda de força (classicamente, herniações comprimindo a raiz L4 provocam incapacidade de andar nos calcanhares, e, em S1, de andar nas pontas dos pés).

Herniações centrais provocam compressão da raiz transeunte (hérnia central de L4 = compressão de L5). Porém, herniações laterais (e geralmente posterolaterais também) causam compressão da raiz emergente (hérnia lateral L4 = compressão da raiz L4). Algumas herniações que atingem o recesso posterolateral podem comprimir ambas.

Mielopatia não deve ocorrer em compressões baixas (abaixo de L2, há apenas a cauda equina), de modo que sinais de liberação piramidal devem chamar a atenção para compressões mais altas.

Além disso, sinais de cauda equina (perda de controle de esfincteres, anestesia em sela) sugerem avaliação imediata em serviço de emergência ortopédica, com indicação de descompressão se o déficit tiver se iniciado há menos de 48 horas.

Conduta

A hérnia de disco pode ser tratada de forma conservadora com as medicações citadas anteriormente, repouso (de no máximo 2 dias, porém é importante que o médico leve em consideração o tipo de atividade exercida pelo paciente), fortalecimento muscular (*core* abdominal e assoalho pélvico, pilates), perda de peso, atividades físicas (em piscina, bicicleta ergométrica, *transport,* pilates, musculação – com ressalva para exercícios como *squat,* levantamento terra e *stiff*) e evitar atividades que provoquem dor (muitas vezes caminhadas e dirigir por longo tempo). Um *guideline* norte-americano para médicos generalistas indica que o tratamento mais efetivo é o **fortalecimento muscular isométrico do *core* abdominal**, seguido de pilates. Atividades aeróbicas diminuem a dor como um todo, mas não fortalecem o *core*, que é o objetivo principal do tratamento, e, em pacientes destreinados, podem piorar a dor. Atividades na piscina, embora não provoquem dor, por não gerarem sobrecarga na coluna, também não estimulam o fortalecimento do *core*.

Pacientes com déficits crônicos não progressivos devem ser encaminhados ao ortopedista do serviço secundário. Pacientes com déficits rapidamente progressivos (e objetivos) ou agudos devem ser encaminhados ao serviço de emergência ortopédica para avaliação.

Cirurgias para hérnia discal devem ser indicadas pelo especialista e são um recurso final e pouco utilizado, visto que a grande maioria dos pacientes melhora com tratamento conservador. Geralmente são indicadas após 6 meses de tratamento conservador adequado (com sessões efetivas de fisioterapia) sem sucesso, na presença de déficits neurológicos estáveis há pelo menos 3 meses, ou progressivos, indiferentemente do tempo de duração. Há muito desconhecimento a respeito de cirurgia de coluna: os pacientes temem que o risco de paralisia seja muito maior do que na realidade é (é uma complicação verdadeiramente infrequente da cirurgia de coluna); ao mesmo tempo, acreditam que será muito mais resolutiva do que na realidade é (a cirurgia para tratamento de hérnia melhora principalmente os sintomas neurológicos, porém não melhora a lombalgia, podendo até mesmo piorá-la).

Órteses e coletes não devem ser indicados para tratamento da dor lombar por provocar atrofia da musculatura e piorar a dor.

ESPONDILOARTROPATIAS

São doenças reumatológicas que envolvem o esqueleto axial e o apendicular. As espondiloartropatias são mais conhecidas como artropatias soronegativas. A mais importante do ponto de vista da coluna vertebral é a espondilite anquilosante.

Quadro clínico

Essa doença, 2 a 3 vezes mais comum em homens do que em mulheres, inicia-se em 90% dos casos entre os 15 e 40 anos de idade. Fatores de risco são HLA-B27 positivo (90% dos casos), sexo masculino, história familiar e infecções gastrointestinais repetitivas. A doença se inicia com uma dor surda em região lombar, irradiada para os glúteos, associada a rigidez matinal que melhora em algumas horas com a atividade e piora com a inatividade, sendo pior à noite. Pode estar associada a artrite de outras articulações, predominantemente de membros inferiores e assimétrica, uveíte anterior, doença inflamatória intestinal assintomática (em até 60% dos casos) ou franca, em alguns casos, e raramente insuficiência aórtica.

A doença progride cefalicamente, causando perda de mobilidade desproporcional ao grau de anquilose (devido aos espasmos musculares) e restringindo a movimentação do tórax e do pescoço.

O teste de Schober pode ser positivo. Para realizá-lo, deve-se identificar o nível de L5 através da palpação das cristas ilíacas – o espaço intervertebral L4-L5 se encontra entre elas, normalmente – e marcar um ponto 10 cm acima e 5 cm abaixo. Durante a flexão máxima do tronco, deve haver um aumento de pelo menos 6 cm dessa distância. Número inferior a isso indica comprometimento da movimentação da coluna lombar.

Diagnóstico

O diagnóstico inicial é geralmente feito com a descoberta da sacroileíte. O grau de sacroileíte pode ser classificado pelo *New York Grading System*: grau I – suspeito; grau II – erosões e esclerose; grau III – erosões, esclerose e anquilose inicial; e grau IV – anquilose.

À radiografia de casos avançados é típico o achado da "coluna em bambu" (Figura 5).

O diagnóstico precoce pode ser feito pelo especialista por meio de ressonância nuclear magnética (que não é realizada de rotina) e pesquisa de HLA-B27. Alterações de provas inflamatórias estão presentes em apenas 50% dos pacientes com doença ativa.

Conduta

O tratamento da espondilite anquilosante é basicamente de suporte: analgésicos para dor e cursos de anti-inflamatórios quando necessário. Pode-se recomendar ao paciente dormir em posição supina e com apenas um travesseiro, o que diminui a progressão da doença, e encaminhá-lo ao reumatologista, que pode tentar a utilização de drogas imunomoduladoras.

Ao ortopedista restam muito poucas intervenções, como, ocasionalmente, cirurgias de coluna que possam de alguma forma melhorar a qualidade de vida – embora não haja indicação formal para tanto nessa doença.

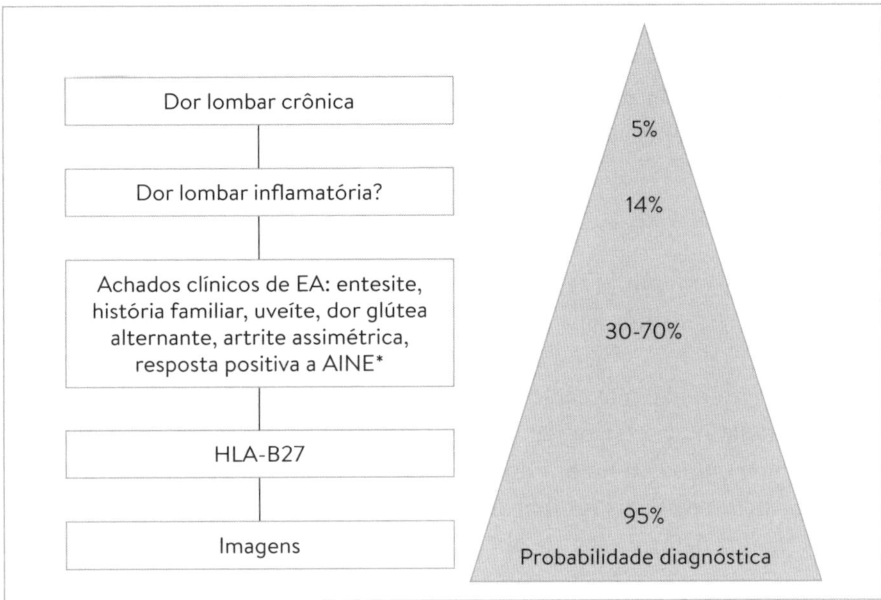

Figura 4 Critérios modificados de Nova York para espondilite anquilosante.
*AINE: anti-inflamatórios não esteroidais.

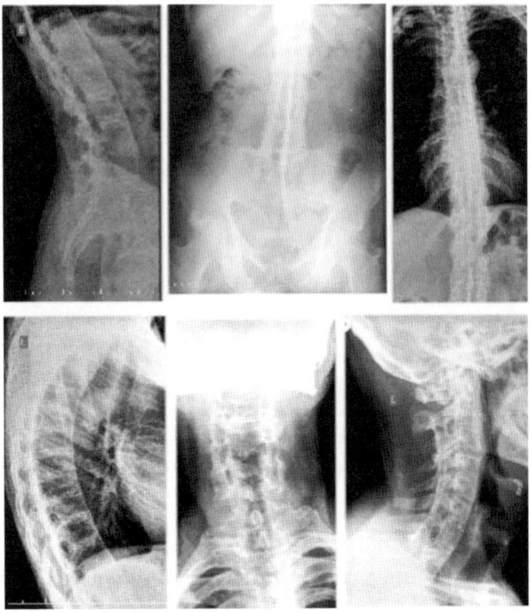

Figura 5 Espondilite anquilosante. Observe a fusão das vértebras e, inclusive, da articulação sacroilíaca.

LOMBALGIA MECÂNICA

Define-se por ser uma dor axial lombar causada primariamente por contratura ou insuficiência da musculatura paravertebral.

Quadro clínico

A lombalgia mecânica se caracteriza por uma dor axial, predominantemente muscular, reproduzida à palpação da musculatura envolvida, geralmente descrita como em peso, surda ou até mesmo em facada. Quando irradiada para o membro inferior, não tem característica neurológica e se associa ao estiramento da musculatura posterior da coxa; geralmente é pior quando se permanece muito tempo em pé ou no fim do dia. Pode se relacionar ao levantamento de peso, a posições estáticas prolongadas e a superfícies inadequadas para se deitar (colchões já deformados, de má qualidade etc.).

Diagnóstico

O diagnóstico é de exclusão. Na lombalgia mecânica não deve haver dor à palpação dos processos espinhosos, o que é comum na hérnia discal; se houver irradiação radicular, é importante definir se ela é efetivamente associada à dor lombar (constituindo uma lombociatalgia), se ocorre em momentos diferentes (podendo constituir uma lombalgia mecânica e uma claudicação neurogênica, por exemplo), ou, ainda, se é relacionada aos tendões posteriores da coxa (o teste mais simples é pedir ao paciente que tente encostar as mãos nos pés com as pernas esticadas; a reprodução da dor pela região posterior da coxa, ou nos joelhos, sem característica neurológica, fala a favor de contratura miotendínea).

Conduta

O tratamento da lombalgia mecânica é eminentemente conservador, com analgésicos, relaxantes musculares e fortalecimento do *core* abdominal e do assoalho pélvico. Nos raros casos em que não houver melhora, o paciente pode ser encaminhado ao ortopedista.

Órteses e coletes não devem ser indicados para tratamento da dor lombar por provocar atrofia da musculatura. Cirurgia **nunca** é indicada para lombalgia mecânica.

QUADRO 1 Critérios de encaminhamento de lombalgia crônica

Encaminhamento imediato (serviço terciário)
Síndrome da cauda equina
Déficit neurológico progressivo
Déficit neurológico grave ou envolvimento de diversas raízes nervosas
Suspeita de infecção ou tumor
Trauma
Encaminhamento não imediato (serviço secundário)
Falha do tratamento conservador por um período de 6 semanas (uma vez que a adesão tenha sido adequada; fisioterapia adequada precisa ter sido realizada)

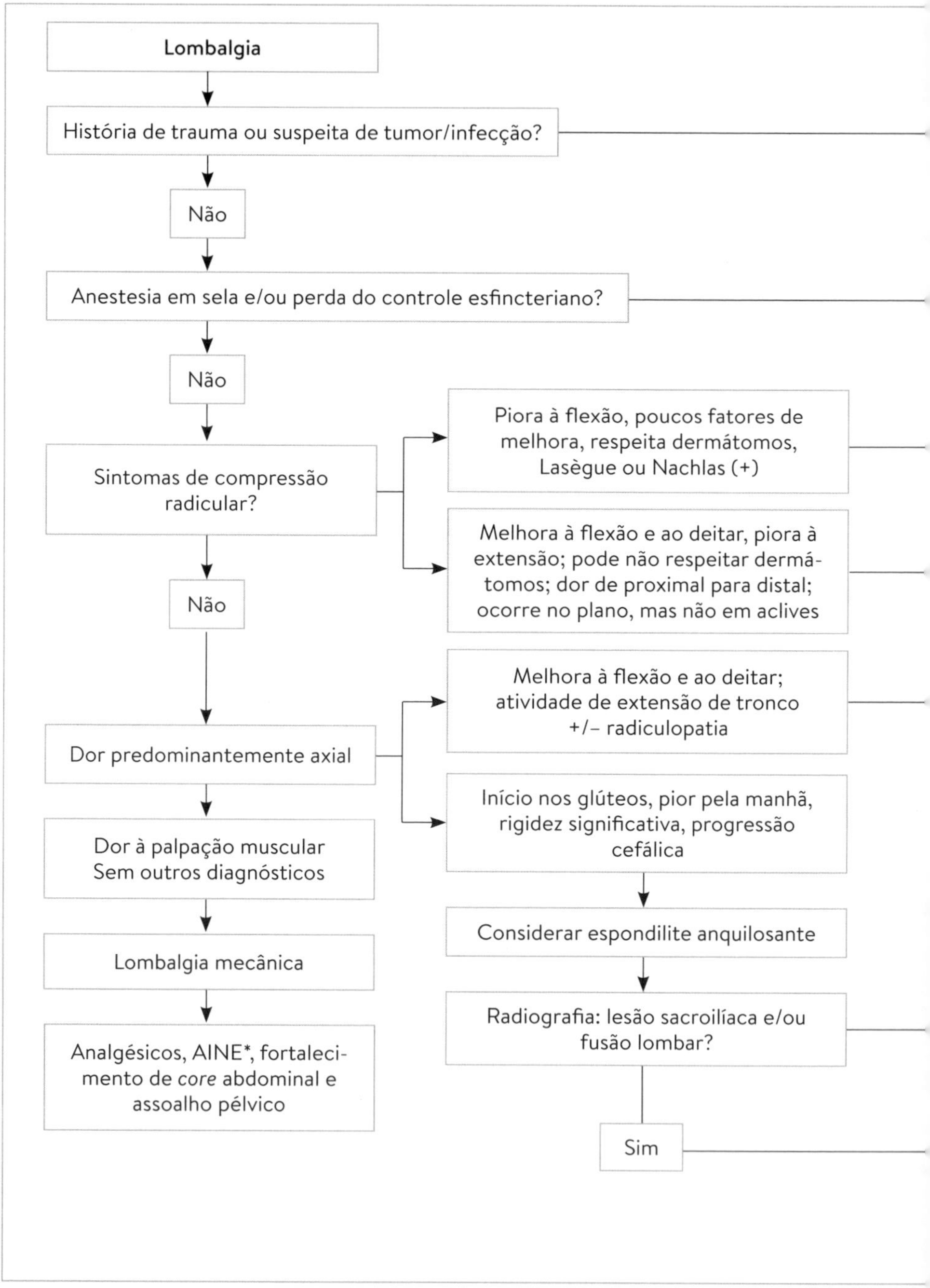

Figura 6 Condutas na avaliação de paciente com queixa de dor lombar.
* AINE: anti-inflamatórios não esteroidais.

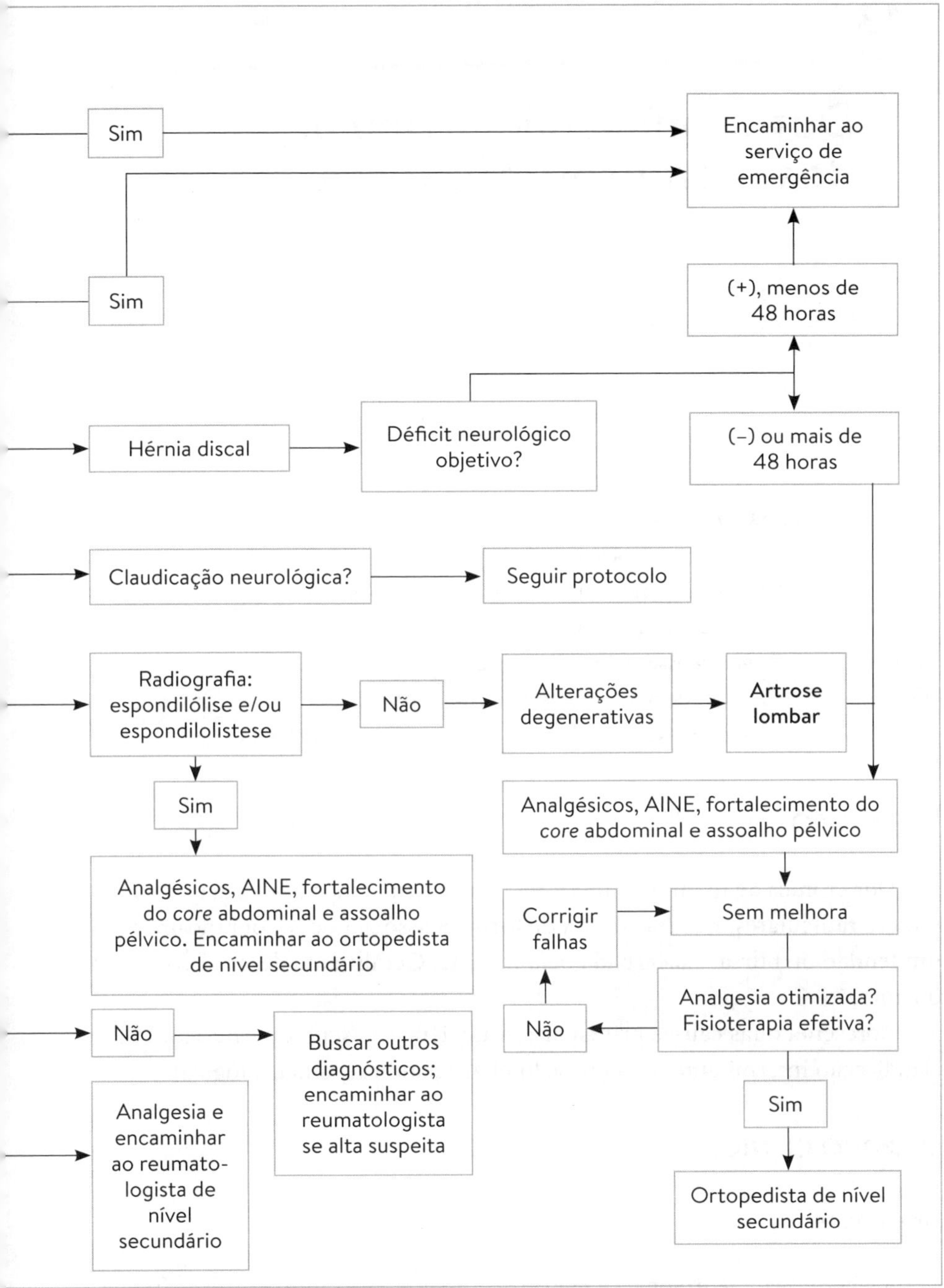

Sim
Encaminhar ao serviço de emergência
Sim
(+), menos de 48 horas
Hérnia discal
Déficit neurológico objetivo?
(–) ou mais de 48 horas
Claudicação neurológica?
Seguir protocolo
Radiografia: espondilólise e/ou espondilolistese
Não
Alterações degenerativas
Artrose lombar
Sim
Analgésicos, AINE, fortalecimento do core abdominal e assoalho pélvico
Analgésicos, AINE, fortalecimento do core abdominal e assoalho pélvico. Encaminhar ao ortopedista de nível secundário
Corrigir falhas
Sem melhora
Analgesia otimizada? Fisioterapia efetiva?
Não
Não
Buscar outros diagnósticos; encaminhar ao reumatologista se alta suspeita
Sim
Analgesia e encaminhar ao reumato-logista de nível secundário
Ortopedista de nível secundário

13

Dor crônica não articular dos membros inferiores

David Gonçalves Nordon
Flavia Mascarenhas Damiani
Gustavo de Brito Venâncio dos Santos

Classificação pelo CID-10	
I73.1	Tromboangeíte obliterante
I73.8	Outras doenças vasculares periféricas especificadas
I73.9	Doenças vasculares periféricas não especificadas
M99.3	Estenose óssea do canal medular
M99.5	Estenose de disco intervertebral do canal medular
M99.6	Estenose óssea e subluxação dos forames intervertebrais

DEFINIÇÃO

Dor crônica de membros inferiores, não articular, não associada a características radiculares, não localizada de forma a associar-se topograficamente a um tendão ou bursa, exacerbada pela marcha. Geralmente descrita como em queimação.

Apresenta duas causas principais: insuficiência vascular periférica (IVP – claudicação intermitente) e estenose lombar (claudicação neurológica).

QUADRO CLÍNICO

Anamnese

A claudicação neurológica é referida como dor, desconforto, cãibra, fraqueza ou queimação na região das pernas, coxas e glúteos após caminhar ou permanecer longos períodos em pé. Apresenta irradiação de proximal para distal. O repouso pode melhorar ou não a dor, e geralmente demora para melhorar, e a distância da caminhada para iniciar o quadro é variável. O paciente geralmente relata que subir ladeiras dói menos que andar no plano; há melhora com a flexão do tronco (sinal do carrinho de supermercado), pois isso gera uma descompressão do canal estenosado e piora com a extensão (intensificação da compressão).

No caso da IVP, a apresentação clínica é muito variável, sendo 50% dos casos assintomáticos. Quando os sintomas se apresentam, podem diferenciar-se por seu padrão reprodutível típico: o paciente refere dor em local específico (geralmente panturrilha e região poplítea – progressão distal para proximal), com as mesmas características, toda vez que realiza esforço físico de intensidade semelhante, e relata que a dor é aliviada de forma consistente com o repouso.

Deve-se questionar a respeito de comorbidades que provoquem IVP (tabagismo, obesidade, DLP, DM) ou claudicação neurológica (história de trauma de coluna, hérnia discal, dores crônicas na coluna).

É importante diferenciar das causas que justificam encaminhamento imediato para o ortopedista, como lesão muscular e ruptura de tendão, que serão definidas pelo seu padrão agudo (dor localizada em um músculo específico, com perda parcial ou total de sua função, dor à palpação, com *gap* sensível ou não, e muitas vezes equimose local, sem melhora da dor com repouso).

Exame físico

Trata-se de identificar sinais de insuficiência vascular (alterações de hidratação de pele e pilificação, edema etc.).

Testes que podem ajudar a diferenciar a IVP da claudicação neurológica:

- Teste de mudança postural: deve-se solicitar ao paciente que caminhe até provocar os sintomas; após um descanso, pede-se que caminhe igualmente, mas com a coluna fletida. Na claudicação neurológica não há provocação dos sintomas ou eles demoram mais a aparecer; na IVP, é indiferente.
- Avaliação neurológica: busca indícios de compressão medular, que podem estar associados a claudicação neurológica. É possível que as manifestações incluam parestesias, paresias e diminuição ou ausência de reflexos, a depender da região da coluna lombar acometida pelo processo degenerativo.

Ao examinar o paciente, é preciso também ter em mente a necessidade de excluir as causas de lombalgia que podem irradiar para membro inferior (ver Capítulo 12 – Lombalgia subaguda e crônica) e as causas agudas, atentando para sinais de trauma ou flogismo.

Na Tabela 1 são comparadas as características das duas doenças abordadas no capítulo para auxiliar em sua diferenciação.

TABELA 1 Diferenças semiológicas entre a claudicação vascular e a claudicação neurológica

Características	Claudicação neurológica	Claudicação vascular
Início ao permanecer longos períodos em pé	Sim	Não
Melhora com repouso	Não	Sim
Melhora com a flexão da coluna	Sim	Não
Melhora ao sentar-se	Sim	Não
Aumento da capacidade de caminhar ao adotar mudança postural (posição "carrinho de supermercado")	Sim	Não
Acometimento dos membros inferiores	Ambos	Geralmente individualizado
Localização da dor (mais comum)	Acima dos joelhos	Abaixo dos joelhos
Sinais e sintomas concomitantes: lombalgia, ciatalgia, parestesia, fraqueza muscular, problemas urinários e incontinência fecal (estágios avançados)	Presentes	Ausentes
Sinais e sintomas concomitantes: alterações de pele, pulsos diminuídos	Ausentes	Presentes

Exames complementares

Radiografias da coluna lombar em posição anteroposterior, perfil e oblíquas permitem avaliação da compressão do canal medular e outras alterações que indiquem lesões vertebrais.

USG com Doppler permite excluir IVP.

CONDUTA

Os pacientes que apresentam quadros moderados de claudicação neurológica podem se beneficiar com o tratamento conservador, que consiste em:

- Uso de analgésicos, anti-inflamatórios não esteroidais (sempre na menor dose e pelo menor tempo possível) e relaxantes musculares para alívio da dor.
- Fisioterapia com reeducação postural e exercícios de fortalecimento e alongamento da musculatura do core abdominal e assoalho pélvico para melhora funcional e prevenção da progressão da degeneração.
- Perda de peso e atividades físicas que não piorem a dor, como bicicleta, exercícios na piscina e esteira inclinada.

Mesmo tendo iniciado o tratamento conservador, o generalista deverá encaminhar o paciente ao ortopedista para avaliação.

O papel do generalista no manejo da IVP deve incluir a abordagem de doenças cardiovasculares de base. Segundo dados da American Heart Association, entre pacientes sintomáticos que procuram atendimento médico, a mortalidade chega a 30% em 5 anos, sendo a causa vascular a de maior prevalência, e a evolução local da doença pode levar à necessidade de amputação do membro em 2% dos pacientes. Muitos destes não realizam acompanhamento de rotina no serviço de saúde, e sua procura por causa da dor pode ser a melhor oportunidade de intervenção efetiva na saúde global desse indivíduo.

Identificando a causa vascular da dor, cabe ao médico generalista pesquisar ativamente as doenças correlacionadas (hipertensão arterial sistêmica, DM, dislipidemia etc.) e estabelecer o risco de doença coronariana desse paciente, bem como iniciar o tratamento farmacológico adequado para cada fator de risco positivo (com estatinas, anti-hipertensivos, hipoglicemiantes e ácido acetilsalicílico), associando-o a medidas como cessação do tabagismo, dieta e exercício físico. Por fim, cabe à atenção primária realizar o encaminhamento ao especialista (cirurgião vascular), que poderá lançar mão de exames e testes específicos, como o índice tornozelo-braquial, Doppler duplex, angiotomografia e angiorressonância, de forma a garantir um impacto positivo em sua expectativa e qualidade de vida.

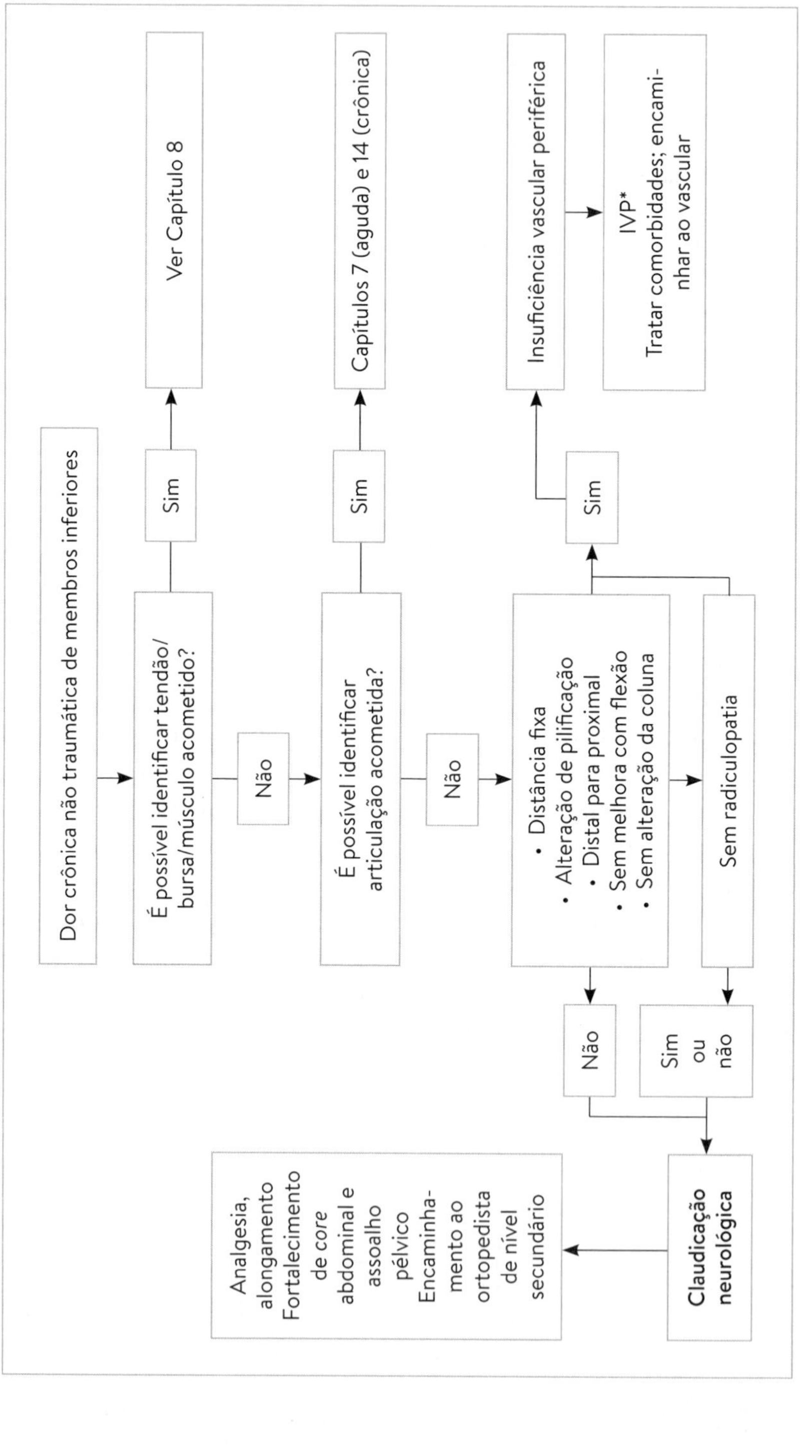

Figura 1 Condutas na avaliação de paciente com queixa de dor não articular dos membros inferiores.
* IVP: insuficiência vesicular periférica.

14

Dor articular crônica

David Gonçalves Nordon
Jéssica Vasques Rodrigues Almenara
Yuri Justi Jardim

Classificação pelo CID-10	
M15	Poliartrose
M15.0	Artrose primária generalizada
M15.3	Artrose múltipla secundária
M15.9	Poliartrose não especificada
M16	Coxartrose (artrose do quadril)
M16.0	Coxartrose primária bilateral
M16.1	Outras coxartroses primárias
M16.9	Coxartrose não especificada
M17	Gonartrose (artrose do joelho)
M17.0	Gonartrose primária bilateral
M17.1	Outras gonartroses primárias
M17.9	Gonartrose não especificada
M18	Artrose da primeira articulação carpometacarpal
M18.0	Artrose primária bilateral das primeiras articulações carpometacarpais
M18.1	Outras artroses primárias da primeira articulação carpometacarpal
M18.9	Artrose não especificada da primeira articulação carpometacarpal
M19	Outras artroses
M19.0	Artrose primária de outras articulações
M19.1	Artrose pós-traumática de outras articulações
M19.2	Outras artroses secundárias
M19.8	Outras artroses especificadas
M19.9	Artrose não especificada

DEFINIÇÃO

A dor articular crônica, diferentemente da dor articular aguda não traumática, deve-se a um processo degenerativo que resulta em osteoartrite, ou osteoartrose (OA) (termo preferido em português, pois se trata de processo crônico), que é a degeneração da cartilagem articular. Pode ser primária - sem causa identificada - ou secundária - geralmente a traumas, deformidades articulares, infecções, uso de medicações, doenças reumatológicas, psoríase, gota etc. Pode afetar qualquer articulação.

A perda da qualidade tanto da cartilagem quanto do líquido sinovial com o passar dos anos, associada a sobrecarga (por excesso de peso, bem como por uso excessivo da articulação), leva à maioria das artroses primárias. Ocorre perda progressiva da cartilagem, observada pela diminuição do espaço articular, que não dói propriamente; mas há dor quando a superfície óssea subcondral é exposta.

Acomete mais mulheres do que homens após os 40 anos. Após os 65 anos, 70 a 80% da população apresentará artrose, mas somente 20 a 30% dos portadores de alterações radiológicas serão sintomáticos. A doença manifesta atinge 10% da população acima de 60 anos.

Diagnóstico

O diagnóstico mais prevalente de uma dor articular crônica é OA primária. Entretanto, esse é um diagnóstico de exclusão, de forma que os pacientes devem ser questionados quanto a doenças, medicações em uso, história de trauma, febre, infecções articulares e quaisquer sintomas associados que possam indicar alguma origem secundária para essa dor crônica.

Durante a avaliação da dor articular crônica, é importante diferenciá-la de dores periarticulares que podem acometer tendões e bursas. A dor articular é localizada no centro da articulação (o paciente descreve como uma "dor interna"), que é diferente da dor de tendões e bursas, que são superficiais.

A artrose apresenta uma dor pior pela manhã, associada a rigidez, com menos de 30 minutos para resolução, e a característica de protocinesia: pior ao início do movimento, mas melhora "conforme o corpo esquenta" (descrição do paciente). Também ocorre dor pelo excesso de uso, ou seja, ao fim do dia e após caminhadas ou esforço físico. A articulação apresentará deformidades, em especial alargamento, e, no caso de joelhos, geralmente deformidade em varo (o compartimento medial é o mais lesado), além de dor e crepitação ao movimento. Conforme a evolução da doença, ocorre restrição da amplitude de movimento (ADM).

TABELA 1 Sintomas e dados da história clínica que falam a favor de osteoartrose secundária e suas possíveis intervenções para tratamento

<table>
<tr><th>Sintomas/dados</th><th>Tipo de osteoartrose secundária</th><th>Possíveis intervenções</th></tr>
<tr><td>História de podagra, crises recorrentes de artrite</td><td>Gota</td><td>Dieta; AINE[1] nas crises; alopurinol, se ácido úrico elevado; ressecção de tofos, se grande incômodo</td></tr>
<tr><td>Poliartrite associada a outras alterações sistêmicas</td><td>Lúpus; outras artroses reumatológicas</td><td>Imunossupressores; DMARD[2]; analgésicos; órteses</td></tr>
<tr><td>Anemia falciforme, HIV, uso de corticosteroides</td><td>Artrose secundária a osteonecrose</td><td>Tratamento e controle da doença; evitar uso de corticosteroides; diminuição de carga, analgésicos, órteses; em última instância, próteses articulares</td></tr>
<tr><td>Placas psoriáticas sobre articulações</td><td>Artrose psoriática</td><td>Tratamento da psoríase; analgesia; órteses</td></tr>
<tr><td>Trauma</td><td>Artrose secundária a trauma</td><td rowspan="3">Tratamento da deformidade ou próteses; medicações analgésicas; órteses</td></tr>
<tr><td>Infecções ósseas ou articulares</td><td>Artrite pós-infecciosa</td></tr>
<tr><td>Deformidades ósseas, raquitismo, osteomalácia</td><td>Artrose secundária a alteração do eixo mecânico</td></tr>
</table>

1. AINE: anti-inflamatórios não esteroidais.
2. DMARD: drogas modificadoras de doença reumática.

"Estalos articulares indolores não são patológicos" – essa é a resposta para uma pergunta comum de pacientes. Estalos articulares dolorosos, porém, devem chamar a atenção para doenças, entre elas a artrose.

Os sintomas da artrose secundária não são muito diferentes da artrose primária. Cabe notar, porém:

- Artroses primárias são geralmente bilaterais e apresentam episódios intermitentes de dor e edema local, com resolução espontânea.
- Artroses secundárias são marcadamente unilaterais (como no caso de coxartrose por osteonecrose, p. ex.) ou, no caso de doenças reumatológicas, poliartroses não necessariamente simétricas com amplos sinais flogísticos e grandes deformidades. A artrite reumatoide (AR), por exemplo, acomete principalmente as articulações mais proximais da mão e do punho (intracarpais, carpometacarpais, metacarpofalangianas e interfalangianas proximais), diferentemente da OA primária, que acomete as articulações distais

ou a carpometacarpal do polegar. São características da AR as deformidades em pescoço de cisne, botoeira e o desvio ulnar dos metacarpos.

A grande maioria dos pacientes com OA, porém, será assintomática, e a alteração articular pode ser um achado acidental de exame.

Na avaliação da dor articular crônica, é necessário que o generalista solicite uma radiografia da articulação acometida, geralmente de ambos os lados, para comparação. Sua principal função é avaliar a possibilidade de artrose secundária; não havendo indicativos disso (deformidades, tumorações, fraturas, lesão articular difusa unilateral), o diagnóstico mais provável é OA primária.

Os principais achados radiológicos são: diminuição do espaço articular, presença de osteófitos, alterações do contorno ósseo articular, esclerose do osso subcondral e cistos subcondrais, calcificação periarticular, edema de partes moles e colapso do osso subcondral.

A classificação de Kellgren e Lawrence (Tabela 2) pode impactar o tratamento. Porém, é preciso ter em mente que, em caso de artrose grave, não há mais indicação de condroprotetores, estando o tratamento cirúrgico definitivamente indicado.

Exames laboratoriais só são indicados na suspeita de artrose secundária, para elaboração do diagnóstico diferencial. O diagnóstico de artrose primária é eminentemente clínico e radiográfico.

LOCALIZAÇÕES MAIS FREQUENTES

As articulações mais frequentemente acometidas são joelhos, quadris e articulação trapeziometacarpal.

TABELA 2 Classificação de Kellgren e Lawrence de grau de artrose

Grau	Clínica	Radiologia
0	Sem artrose	Normal
I	Artrose duvidosa	Estreitamento do espaço articular duvidoso e possível osteófito na borda
II	Mínima artrose	Possível estreitamento articular, osteófitos definidos
III	Artrose moderada	Estreitamento articular definido, múltiplos osteófitos, alguma esclerose subcondral, possível deformidade no contorno ósseo
IV	Artrose grave	Notável estreitamento do espaço articular, grave esclerose subcondral, deformidade visível no contorno ósseo, grandes osteófitos

Articulação femorotibial: gonartrose

Os joelhos são as articulações mais acometidas pela OA, principalmente entre as mulheres, podendo ser uni ou bilateral. O surgimento está associado com a presença de distúrbios biomecânicos dos membros inferiores, principalmente com o varismo e o valgismo de joelhos. O quadro clínico se baseia em dor mecânica de início insidioso, difusa por toda a articulação ou acometendo apenas um compartimento dela, podendo ser acompanhada de aumento de volume e temperatura.

Articulação coxofemoral: coxartrose

A OA coxofemoral, ou artrose de quadril, é mais frequente em homens, pode ser uni ou bilateral e é muito incapacitante. O principal sintoma é a dor durante a caminhada, principalmente em nádega, virilha, coxa ou joelho. É acompanhada de rigidez articular, que dificulta a realização de tarefas simples do cotidiano.

TABELA 3 Critérios diagnósticos para osteoartrose de joelho do American College of Rheumatology (ACR)

Dados clínicos e laboratoriais	Dados clínicos e radiográficos	Dados clínicos
Dor no joelho associada com pelo menos 5 dos 9 elementos seguintes: ▪ Idade > 50 anos ▪ Rigidez de menos de meia hora ▪ Crepitação ao movimento ativo ▪ Sensibilidade óssea ▪ Expansão óssea ▪ Ausência de calor local à palpação ▪ VHS < 40 mm/1ª hora ▪ Fator reumatoide < 1:40 ▪ Fluido sinovial claro, viscoso ou número de células < 2.000/mm³	Dor no joelho associada com pelo menos 1 dos elementos seguintes: ▪ Idade > 50 anos ▪ Rigidez de menos de 30 minutos ▪ Crepitação ao movimento ativo ▪ Osteófitos nas margens articulares (à radiografia)	Dor no joelho associada com pelo menos 3-4 dos 5 itens abaixo: ▪ Idade > 50 anos ▪ Rigidez de menos de meia hora ▪ Crepitação ao movimento ativo ▪ Sensibilidade óssea ▪ Calor local ausente à palpação
A sensibilidade é de 92% e a especificidade, de 75%	A sensibilidade é de 91% e a especificidade, de 86%	Para 3 critérios, a sensibilidade é de 95% e a especificidade, de 69%. Para 4 critérios, a sensibilidade é de 84% e a especificidade, de 89%

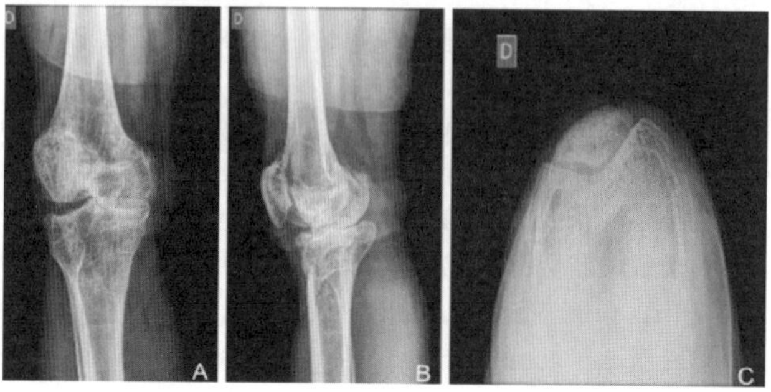

Figura 1 Gonartrose medial direita + artrose femoropatelar. Observe a perda de espaço articular medial (A) e patelar (B e C), osteofitose difusa significativa, cistos ósseos e esclerose subcondral.

QUADRO 1 Critérios diagnósticos para osteoartrose de quadril do American College of Rheumatology

Critério de classificação combinado (clínico e radiográfico) para osteoartrose coxofemoral
Dor no quadril e pelo menos 2 dos seguintes aspectos: ▪ VHS < 20 mm/h ▪ Osteófitos radiográficos femorais ou acetabulares ▪ Estreitamento radiográfico do espaço articular (superior, axial e/ou medial)

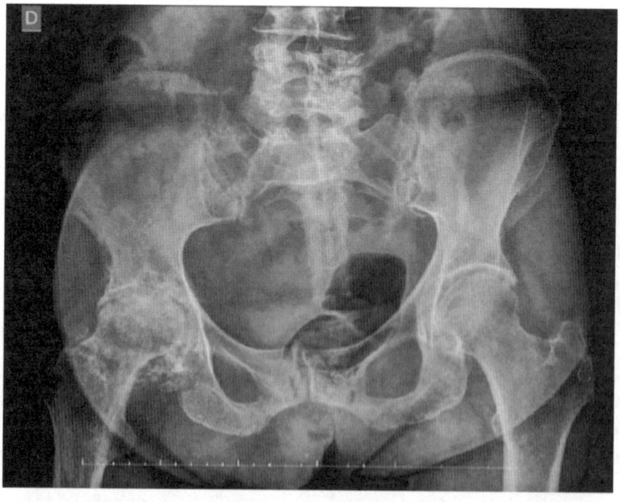

Figura 2 Coxartrose leve (esquerda) e grave (direita). Observe a perda de espaço articular, osteofitose, cistos ósseos, esclerose subcondral e deformidade da cabeça do fêmur à direita.

Osteoartrose das mãos e da articulação trapeziometacarpal: rizartrose

Na OA de mãos, a presença de história familiar positiva, que indica predisposição genética, é de grande importância. É mais frequente no sexo feminino, sobretudo entre mulheres de meia-idade. A principal manifestação ocorre nas articulações distais dos dedos, de forma assimétrica, especialmente nos dedos mínimo e indicador, sendo os nódulos de Heberden muito característicos.

A rizartrose apresenta-se como dor na articulação carpometacarpal do polegar, com dor protocinética à mobilização, curta rigidez matinal e *grind test* positivo (compressão axial e circundução do polegar contra o metacarpo e o trapézio).

DIAGNÓSTICOS DIFERENCIAIS

Os principais diagnósticos diferenciais são:

1. Artrite reumatoide.
2. Bursites.
3. Tendinites.
4. Espondilite anquilosante (Capítulo 12 – Lombalgia subaguda e crônica).
5. Síndrome de Reiter.
6. Artrite psoriática.
7. Artrite relacionada a doença gastrointestinal.
8. Pseudogota.
9. Artrite por depósito de hipoxantina.
10. Gota.
11. Artrite infecciosa (Capítulo 7 – Dor articular aguda não traumática).

QUADRO 2 Critérios diagnósticos para osteoartrose de mãos do American College of Rheumatology

Critérios clínicos para a classificação de osteoartrose de mãos
Dor ou rigidez de mãos associada a pelo menos 3 dos critérios abaixo: ▪ Aumento de volume com consistência firme de pelo menos 2 entre 10 articulações selecionadas* ▪ Aumento do volume com consistência firme de pelo menos 2 articulações interfalangianas distais ▪ Menos de 3 articulações metacarpofalangianas aumentadas ▪ Deformidade em pelo menos 1 das 10 articulações selecionadas*

*Articulações selecionadas: segunda e terceira interfalangianas distais, segunda e terceira interfalangianas proximais, carpometacarpais dos polegares (5 na mão esquerda e 5 na mão direita).

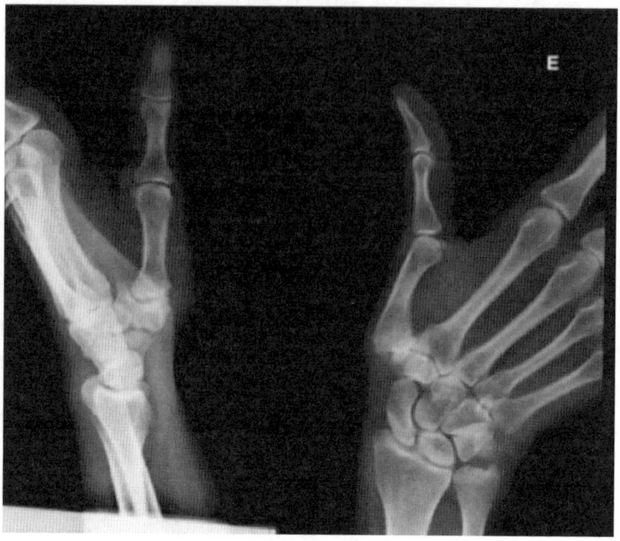

Figura 3 Rizartrose esquerda. Observe a alteração do espaço articular trapeziometacarpal, osteofitose e subluxação dorsal do primeiro metacarpo. A doença ainda não afetou a articulação escafotrapezal.

Para a realização do diagnóstico diferencial da OA com a AR, primeiramente, à anamnese, o paciente portador de AR relata dor do tipo inflamatória, ou seja, que se apresenta mesmo em repouso. Na OA, como já referido anteriormente, a dor é provocada sobretudo pela movimentação e melhora ao repouso (só ocorre ao repouso em estágios muito avançados). Ao exame físico, a AR, diferentemente da OA, pode mostrar deformidades específicas, como o "pescoço de cisne" e o *boutonnière*, e o acometimento ocorre com maior frequência em interfalangeanas proximais e metacarpofalângicas, com desvio ulnar dos dedos.

A artrose psoriática é uma doença inflamatória crônica, de etiopatogenia multifatorial, que envolve as articulações sinoviais e relaciona-se à psoríase cutânea. Diferentemente da OA, é considerada uma espondiloartrose, nome dado ao grupo de doenças que apresentam, além da negatividade para o fator reumatoide, artrite de articulações periféricas e do esqueleto axial e entesite.

A síndrome de Reiter, assim como a artrose psoriática, faz parte das espondiloartrites. Essa afecção acomete principalmente homens adultos e costuma se manifestar após quadro infeccioso disentérico ou urogenital, com envolvimento do sistema articular, cutaneomucoso e ocular. Em geral, as alterações são poliarticulares, sobretudo dos membros inferiores, e sacroilíacas, com entesopatia e artrite. Os sintomas incluem dor e rigidez após o repouso, que melhoram com exercícios, diferentemente do que ocorre na OA.

A gota é uma afecção metabólica crônica que resulta do acúmulo excessivo de cristais de monourato de sódio em articulações por causa da hiperuricemia e de um reservatório aumentado de uratos no organismo. O diagnóstico é feito por meio de uma história clínica sugestiva, achado dos cristais em tofos, líquido sinovial e sinóvia, e de achados radiológicos típicos. O quadro clínico que sugere fortemente esse diagnóstico envolve, diferentemente do que ocorre na OA, episódios de monoartrites sucessivas e podagra, acometendo indivíduos principalmente do sexo masculino e com idade acima dos 40 anos, em geral com história familiar de gota ou urolitíase.

CONDUTA

Pacientes com suspeita de gota devem ser examinados, e, uma vez confirmada a doença, esta deve ser tratada adequadamente (orientações dietéticas, controle do ácido úrico quando indicado, analgesia e anti-inflamatórios nas crises). Em caso de suspeita de artroses reumatológicas, encaminha-se o paciente ao reumatologista. Pacientes com anemia falciforme devem ser encaminhados ao hematologista; com HIV, ao infectologista do centro de referência de DST/AIDS; com osteonecrose, secundária a trauma ou por infecção, por fim, ao ortopedista.

Todos os pacientes com artrose, independentemente da causa, apresentam indicação do mesmo tratamento conservador. E, se este não mostrar resultados, devem ser encaminhados ao ortopedista para avaliação de indicação de tratamento cirúrgico.

Tratamento conservador

Orientações ao paciente

Primeiramente, o paciente é orientado a perder peso; o objetivo não precisa ser excessivo. Uma metanálise de 2007 indicou que a perda de 5% do peso corporal ao longo de 20 semanas – ou seja, 0,25% por semana – tem um feito estimado médio de 0,2 na melhora de dor e de 0,23 na melhora de função (o que não quer dizer, do ponto de vista prático, que haja um efeito clínico significativo). Para efeito de comparação, o fortalecimento muscular apresenta o dobro de efeito, enquanto exercícios na água não têm efeito calculado.

Para isso, é recomendada a prática de atividades físicas, que geralmente incluem exercícios na piscina ou outros sem carga, como bicicleta ergométrica, *transport* etc. Também é altamente estimulada a musculação, com a única restrição a atividades que provoquem dor incapacitante (além da dor muscular esperada em decorrência do ganho de massa muscular).

O médico generalista também pode indicar com relativa segurança uma única órtese, a de punho com inclusão de polegar, que imobiliza as articulações carpometacarpais e a metacarpofalangiana do primeiro dedo, no caso de rizartrose, para uso noturno. Todas as outras devem ser indicadas pelo especialista, pois vão trabalhar correções de deformidades. Tensores, como munhequeira, joelheira e tornozeleira, não são indicados. A bengala, por outro lado, segundo um ensaio clínico randomizado, apresenta efeitos na qualidade de vida e dor no paciente com OA de joelhos, além de diminuir o risco de quedas.

Além disso, deve-se educar o paciente quanto à doença: sua evolução, consequências e possibilidades terapêuticas.

Fisioterapia

O aumento de massa muscular tem um papel importante no fortalecimento global e equilibrado da musculatura estabilizadora das articulações afetadas, como cervical, lombar (*core* abdominal e assoalho pélvico), ombro (manguito rotador), quadril (rotadores, abdutores, extensores), joelho (flexores e extensores) e cinesioterapia.

O tratamento fisioterápico também envolve o condicionamento físico, por meio de exercícios físicos aeróbicos, e deve trabalhar o aumento da flexibilidade, por meio de alongamento.

Tratamento medicamentoso

O tratamento sempre deve ter uma abordagem ampla, pois não há indícios de controle total da doença com terapia única medicamentosa.

Sintomáticos

O paracetamol é a medicação de primeira escolha e é indicado em doses efetivas, até 4 g/dia, em todos os pacientes, excluindo aqueles com histórico de hepatopatias. A dipirona, largamente difundida na rede básica de saúde, pode ser usada com o mesmo intuito e na mesma dose. Quando se optar pela utilização de forma intercalada, para melhor entendimento do paciente, cabe escrever horários de uso. Por exemplo: "dipirona às 6h, 12h, 18h, 0h; e paracetamol às 9h, 15h, 21h, 3h".

TABELA 4 Medicações utilizadas para dores articulares crônicas, de acordo com a classe e a disponibilidade na rede básica

Medicação	Posologia indicada
Analgésicos simples (podem ser usados de forma intercalada – um de cada tipo a cada 3 horas)	
Dipirona	1 g a cada 6 horas (dose máxima: 2 g a cada 6 horas)
Paracetamol	500 mg a cada 6 horas (dose máxima: 1 g a cada 6 horas – risco de hepatotoxicidade)
AINE* (não devem ser combinados entre si)	
Diclofenaco sódico	50 mg a cada 8 horas
Ibuprofeno	600 mg a cada 8 horas (máximo: 600 mg a cada 6 horas)
Opioides fracos (não disponíveis na rede básica; não devem ser combinados)	
Tramadol	Até 100 mg a cada 6 horas; dividir em tomadas menores diminui efeitos adversos
Opioides fortes (não disponíveis na rede básica – doses iniciais)	
Oxicodona	10-20 mg a cada 12 horas
Metadona	Até 5-10 mg a cada 8 h; alto poder aditivo
Morfina	Em diluição, pode ser feito com segurança 4 mg até 15/15 minutos para dor refratária no atendimento hospitalar

*AINE: anti-inflamatórios não esteroidais.

Anti-inflamatórios não esteroidais (AINE) podem ser utilizados por curtos períodos e na menor dose possível. Evita-se seu uso em idosos (maiores de 65 anos) por causa dos efeitos colaterais e do risco aumentado de insuficiência renal, úlcera gástrica, acidente vascular encefálico e IAM.

Opioides

Muito embora costumemos usar opioides para o tratamento de dores intensas, no caso da OA de joelho, eles não parecem oferecer qualquer benefício, como veremos no tópico a seguir.

Intervenções baseadas em evidências

A Academia Americana de Ortopedia publicou um *guideline* baseado em evidências em 2021, com atualizações sobre as medicações e tratamentos que podem ser utilizados para tratamento de osteoartrose de joelho (Tabela 5).

A perda de peso não apresenta resultados significativos isoladamente. O mais importante é que seja associada a exercícios físicos.

Os estudos de acupuntura em geral só são positivos, se não há cegamento adequado. Desta forma, há uma limitação das evidências, devido à qualidade dos estudos.

Tratamento cirúrgico

Pacientes que falharam no tratamento conservador, com graus II, III ou IV da enfermidade, podem ter indicação para tratamento cirúrgico. Os procedimentos mais comumente indicados incluem desbridamento artroscópico, osteotomias e artroplastias.

TABELA 5 Terapias para osteoartrose de joelho baseadas em evidências

Terapia	Consideração	Nível de evidência
Palmilhas laterais	Não são recomendadas	Forte
Bengalas	Podem ser usadas para melhorar função e dor	Moderado
Órteses	Podem ser usadas para melhorar função, dor e qualidade de vida	Moderado
Suplementos: extrato de gengibre, glicosamina, condroitina, vitamina D	Podem ajudar, mas a evidência é inconsistente ou limitada e necessita de mais estudos	Limitado (no geral, não são superiores a placebo)
AINE tópico	Pode ser usado para melhorar função e qualidade de vida	Forte
Exercícios	São recomendados para melhorar dor e função	Forte
Educação do paciente	Recomendada para melhorar dor	Forte
Perda de peso	Recomendada para pessoas com sobrepeso e obesidade para melhorar dor e função	Moderado
Acupuntura	Pode melhorar dor e função	Limitado
Opioides orais	Aumentam o risco de efeitos colaterais e não são efetivos no controle de dor	Forte
Ácido hialurônico	Não é recomendado de rotina	Moderado
Corticoide intra-articular	Pode gerar alívio sintomático de curto prazo	Moderado

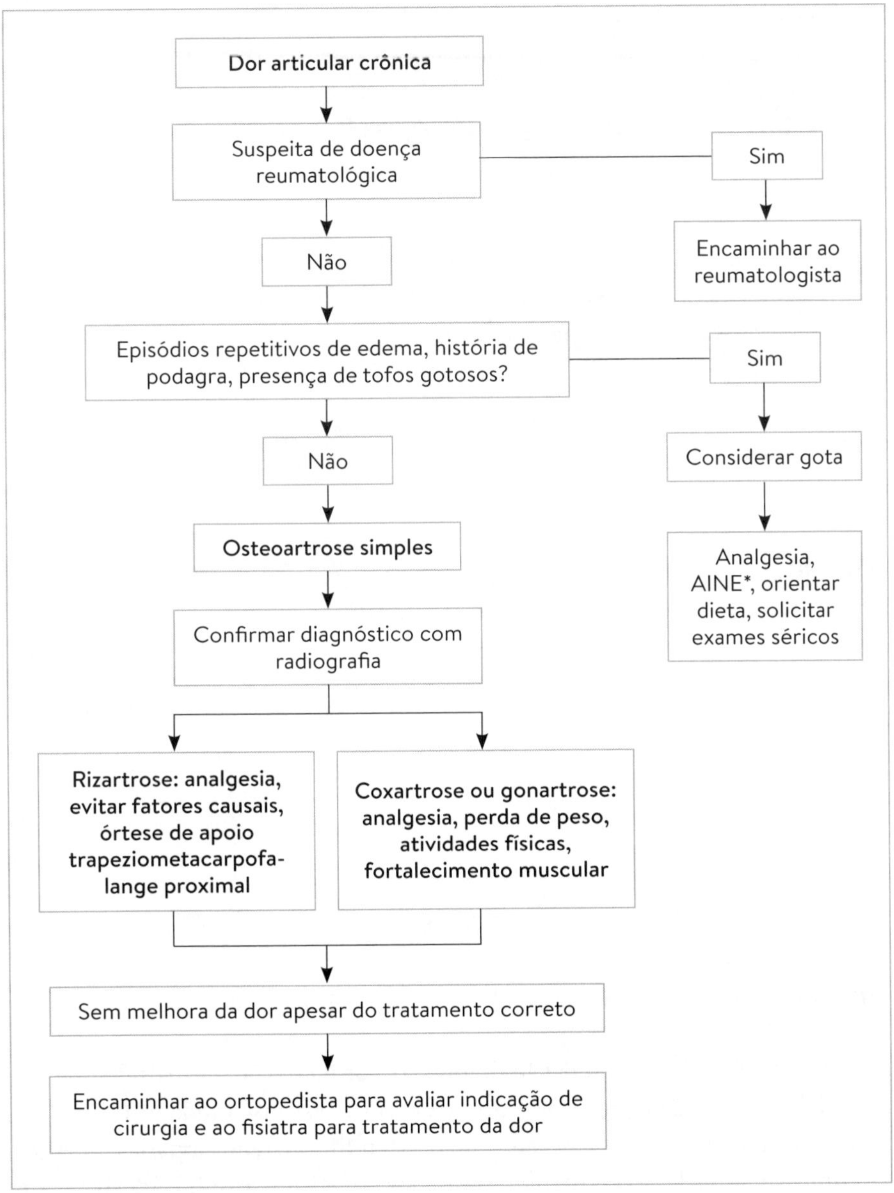

Figura 4 Condutas na avaliação de pacientes com dor articular crônica.
*AINE: anti-inflamatórios não esteroidais.

15

Dor crônica do ombro

David Gonçalves Nordon
Fernanda Folla Pompeu Marques
Lucas Torres Oliveira

Classificação pelo CID-10	
M75.0	Capsulite adesiva do ombro
M75.1	Síndrome do manguito rotador
M75.2	Tendinite bicipital
M75.3	Tendinite calcificante do ombro
M75.4	Síndrome de colisão (impacto) do ombro
M75.5	Bursite do ombro
M75.8	Outras lesões do ombro
M75.9	Lesão não especificada do ombro
S46.0	Traumatismo do tendão do manguito rotador do ombro

DEFINIÇÃO

Dor localizada na articulação do ombro, com duração de mais de 3 semanas. Pode se dever a doenças intra-articulares (artrose, instabilidade, fratura, infecção, tumor, lesão labral), periarticulares (tendinites, tendinopatias, bursites, tendinite calcária, lesão do manguito rotador – LMR –, capsulite adesiva) e extrínsecas (principalmente cervicobraquialgia com seus diversos diagnósticos diferenciais). Tradicionalmente, dor associada a patologias do ombro não ultrapassa o cotovelo e é pior à noite.

QUADRO CLÍNICO

A anamnese do paciente com dor crônica de ombro é um passo fundamental para a realização de um diagnóstico correto. É interessante saber sua faixa etária, sua ocupação e se há histórico de trauma, patologias ou tratamentos prévios. Não se pode esquecer também do questionamento de antecedentes familiares e do antecedente pessoal de acometimento do ombro contralateral.

Quanto à queixa propriamente dita, devem-se investigar as características da dor, questionando o local, a duração, se há relação com movimentos específicos (trabalhos manuais com braços elevados acima da cabeça ou erguendo peso) e o impacto que isso traz no cotidiano do paciente – por exemplo, se o impede de realizar atividades diárias ou se compromete o sono (característica de LMR). Pode haver queixa de fraqueza do membro acometido. História de luxações repetidas do ombro pode sugerir instabilidade glenoumeral. É importante excluir alguns *red flags*, como queixas de sintomas neurológicos ou que sugiram doenças reumatológicas.

Os pacientes que desenvolvem LMR costumam se apresentar com dor localizada no ombro, que pode irradiar para escápula e cotovelo. Ela pode ocorrer, inclusive, à noite, chegando a acordar o paciente – que não consegue dormir sobre o ombro acometido. Na tendinite da cabeça longa do bíceps (TCLB), a dor se localiza mais na região anterior do ombro, mas pode se assemelhar bastante a uma LMR e o paciente a refere principalmente à flexão do cotovelo ou flexão do ombro (movimento de elevação do ombro no plano sagital) com carga e supinação total. A bursite subacromial apresenta um quadro álgico de história subaguda, desencadeado com os movimentos. Na artrose glenoumeral, a dor é insidiosa e costuma acometer indivíduos acima de 50 anos.

O exame clínico é de grande importância, pois pode fornecer pistas para o diagnóstico. À inspeção, em casos crônicos pode-se observar atrofia muscular do membro acometido, em função do desuso. Pacientes com TCLB podem ter sua dor reproduzida à palpação do sulco bicipital.

Na movimentação passiva e ativa, casos de LMR e síndrome do impacto podem apresentar dor durante a elevação do membro (ou seja, erguer o ombro no plano da escápula, partindo de junto ao corpo até acima da cabeça, movimento que vai de 0 a 160-180°). Além disso, pode haver dor à abdução (movimento de elevação no plano coronal, partindo da lateral do corpo, que também vai de 0 a 180 graus) em rotação medial máxima (com o polegar apontado para baixo), entre 70 e 120°. Pacientes com capsulite adesiva apresentam ampla restrição do movimento, principalmente de rotação lateral (movimento realizado no plano axial, afastando-se da linha média), medial (aproximando-se da linha média) e abdução do membro – por isso, essa doença acaba sendo conhecida como "ombro congelado". No caso de artrose glenoumeral, o paciente se queixa de dor à movimentação, principalmente durante a rotação lateral, além de restrição de movimento, podendo acompanhar rigidez protocinética e crepitação. Não há, contudo, bloqueio evidente do movimento articular da mesma forma que na capsulite adesiva.

Alguns testes especiais podem ser realizados com o intuito de enriquecer a investigação, mesmo que por si sós não fechem o diagnóstico. Esses testes servem para avaliar a presença de impacto, a integridade do MR e a estabilidade do ombro.

O manguito rotador é formado pelos tendões dos músculos supraespinal, infraespinal, redondo menor e subescapular. Em termos de prevalência, o tendão do músculo supraespinal é o mais acometido em casos de LMR e tendinite calcária. No entanto, também é importante a avaliação da integridade dos músculos infraespinal e subescapular com testes específicos, sendo eles:

- Teste de Jobe: o examinador localiza-se posteriormente ao paciente, estabilizando sua escápula. Em seguida, aplica-se uma resistência à elevação dos membros superiores em 80 a 90°, estando estes estendidos, com o polegar apontado para o solo (rotação medial máxima). O teste é considerado positivo quando o examinador percebe diminuição de força ou quando há dor.
- Teste de Patte: o paciente deve posicionar o ombro em abdução e rotação lateral de 90° e o cotovelo em flexão de 90°. Deve tentar realizar uma rotação lateral do ombro (i. e., levar o punho para trás da linha do plano coronal) contra resistência oposta pelo examinador. Quando há diminuição de força ou dor do membro avaliado, o teste é dado como positivo. Alternativamente, o teste pode ser realizado com o braço aduzido ao lado do corpo, promovendo rotação lateral a partir da linha do plano sagital, para pacientes que sentem dor com a abdução.
- Teste do *bear hug*: solicita-se ao paciente que coloque a mão ipsilateral ao ombro acometido apoiada com a palma aberta no ombro contralateral, com o cotovelo mantido anteriormente ao corpo. O examinador deve, ativamente, tentar afastar a mão do paciente, forçando uma rotação lateral. Durante a manobra, o paciente aplica uma resistência em rotação medial,

tentando manter a mão apoiada no ombro. Para que o teste seja considerado positivo, o paciente não deve conseguir resistir e/ou deve se queixar de dor.

Em paciente com suspeita de instabilidade glenoumeral, é possível a realização de algumas manobras para avaliar a frouxidão ligamentar da articulação do ombro – o que pode corroborar o diagnóstico:

- Teste da gaveta do ombro: consiste em uma translação anteroposterior do ombro do paciente, com a escápula fixada pelo examinador (que se localiza posiciona atrás do paciente, como no teste de Jobe). Se houver frouxidão, o ombro translada facilmente.
- Teste do sulco: realiza-se uma tração do braço do paciente para baixo, estando este com o cotovelo fletido durante o exame. Em caso de frouxidão ligamentar, observa-se a formação de um sulco de 1 cm abaixo do acrômio ou mais.
- Teste de apreensão: o examinador novamente se posiciona atrás do paciente. O ombro do paciente deve estar a 90 graus de abdução, e o examinador apoia seu polegar na cabeça do úmero, na região posterior. Enquanto faz a rotação lateral passivamente, ele deve fazer pressão com o polegar, empurrando a cabeça do úmero para a frente. A reação de dor, sensação de luxação ou apreensão, como o teste sugere, torna-o positivo.

Além disso, como opção para avaliação da TCLB, pode-se realizar o teste de Yergason: o paciente deve permanecer em pé, com o braço ao longo do corpo e o cotovelo fletido em 90°. Partindo da pronação máxima, o paciente deve realizar a supinação do antebraço contra resistência, contida pelo examinador, postado diante dele. O examinador deve, com uma mão, segurar o terço distal do antebraço, e, com a outra, palpar o tendão da cabeça do bíceps (medial ao deltoide). O teste é positivo na presença de dor ou diferença de força em comparação com o membro contralateral.

DIAGNÓSTICO E CONDUTA

O diagnóstico das doenças referentes ao ombro se dá mediante um conjunto de investigações clínicas e complementares. Feito isso, cada uma delas tem conduta e evolução diferentes.

Lesão de manguito rotador

Lesão dos tendões que compõem o manguito rotador. Abrange desde uma tendinopatia (inflamação crônica) até lesões intrassubstanciais, transfixantes ou totais.

Quadro clínico e diagnóstico

Dor à realização de movimentos do ombro. Alguns pacientes podem ter a função preservada mesmo com lesão considerável do manguito. É clássica a dor noturna, que muitas vezes desperta o paciente, e a incapacidade de movimentos acima da cabeça.

Deve-se sempre excluir a presença de capsulite adesiva: enquanto a LMR apresenta restrição apenas **ativa** de arco de movimentos (ADM), a capsulite adesiva provocará perda **inclusive** de ADM **passiva**. Se esta estiver presente, deve ser **tratada antes** da LMR.

Cronicamente, a LMR pode evoluir para artropatia do manguito, com ascensão da cabeça do úmero e artrose glenoumeral. Esta pode provocar perda de ADM passiva. De acordo com os tendões acometidos, os testes de Jobe, Patte ou *bear hug* estarão positivos para dor e/ou força. Muitas vezes é associada à TCLB, observada pelo Yergason positivo.

É conveniente realizar triagem inicial com radiografias nas incidências anteroposterior, axilar e Y escapular do ombro. A USG não é essencial ao diagnóstico, que é predominantemente clínico.

Tratamento

O tratamento pode ser iniciado tão logo haja suspeita do diagnóstico, antes mesmo de realizar exames complementares, como analgesia (Tabela 1) e fisioterapia, que deve incluir ganho de ADM, alongamento de cápsula articular e fortalecimento do manguito rotador. Anti-inflamatórios, se necessário, devem ser utilizados pelo menor tempo e dose possíveis. Relaxantes musculares (tiocolchicosídeo em 4 mg até a cada 6 horas ou ciclobenzaprina em 10 mg 1 vez por dia – ambos não disponíveis no Sistema Único de Saúde – SUS) podem contribuir para o alívio de cervicobraquialgia miofascial geralmente associada.

TABELA 1 Medicações disponíveis no SUS conforme classe e posologia

Classe do medicamento	Fármaco	Dose	Administração
Analgésicos	Paracetamol	500-1.000 mg*	A cada 6 horas
	Dipirona	500-2.000 mg	A cada 6 horas
Anti-inflamatórios	Diclofenaco de sódio	50 mg	A cada 8 horas
	Ibuprofeno	600 mg	A cada 8 horas

* Risco de hepatotoxicidade conforme se aproxima da dose máxima (4 g/dia).

Em lesões leves, a grande maioria dos pacientes se beneficia de tratamento conservador. Não há evidências, ademais, de que intervenções cirúrgicas precoces sejam mais benéficas que tardias, e um bom preparo fisioterápico pré-operatório garante melhor resultado com a intervenção.

O tratamento fisioterápico deve ser precoce, intenso e longo, havendo ganho de função e melhora da dor. Deve-se recomendar ao paciente complementar as atividades realizadas nas sessões de fisioterapia com exercícios em casa. Além disso, em unidades onde haja disponibilidade do núcleo de saúde da família (NASF), pode-se solicitar uma ação conjunta, com grupos de atividade para fortalecimento do manguito rotador, por exemplo.

Pacientes com dores intensas refratárias ao tratamento conservador (3-6 meses de tratamento) jovens ou que realizem atividades de alta demanda podem ser candidatos a uma abordagem cirúrgica com especialista. Portanto, casos refratários ao tratamento conservador adequado devem ser encaminhados ao ortopedista de nível secundário.

Bursite subacromial ou subdeltóidea

Definição e quadro clínico

A bursite geralmente é uma inflamação das bursas decorrente de esforço repetitivo. Provoca dor especialmente à abdução do ombro e rotação lateral.

Diagnóstico

Haverá dor à palpação das bolsas, restrição de ADM somente pela dor e testes de manguito negativos.

Conduta

Analgesia, anti-inflamatórios, uso de compressas de gelo (15 minutos a cada 2 horas) e manutenção da ADM. A imobilização do ombro por qualquer motivo pode levar a capsulite adesiva, de forma que devem ser evitados movimentos que provocam dor, mas o ombro não deve ficar parado. Se não houver melhora, encaminhar ao ortopedista.

Tendinite da cabeça longa do bíceps

É definida como inflamação da inserção da cabeça longa do bíceps no coracoide.

Quadro clínico

Dor na região anterior do ombro, especialmente à flexão do ombro e do cotovelo em supinação.

Diagnóstico

O teste de Yergason será positivo, e os testes de manguito, negativos (a não ser que estejam associados). USG pode complementar diagnóstico definitivo, mas não é essencial.

Conduta

Analgesia, anti-inflamatórios e encaminhamento para fisioterapia para alongamento e fortalecimento. Se não houver melhora, encaminhar ao ortopedista.

Capsulite adesiva

É a inflamação da cápsula articular do ombro que provoca sua retração e restrição de ADM.

Quadro clínico

Dor no ombro e restrição importante da ADM, iniciando classicamente com a perda da rotação medial, e em seguida abdução e rotação lateral, com perda em torno de 50% de cada. Para se avaliar a rotação medial, pede-se ao paciente que coloque a mão nas costas, tentando alcançar o mais alto possível; a rotação medial normal atinge a escápula; na capsulite adesiva, o paciente classicamente não ultrapassa o trocânter maior do fêmur. Muitas vezes é impossível realizar a avaliação do manguito rotador nessas situações.

Diagnóstico

O diagnóstico da capsulite adesiva é por exclusão. Embora o diagnóstico clínico permita encaminhar com urgência para fisioterapia, é necessário realizar radiografias (incidência anteroposterior, axilar e perfil escapular) e USG, que devem vir inalteradas (ou com alguma tendinopatia ou LMR, que não excluem o diagnóstico de capsulite adesiva) para confirmar o diagnóstico *a posteriori* (sempre iniciar a fisioterapia o mais breve possível).

Conduta

Trata-se de doença secundária à imobilização prolongada do ombro decorrente de trauma, artrose ou LMR. Dessa forma, o tratamento consiste em controlar a dor e evitar o comprometimento da mobilidade da articulação. Para tanto, o médico generalista pode oferecer analgésicos simples e anti-inflamatórios não esteroidais (AINE) (curso de curta duração), que, em alguns casos, podem não ser suficientes para o controle álgico. Nessa situação, pode-se oferecer opioides – não disponíveis na rede básica. É importante indicar fisioterapia precoce com alongamento da cápsula anterior e posterior e ganho de ADM, a fim de evitar piora do congelamento da articulação.

Tendinite calcária

É a deposição de cálcio em tendões do manguito rotador. Geralmente, o mais acometido é o supraespinal.

Quadro clínico

Durante boa parte do desenvolvimento da doença, ela é assintomática. É especialmente dolorosa na fase de reabsorção das calcificações, causando restrição de movimento principalmente do tendão acometido (abdução no supraespinal, rotação lateral no infraespinal e rotação medial no subescapular).

Diagnóstico

O diagnóstico é definido quando se observam calcificações na topografia dos tendões à radiografia (Figura 1). Para observar o infraespinal, pode ser ne-

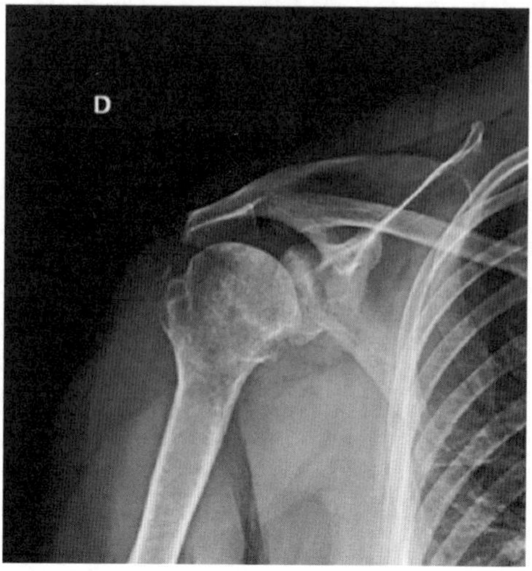

Figura 1 Tendinite calcária. Observe os depósitos calcificados na topografia do tendão supraespinal.

cessária uma radiografia em rotação medial; para o subescapular, em rotação lateral do ombro.

Conduta

Recomendam-se analgésicos simples, anti-inflamatórios em curso curto, opioides (em caso de dor refratária) e fisioterapia, indicando analgesia, alongamento, ganho de ADM e posterior fortalecimento do manguito rotador.

O encaminhamento cirúrgico só é indicado em casos em que não há melhora dos sintomas como resultado do tratamento conservador, além de um comprometimento significativo das atividades de vida diária.

Instabilidade glenoumeral

Define-se por ser uma anormalidade da articulação glenoumeral que predispõe à luxação.

Quadro clínico e diagnóstico

O paciente refere quadros de luxação recidivante do ombro. É possível realizar os testes de gaveta e apreensão para avaliação. A tração inferior do ombro pode demonstrar um sulco formado entre o acrômio e a cabeça do úmero.

Conduta

Pacientes com quadro de luxação recidivante devem ser encaminhados ao ortopedista para avaliação da causa de instabilidade, investigação e indicação de tratamento cirúrgico. Ao generalista caberá analgesia em caso de dor. O paciente pode ser encaminhado à fisioterapia para fortalecimento da musculatura do manguito rotador e associada ao ombro direito, visando à prevenção de novas luxações.

Cervicobraquialgia

Ver Capítulo 11 – Cervicobraquialgia subaguda e crônica.

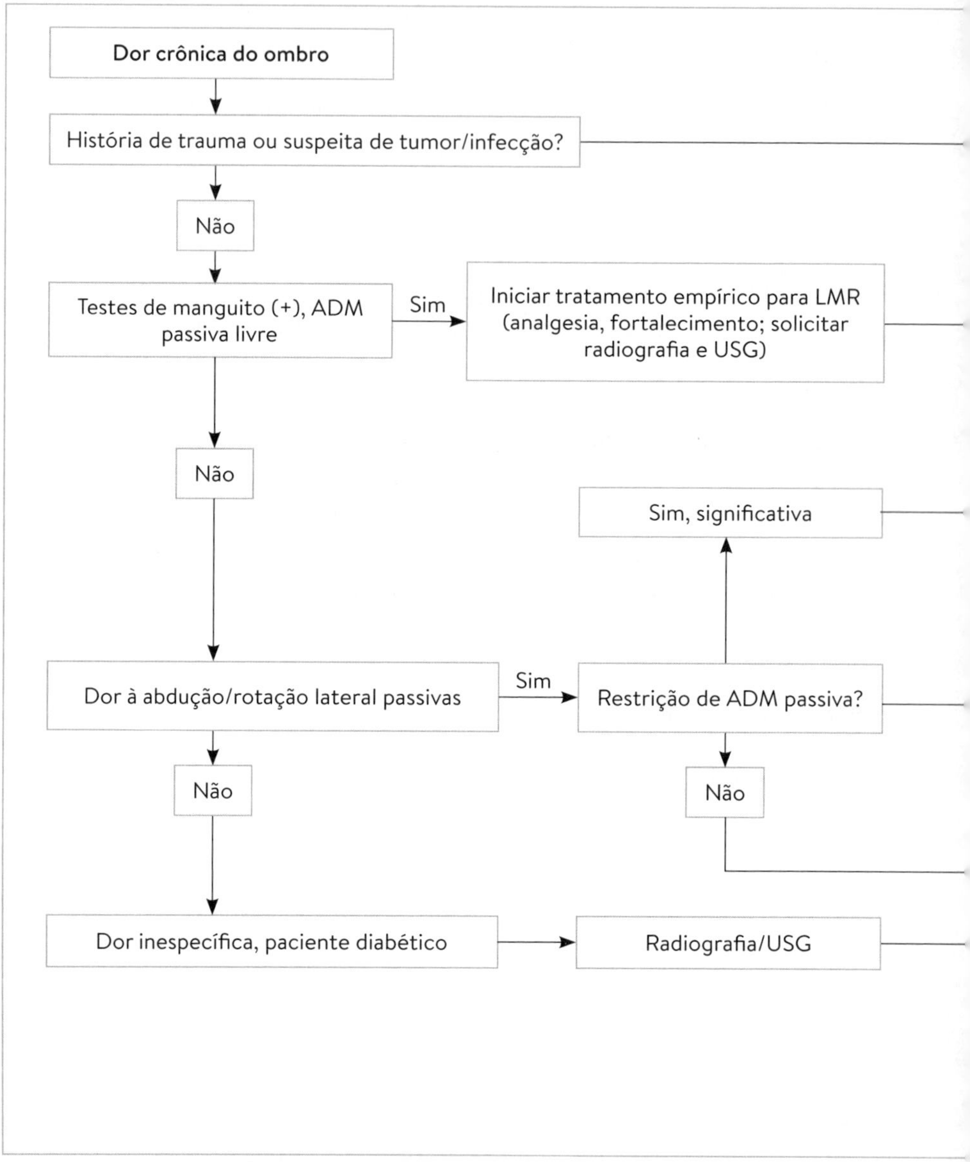

Figura 2 Condutas na avaliação de pacientes com dor crônica no ombro
ADM: arco de movimento; AINE: anti-inflamatórios não esteroidais; USG: ultrassonografia; FST: fisioterapia.

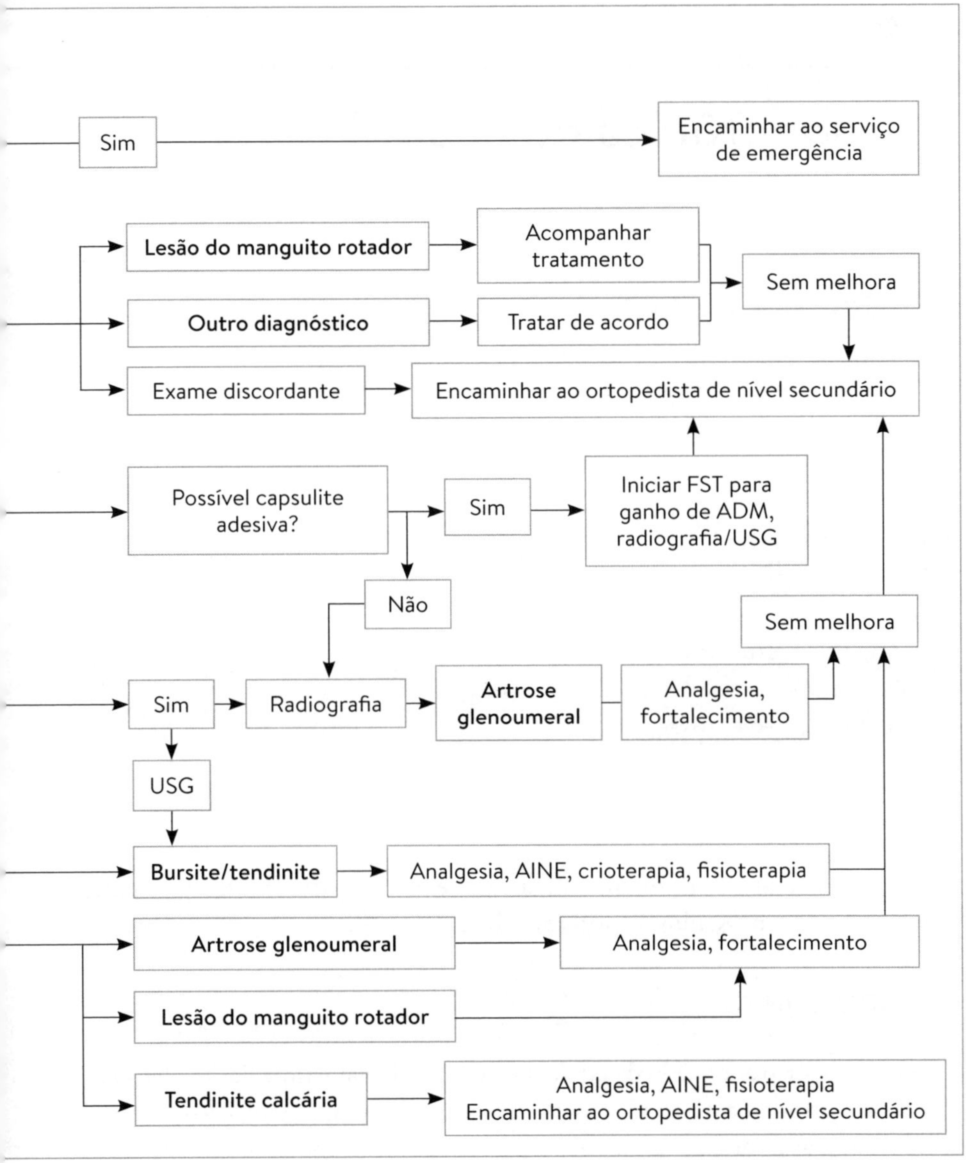
Sim
Encaminhar ao serviço de emergência
Lesão do manguito rotador
Acompanhar tratamento
Outro diagnóstico
Tratar de acordo
Sem melhora
Exame discordante
Encaminhar ao ortopedista de nível secundário
Possível capsulite adesiva?
Sim
Iniciar FST para ganho de ADM, radiografia/USG
Não
Sem melhora
Sim
Radiografia
Artrose glenoumeral
Analgesia, fortalecimento
USG
Bursite/tendinite
Analgesia, AINE, crioterapia, fisioterapia
Artrose glenoumeral
Analgesia, fortalecimento
Lesão do manguito rotador
Tendinite calcária
Analgesia, AINE, fisioterapia
Encaminhar ao ortopedista de nível secundário

16

Dor crônica do quadril

David Gonçalves Nordon

Classificação pelo CID-10	
M16	Coxartrose
M24.9	Desarranjo articular não especificado
M70.6	Bursite trocantérica
M70.7	Outras bursites do quadril
M87	Osteonecrose

DEFINIÇÃO

Dor na articulação coxofemoral, que pode incluir partes moles adjacentes (tendões, bursas, músculos, cápsula articular).

QUADRO CLÍNICO

O diagnóstico adequado da etiologia da dor articular é uma das tarefas mais difíceis em ortopedia. O quadril, particularmente, é uma articulação que apresenta etiologias diferentes de acordo com a faixa etária, que deve ser levada em conta na investigação (para dor no quadril na infância, ler o Capítulo 24 – Dor do quadril e joelho infantis). Em pacientes jovens podem estar presentes a síndrome do impacto do quadril, o quadril em ressalto, a osteonecrose do quadril e as bursites de quadril (além de infecções), entre outros. Em idosos predominam artrose e fraturas patológicas e traumáticas (e igualmente podem ocorrer infecções). Não se pode esquecer também, naturalmente, dos tumores ósseos.

Para infecções articulares, buscar o Capítulo 7 – Dor articular aguda não traumática; já para fraturas e tumores, ver o Capítulo 6 – Fraturas patológicas.

Didaticamente, podemos dividir as dores do quadril em intra-articulares e extra-articulares; além disso, as dores podem ser localizadas ou referidas. Tipicamente, o paciente com dor na articulação do quadril se apresenta com o "sinal do C": ao perguntar onde dói, o paciente coloca a mão em forma de C (o polegar apontando para posterior, e o indicador, para anterior) pela lateral da articulação do quadril, englobando-a.

Quanto a dores referidas, é essencial diferenciar as dores do quadril de dores lombares com irradiação nervosa ou síndrome do piriforme, e as dores características de sacroileíte.

O exame físico do quadril é bastante rico e pode direcionar com segurança, juntando-se ao quadro clínico e à faixa etária do paciente, o diagnóstico.

TABELA 1 Divisão de etiologias de dor do quadril por localização

Dor localizada		Dor relatada
Intra-articular	Extra-articular	
Artrose	Bursites	Lombalgia
Fratura de fêmur proximal	Tendinites	Síndrome do piriforme
Tumor	Quadril em ressalto	Sacroileíte
Infecção		Fratura de diáfise de fêmur
Síndrome do impacto do quadril		Alterações de marcha e ortostatismo relacionadas a outras articulações dos membros inferiores
Osteoporose transitória		
Osteonecrose		
Osteocondrite		

TABELA 2 Divisão de etiologias de dor do quadril por faixa etária

Jovens (20-60 anos)
Osteonecrose
Impacto femoroacetabular
Osteoporose transitória
Quadril em ressalto
Bursites e tendinites

(continua)

TABELA 2 Divisão de etiologias de dor do quadril por faixa etária (*continuação*)

Lombalgia/síndrome do piriforme
Sacroileíte
Fraturas
Infecções
Tumores
Idosos (> 60 anos)
Artrose
Lombalgia
Sacroileíte
Fraturas
Tumores
Infecções

Deve-se iniciar a avaliação de um paciente com dores no quadril com uma anamnese ampla e completa: onde se localiza a dor? Para onde irradia? Quais as características? Há quanto tempo? É particularmente importante buscar sua história prévia, pois pacientes jovens podem apresentar sequelas de doenças características da infância, como osteonecrose do quadril, displasia, epifisiólise, pioartrites e fraturas. Pacientes mais idosos já podem ter um diagnóstico prévio de artrose ou sequelas de fraturas; ou ainda apresentar histórias de tumor, osteoporose, uso de bisfosfonatos etc.

Pacientes com próteses de quadril são mais propensos a apresentar bursites trocantéricas. Pacientes gestantes são mais predispostas a apresentarem dores musculares pela alteração da marcha e do centro de gravidade do corpo, associada à frouxidão ligamentar característica da gravidez. Ademais, no terceiro trimestre de gestação é mais comum a incidência de osteoporose transitória.

Pacientes jovens praticantes de esportes podem apresentar a síndrome do impacto femoral, que se relaciona principalmente a determinados movimentos e atividades físicas. Aqueles com 20-40 anos com dor inespecífica no quadril podem apresentar osteonecrose da cabeça do fêmur, especialmente se essas características estiverem associadas a fatores de risco, como anemia falciforme, uso de corticosteroides e alcoolismo. Já no fim dessa faixa etária, ao redor dos 40 anos, tal queixa inespecífica pode se dever a uma osteoporose transitória do quadril.

Quanto a bursites, pacientes com história de tuberculose são mais propensos a bursites trocantéricas; pacientes com pouco panículo adiposo e trabalho sedentário, a bursite isquioglútea.

TABELA 3 Associações entre fatores de risco e doenças do quadril

Fatores de risco	Patologia do quadril
	Medicações
Corticosteroides	Osteonecrose
Bisfosfonatos	Fratura patológica
	Comorbidades
Anemia falciforme	Osteonecrose
Artrites	Artrose
Tuberculose	Bursite trocantérica
Imunodeficiência	Infecções, osteonecrose, bursites infectadas
Próteses/implantes	Bursite trocantérica
	Outros
Gestação	Osteoporose transitória
Atividade sedentária	Bursite isquioglútea
Carregamento de peso	Lombalgia
Esportes	Impacto femoroacetabular

EXAME FÍSICO

É essencial a avaliação ectoscópica do quadril, observando-se sua posição de repouso, alterações de pele e fâneros, evidências de cirurgias etc. Sinais flogísticos e fístulas são sugestivos de infecções. Muitas vezes, outras doenças clínicas podem provocar dores no quadril que não são associadas à articulação, como hérnia inguinal (encarcerada, estrangulada ou não), cálculos ureterais, patologias testiculares, diverticulite etc. Estas devem ser excluídas com base na anamnese e no exame físico.

O quadril apresenta um amplo arco de movimentos: flexão de 0-120°, extensão de 0-30°, abdução de 0-50°, adução de 0-30°, rotação medial de 0-40° e rotação lateral de 0-50°. Um arco de movimento evidentemente diminuído fala a favor de artroses. Quando há dor à movimentação, é importante excluir fraturas. Em casos de pioartrite, além do bloqueio articular, o quadril geralmente está fletido e rodado lateralmente, posição em que a cápsula articular comporta mais líquido.

Alguns testes especiais são particularmente importantes para diferenciar as principais doenças do quadril:

- Patrick: também conhecido pelo mnemônico FABERE (flexão, abdução e rotação externa), é principalmente utilizado para diferenciar doenças intra-articulares do quadril de acometimentos da articulação sacroilíaca. O paciente é examinado em decúbito dorsal horizontal; o quadril é abduzido e rodado externamente de forma a apoiar o tornozelo do lado a ser examinado sobre o joelho contralateral, formando um "4". O médico deve, então, apoiar sua mão contralateralmente (direita, p. ex.) sobre o joelho (esquerdo) do paciente, e a outra mão (esquerda) sobre a crista ilíaca contralateral (direita) ao lado examinado, exercendo uma pressão em direção ao solo. Dor na região do quadril do lado examinado (onde se empurrou o joelho – esquerdo) indica acometimento articular; dor contralateral (direito, no exemplo), geralmente referida posteriormente, é sugestiva de sacroileíte. Deve-se repetir o exame do outro lado, e pode-se realizar também o teste de Gaenslen para corroborar a suspeita de sacroileíte.
- Gaenslen: nesse teste, o paciente deve permanecer em decúbito dorsal horizontal e trazer o corpo até a borda da maca, de forma que o quadril a ser examinado fique praticamente para fora dela. O quadril do lado contralateral é flexionado e mantido seguro pelo próprio paciente; em seguida, o médico deve sustentar o membro a ser avaliado pelo tornozelo e deixá-lo descer rente à maca de exame, estressando a articulação sacroilíaca ipsilateral. Dor posterior é associada a sacroileíte.
- Lasègue (ou teste de elevação da perna estendida): é utilizado para o diagnóstico de compressão do nervo ciático (lombociatalgia). É realizado com o paciente em decúbito dorsal horizontal. Deve-se elevar o membro inferior em extensão total, do lado a ser examinado, e notar em que grau de angulação com relação à maca são reproduzidos os sintomas referidos pelo paciente. Lombociatalgia se associa a dor iniciada entre 30 e 60°; acima ou abaixo disso, a dor não é ciática. Nota: o teste de Lasègue, conforme comumente realizado, é equivalente ao teste de elevação da perna estendida, e não como originalmente descrito. Neste livro, optamos por considerá-los sinônimos.
- ABRI (abdução, rotação medial): utilizado para suspeita de síndrome do músculo piriforme. O paciente deve permanecer em decúbito dorsal horizontal, e o membro inferior do lado a ser examinado deve ser mantido estendido e com o quadril em flexoextensão neutra, para depois ser abduzido e rodado medialmente, o que provocará incômodo e reprodução dos sintomas.
- FADRI (flexão, adução, rotação medial): usado para avaliação da síndrome do impacto femoroacetabular anterior. Realizado com o paciente da

mesma forma que o teste anterior, porém com flexão de 90° e adução do quadril, a rotação medial provocará impacto do quadril acometido e reprodução dos sintomas.

- Hiperextensão e rotação lateral: utilizado para avaliação da síndrome do impacto femoroacetabular posterior, mais facilmente realizada com o paciente em decúbito lateral. Com uma mão, deve-se estabilizar a pelve e, com a outra, hiperestender e rodar lateralmente o membro inferior avaliado, provocando impacto e reprodução dos sintomas.

AVALIAÇÃO RADIOGRÁFICA

O estudo radiográfico do quadril é extremamente importante para a avaliação de suas patologias. Incidências que devem ser solicitadas: bacia AP, quadril AP e perfil, além da incidência de Lauenstein, especialmente em suspeita de osteonecrose ou epifisiólise. Vale notar que, uma vez que haja suspeita de fratura ou infecção, o paciente deve ser imediatamente direcionado ao serviço de emergência para avaliação.

O exame radiológico terá resultados que podem ser separados em dois grupos: com alterações e sem alterações. Alterações radiográficas óbvias geralmente levam ao diagnóstico imediato, como no caso de impacto femoroacetabular, artrose (exceto incipiente), osteonecrose e osteoporose transitória (exceto no quadro inicial), bursites calcificadas e tumores.

Por outro lado, exames sem alterações não necessariamente excluem a presença de doenças (artrose incipiente, osteonecrose e osteoporose transitórias iniciais, bursite, infecções, fraturas por estresse, sacroileíte), porém servem para direcionar para os diagnósticos diferenciais, como bursites, lombalgias, síndrome do piriforme. Entretanto, se o exame físico e a história clínica direcionam para patologias do quadril, não obstante a radiografia inalterada, o paciente deve ser investigado mais profundamente por meio de RNM do quadril, com seus achados respectivos.

DIAGNÓSTICO E CONDUTA

Fraturas e infecções

Sempre que houver suspeita, o paciente deve ser encaminhado a um serviço de emergência para avaliação.

Tumores

Na suspeita de tumores ósseos, o paciente precisa ser encaminhado com urgência para o especialista. Em determinados locais, é possível discutir o caso com o regulador da rede e adiantar alguns exames até o dia da consulta agendada; em locais onde a avaliação por um especialista implicará longa espera, pode-se optar por encaminhar o paciente ao serviço de emergência.

Artrose

A artrose consiste no desgaste da cartilagem da articulação coxofemoral.

Quadro clínico

As artroses, de modo geral, podem ser divididas em primárias e secundárias. Artroses primárias do quadril são comumente mais observadas em idosos e são geralmente bilaterais; por outro lado, as artroses secundárias são mais incidentes em pacientes jovens, unilaterais, com determinadas comorbidades (como artrite reumatoide, anemia falciforme etc.).

Diagnóstico

Ao exame físico observa-se dor, especialmente ao iniciar e terminar movimentos, e restrição da amplitude de movimento do quadril. À radiografia, há di-

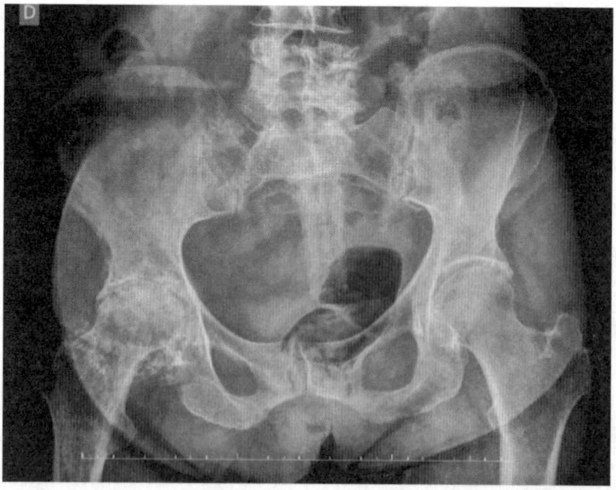

Figura 1 Coxartrose grave, à direita, e leve a moderada, à esquerda.

minuição progressiva do espaço articular, esclerose da superfície articular, formação de cistos subcondrais e formação de osteófitos.

Conduta

A conduta do médico generalista deve incluir, ao se realizar o diagnóstico de uma artrose de quadril:

- Tratamento medicamentoso da dor crônica (que deve ser realizado com analgésicos simples e cursos ocasionais de anti-inflamatórios não esteroidais [AINE], se necessário; há controvérsias quanto ao uso de condroitina e glucosamina, porém a diacereína pode ser efetiva na dor).

TABELA 4 Medicações que podem ser utilizadas para tratamento da dor crônica na coxartrose

Medicação	Posologia indicada
	Analgésicos simples
Dipirona	1 g a cada 6 horas (dose máxima: 2 g a cada 6 horas)
Paracetamol	500 mg a cada 6 horas (dose máxima: 1 g a cada 6 horas – risco de hepatotoxicidade)
	AINE*
Diclofenaco sódico	50 mg a cada 8 horas
Ibuprofeno	600 mg a cada 8 horas (máximo: 600 mg a cada 6 horas)
	Antidepressivos
Amitriptilina, Imipramina	Dose analgésica: 25-75 mg/dia Dose antidepressiva: 75-150 mg/dia
Fluoxetina	20 mg/dia
Outros	Não disponíveis na rede básica
Diacereína	50 mg/dia

* AINE: anti-inflamatórios não esteroidais.

- Solicitar fisioterapia que envolva analgesia, manutenção da amplitude de movimentos e fortalecimento da musculatura do quadril (principalmente extensores, abdutores e rotadores laterais).
- Orientar atividades físicas (preferencialmente, caminhada e exercícios na piscina; bicicleta ergométrica também pode ser utilizada, porém com banco alto para haver menor movimento do quadril, diminuindo a dor) e perda de peso para controle e prevenção da dor.

Em determinado ponto da história natural da doença, a dor será incontrolável, ou o comprometimento da amplitude de movimento, excessivo; nessas ocasiões, o paciente deverá ser avaliado pelo ortopedista, que poderá optar pela indicação de uma artroplastia de quadril, entre outras técnicas possíveis.

É importante ao generalista saber que existem diversos tipos de artroplastia de quadril: a de *resurface*, que refaz a superfície da cabeça do fêmur (de indicação bastante restrita); artroplastias parciais, nas quais é colocado somente o componente femoral, utilizadas principalmente em caso de fraturas em pacientes com pouca perspectiva de sobrevida (até 7 anos); e artroplastias totais de quadril (Figura 2), nas quais são colocados os componentes femoral e acetabular (com perspectiva de duração, até uma nova revisão, de aproximadamente 15 anos). Em caso de artrose, realiza-se *resurface* ou artroplastia total.

Pacientes com próteses de quadril podem apresentar dor por diversos motivos, entre os quais o mais comum é a bursite trocantérica. Contudo, desgaste do componente de polietileno e infecção também podem causar dor. Esta, quando gerada por infecção, é mais comumente relacionada ao início de movimento; na radiografia, é possível que não haja alterações ou então que se observe perda da interface componente-osso (área radiotransparente entre os dois), soltura com ou sem deslocamento do componente e alterações da qualidade óssea. Não sendo a dor pós-artroplastia um achado comum, é essencial que o generalista encaminhe o paciente ao ortopedista para avaliação.

Igualmente importante é o generalista conhecer as restrições de movimentos que os pacientes submetidos a uma prótese de quadril devem observar: não

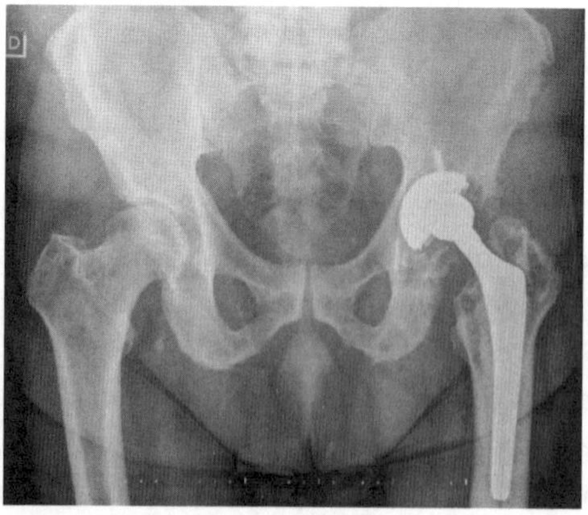

Figura 2 Artroplastia total do quadril esquerdo.

se deve realizar flexão do quadril maior do que 90° ou abdução e adução extremas, pois podem predispor à luxação da prótese.

Todos os casos de suspeita de luxação – que envolve uma história de movimento brusco com dor súbita e incapacidade motora do quadril – devem ser imediatamente encaminhados ao serviço de emergência ortopédica.

Osteonecrose da cabeça femoral

Necrose avascular da cabeça do fêmur.

Quadro clínico

A osteonecrose da cabeça femoral (ONCF) é uma doença que acomete pacientes jovens, entre 20 e 40 anos de idade. Quando secundária, tem entre os principais fatores de risco alcoolismo, anemia falciforme e uso de corticosteroides. Entretanto, muitos casos não terão uma etiologia definida – sendo casos primários.

O paciente apresenta dor progressiva na articulação do quadril, sem história de trauma ou febre.

Diagnóstico

As imagens radiográficas inicialmente não apresentam alterações, porém, com a evolução da doença, apresentam radioluscências, colapso da cabeça e alteração de sua forma com artrose progressiva. Em quadros iniciais, o diagnóstico é feito com ressonância nuclear magnética do quadril, que evidenciará lesões geográficas escuras em T1 e claras em T2.

Conduta

Quando identificado, é importante conter o fator causal (como o uso de corticosteroides e alcoolismo). Entretanto, não é necessário impedir carga no membro acometido nem repouso, pois a doença evoluirá independentemente disso. Ademais, uma vez realizado o diagnóstico de um dos lados, é importante suspeitar de lesão contralateral ainda incipiente. Quadris mais sintomáticos evoluem mais rapidamente.

Uma vez diagnosticado ou havendo suspeita, o paciente deve ser encaminhado ao ortopedista para complementação diagnóstica e de conduta.

Osteoporose transitória do quadril

Define-se como um quadro de alteração autolimitada do metabolismo ósseo do fêmur proximal.

Quadro clínico

A osteoporose transitória do quadril é uma patologia rara, que acomete pacientes homens na faixa dos 40 anos de idade e pacientes gestantes de terceiro trimestre.

A queixa principal é uma dor progressiva no quadril, geralmente sem alterações na radiografia (que podem levar até 6 semanas para aparecer). É bilateral em 1/3 dos casos e pode se associar a atrofia da musculatura.

Diagnóstico

O diagnóstico clínico é desafiador. Alterações podem só ser identificadas com ressonância nuclear magnética.

Conduta

Por ser um quadro autolimitado, não está indicada nenhuma intervenção além de analgesia. Geralmente há resolução completa do quadro em 4-6 meses do início. Convém, porém, encaminhar o paciente ao ortopedista para confirmação diagnóstica.

Síndrome do impacto femoroacetabular

Impacto mecânico entre o colo do fêmur e o acetábulo.

Quadro clínico

A síndrome do impacto é uma das principais causas de osteoartrose do quadril em pacientes jovens, de 20 a 50 anos. O paciente apresenta dor, especialmente após as atividades físicas, e pode ter dor ou dificuldade à abdução do quadril.

Diagnóstico

Ao exame físico, há limitação no teste de flexão, adução e rotação medial, pois há impacto do teto acetabular anormal com o colo, do colo anormal com o acetábulo normal ou, em determinados casos, de ambos, pois os tipos de impacto não são mutuamente excludentes.

Existem dois tipos de impacto femoroacetabular:

- CAME: relacionado a pacientes homens, jovens, ativos. À radiografia, observa-se alteração da esfericidade da cabeça do fêmur, que se torna mais elíptica.
- Pincer: mais comum em pacientes mulheres, de meia-idade, ativas. Ocorre formação de uma osteofitose na ponta do teto acetabular, como se fosse uma pinça. À radiografia, pode-se observar também o sinal do cruzamento – sobrecobertura anterior.

Conduta

Quando há suspeita ou diagnóstico de impacto femoroacetabular, o paciente deve ser orientado a interromper suas atividades físicas. Podem ser utilizados analgésicos simples e anti-inflamatórios; a fisioterapia, quando indicada, pode incluir fortalecimento da musculatura do quadril, porém com arco de movimento restrito para não intensificar o impacto.

Na suspeita de síndrome do impacto, convém encaminhar o paciente ao ortopedista para avaliação, pois pacientes com essa doença invariavelmente evoluirão com artrose do quadril e necessitarão de artroplastia.

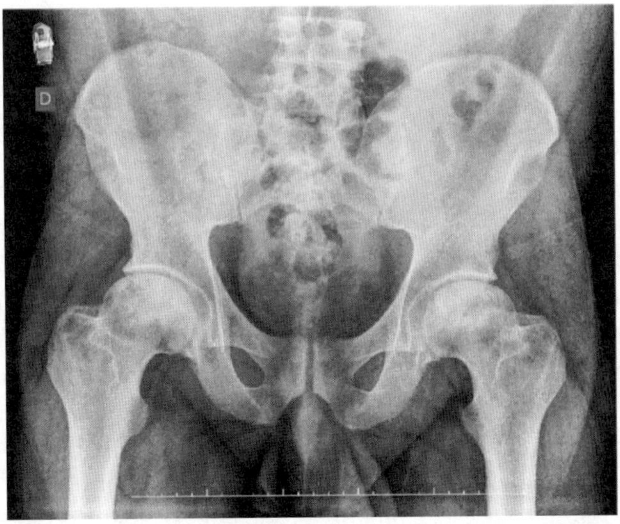

Figura 3 Impacto femoroacetabular tipo CAME. Observe a perda da esfericidade da cabeça femoral. Pode ser observado também o sinal do cruzamento quando a parede anterior do acetábulo cruza a posterior, indicando sobrecobertura anterior.

Quadril em ressalto

É a alteração da mecânica do quadril que promove um clique sensível e/ou audível.

O ressalto do quadril pode ser externo (a banda iliotibial passa sobre o trocânter maior durante a flexão), interno (o tendão do iliopsoas passa sobre a cabeça ou iminência pectínea durante a flexão) ou intra-articular (secundário a osteocondromatose ou outra alteração óssea).

Quadro clínico e diagnóstico

A queixa e o exame físico são diagnósticos. O paciente refere um estalo audível do quadril durante sua movimentação, que pode ser doloroso ou não.

Conduta

O tratamento é predominantemente conservador, com analgésicos, se houver dor, e fisioterapia para relaxamento e alongamento muscular (de iliopsoas, banda iliotibial e glúteos). Caso não ocorra melhora, o paciente deve ser encaminhado ao ortopedista, pois tratamento cirúrgico poderá ser necessário.

Bursites

Caracterizam-se como inflamação das bursas do quadril.

Diagnóstico e conduta

Bursites graves ou infecciosas do quadril levarão a um quadro doloroso e de restrição de movimentos. Nesses casos, geralmente, o paciente procurará por conta própria atendimento no serviço de emergência. Entretanto, caso busque a Unidade Básica de Saúde (UBS), o generalista deverá encaminhá-lo devidamente.

Por outro lado, bursites leves, diagnosticadas por dor na localização anatômica da bursa (trocantérica, isquioglútea e subglútea), podem ser tratadas conservadoramente com analgésicos simples, AINE, fisioterapia e gelo (especialmente nas bursites calcificadas, que podem ser vistas à radiografia).

Se não houver melhora, o paciente deve ser encaminhado ao ortopedista.

Sacroileíte

Inflamação da articulação sacroilíaca.

Quadro clínico

Dor na região glútea associada ou não a irradiação para os membros inferiores.

Diagnóstico

Teste de Patrick positivo para sacro, e Gaenslen positivo.

A radiografia pode não mostrar alterações ou já demonstrar artrose e anquilose da articulação. Nesses casos, a suspeita principal é de espondilite anquilosante (Capítulo 12 – Lombalgia subaguda e crônica).

Conduta

O tratamento da sacroileíte é conservador, com analgesia, AINE e fisioterapia para alongamento e fortalecimento da musculatura do quadril e lombar.

Na suspeita de espondilite anquilosante, encaminha-se o paciente ao reumatologista.

Síndrome do músculo piriforme

Compressão/irritação do nervo ciático em sua emergência sob o músculo piriforme.

Quadro clínico

O paciente apresenta dor ciática e/ou parestesia no território do nervo, geralmente após ficar muito tempo sentado ou apoiado sobre o lado acometido. Geralmente não ocorre na posição ortostática.

Diagnóstico

Diagnóstico de exclusão (diferenciar de claudicação neurogênica e hérnia discal lombar). Ao exame físico, o teste de ABRI reproduz os sintomas.

Tratamento

Analgesia, AINE, encaminhamento à fisioterapia para analgesia, alongamento e posterior fortalecimento dos rotadores externos.

Orientar o paciente a evitar permanecer prolongadamente na posição provocativa.

Se não houver melhora com o tratamento proposto, encaminha-se ao ortopedista.

Lombalgia, lombociatalgia

Conferir o Capítulo 12 – Lombalgia subaguda e crônica.

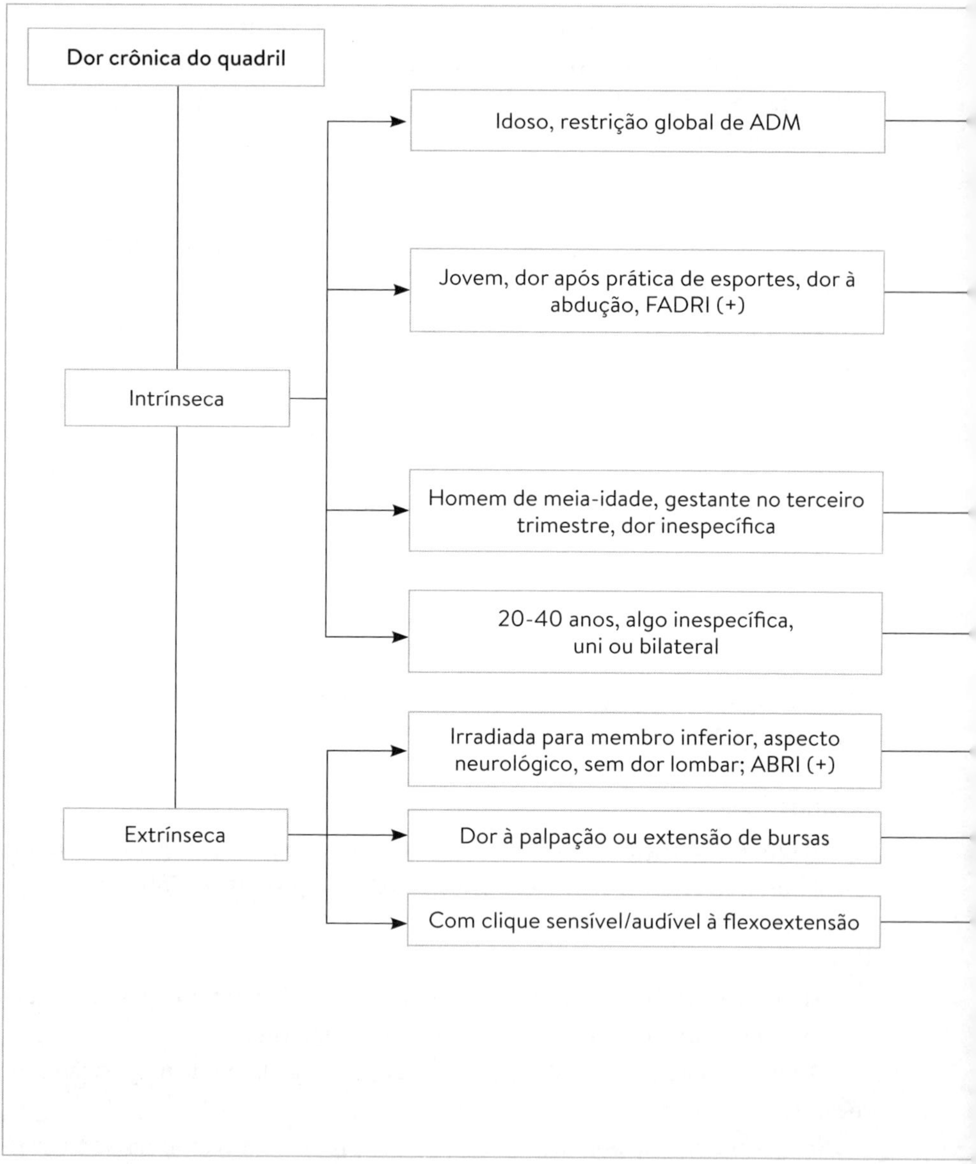

Figura 4 Condutas na avaliação de pacientes com queixa de dor no quadril.

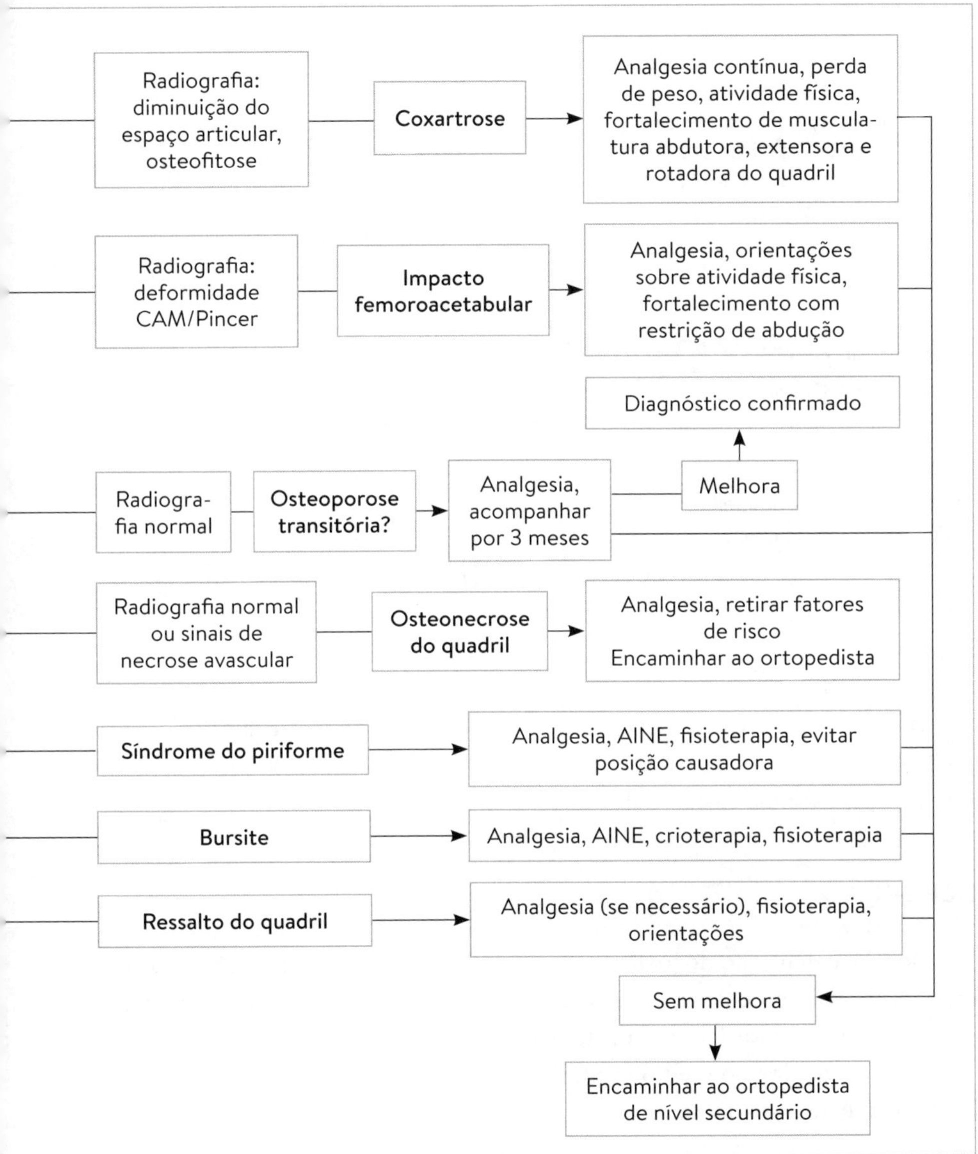
Radiografia: diminuição do espaço articular, osteofitose
Coxartrose
Analgesia contínua, perda de peso, atividade física, fortalecimento de musculatura abdutora, extensora e rotadora do quadril
Radiografia: deformidade CAM/Pincer
Impacto femoroacetabular
Analgesia, orientações sobre atividade física, fortalecimento com restrição de abdução
Diagnóstico confirmado
Melhora
Radiografia normal
Osteoporose transitória?
Analgesia, acompanhar por 3 meses
Radiografia normal ou sinais de necrose avascular
Osteonecrose do quadril
Analgesia, retirar fatores de risco
Encaminhar ao ortopedista
Síndrome do piriforme
Analgesia, AINE, fisioterapia, evitar posição causadora
Bursite
Analgesia, AINE, crioterapia, fisioterapia
Ressalto do quadril
Analgesia (se necessário), fisioterapia, orientações
Sem melhora
Encaminhar ao ortopedista de nível secundário

17

Dor subaguda e crônica do joelho

Andrey Oliveira da Cruz
Bruno Seiki Kubota
David Gonçalves Nordon

Classificação pelo CID-10	
M17	Gonartrose
M22.2	Transtornos femoropatelares
M22.4	Condromalácia da rótula
M25.5	Dor no joelho
M70.4	Bursite pré-patelar
M71.2	Cisto sinovial do espaço poplíteo (Baker)
M76.3	Síndrome da faixa iliotibial
M76.5	Tendinite patelar
S83.2	Ruptura do menisco, atual
S83.4	Entorse e distensão envolvendo ligamento colateral do joelho
S83.5	Entorse e distensão envolvendo ligamento cruzado do joelho
M87.0	Necrose asséptica idiopática/osteonecrose

DEFINIÇÃO

Dor na articulação do joelho de início subagudo ou apresentação já crônica, não necessariamente restrita unicamente à articulação, podendo acometer partes moles ao redor (como bursa, tendões, fáscia e músculos).

Queixas de dor no joelho infantil são apresentadas no Capítulo 24 – Dor do quadril e joelho infantis.

QUADRO CLÍNICO

Dor no joelho é a segunda queixa ortopédica mais comum. É bastante associada à faixa etária e à atividade que cada pessoa exerce. Pacientes idosos com dores crônicas nos joelhos provavelmente apresentarão gonartrose. Pacientes de meia-idade, trabalhadores braçais (pintores, ceramistas, pedreiros), que se ajoelhem muito, podem apresentar uma dor subaguda na face anterior da patela associada a bursite. Nesses mesmos pacientes e em outros pacientes jovens, porém, às vezes é necessário buscar dores especificamente na patela, principalmente protocinéticas, que são indicativas de condromalácia patelar; ou dores internas no joelho, principalmente ao descer escadas, associadas a lesão meniscal.

Esta também pode ocorrer em pacientes esportistas, geralmente por uma carga axial associada a um movimento em valgo, mesmo mecanismo que pode levar à lesão do ligamento cruzado anterior, comum em jogadores de futebol. A lesão do ligamento cruzado posterior, por outro lado, associa-se geralmente a traumas de alta energia, como trauma do joelho fletido contra o painel do carro.

Por fim, alguns diagnósticos mais difíceis podem surgir, como as osteonecroses e a osteocondrite dissecante.

DIAGNÓSTICO

A grande maioria das lesões do joelho pode ser diagnosticada por meio de uma boa história clínica e do exame físico. É importante conhecer os principais exames a serem realizados, que podem direcionar o diagnóstico quando a queixa é inespecífica ou o paciente tem dificuldade para se expressar.

Testes para lesão ligamentar

- Teste da gaveta anterior e posterior: avalia a posição da tíbia em relação ao fêmur. Com o paciente em decúbito dorsal horizontal, quadril fletido a 45° e joelho fletido a 90°, o examinador deve se sentar sobre o pé do paciente, para travá-lo na mesa, apoiar os dedos na região posterior da tíbia proximal e os polegares nas linhas articulares, e tracionar o joelho em direção anterior a fim de identificar alguma alteração no deslizamento da tíbia. Em seguida, realiza força em direção posterior – é a manobra mais sensível para lesão do ligamento cruzado posterior (LCP). É importante comparar bilateralmente na posição de repouso, para excluir uma lesão de LCP (a tíbia estará posteriorizada e dará a falsa impressão de uma gaveta anterior positiva) e para identificar diferenças nos *endpoints* do exame. Se a tíbia estiver posteriorizada, deve-se primeiro reduzir sua subluxação, para depois realizar a manobra da gaveta.

- Teste de Lachman: realizado com o paciente em decúbito dorsal horizontal, com o joelho para fora da mesa, fletido entre 20 e 30°, o examinador estabiliza o fêmur distal com uma mão e traciona a tíbia anteriormente e posteriormente em relação ao fêmur. É mais sensível que a gaveta para lesão do cruzado anterior (LCA).
- Teste de Jerk (rotacional): avalia a tensão no LCA; a perna deve estar em rotação medial, com o joelho fletido a 90° e o quadril a 45°. O membro deve ser lentamente estendido ao mesmo tempo que se realiza força em valgo. Se positivo, há um ressalto articular que indica uma subluxação anterolateral do joelho a aproximadamente 30° de flexão.
- Teste *pivot shift* (McIntosh): com o joelho estendido em valgo (posição final do teste de Jerk) e perna em rotação medial, realiza-se a flexão do joelho e, caso o teste seja positivo, é percebido um ressalto durante a manobra a aproximadamente 30° de flexão, quando ocorre redução da subluxação.
- Teste de Jakob (*pivot shift* reverso): com o paciente em decúbito dorsal com o joelho fletido em 90° e perna em rotação lateral, é aplicada uma força em valgo enquanto o joelho é lentamente estendido. Caso haja lesão em LCP, quando o joelho chegar a 30° de flexão, é percebido ressalto.
- Estresse varo e valgo: o teste de estresse varo é realizado com o paciente em decúbito dorsal horizontal, e o joelho para fora da mesa de exame e fletido em 0° e depois em 30°. Aplica-se uma força em varo por meio do tornozelo do paciente, estabilizando-se o joelho pela face medial, testando-se o ligamento colateral lateral (LCL). Já no teste de estresse valgo, uma força em valgo é aplicada, e o joelho é estabilizado pela face lateral, testando-se o ligamento colateral medial (LCM).

Testes para lesão meniscal

- Teste de Apley: com o paciente em decúbito ventral e joelho fletido a 90°, realiza-se compressão axial associada a rotação lateral da perna com o intuito de avaliar o menisco medial. Deve ser realizada a rotação medial para avaliar o menisco lateral. Se há lesão, o paciente apresenta dor ou estalido durante a realização da manobra.

- Teste de McMurray: com o paciente em decúbito dorsal e o joelho totalmente flexionado, realiza-se a rotação do pé lateralmente enquanto o joelho é lentamente estendido. Ocorre estalido ou dor à compressão de interlinha articular medial se há lesão meniscal. A manobra é realizada novamente com a rotação medial do pé para avaliar o menisco lateral (interlinha lateral).
- Marcha de pato: solicita-se ao paciente que agache sobre os calcanhares e dê alguns passos. Caso haja lesão do corno posterior do menisco medial, a dor na região medial impede a realização do movimento.

Teste adicional

Compressão patelar: realizada a 0° e 45° de flexão do joelho, promove-se uma compressão da patela contra os côndilos femorais. Geralmente apresenta dor na presença de condromalácia de patela. É importante, entretanto, palpar toda a borda da patela para identificar locais de dor.

Diagnósticos diferenciais e condutas

Gonartrose e artrose femoropatelar

Lesão progressiva da articulação femorotibial ou femoropatelar que leva à obliteração do espaço articular.

Quadro clínico

Acomete o compartimento medial em 75% dos casos, o lateral em 26% e o femoropatelar em 48%. O paciente se queixa de dor protocinética, localizada no local afetado, que geralmente melhora conforme "esquenta", porém piora ao fim do dia e após esforços como caminhadas ou subir escadas. Conforme a gravidade, há progressiva crepitação dolorosa e restrição do arco de movimentos (ADM) do joelho. Inicialmente, a dor é apenas diurna; porém, com o passar do tempo, pode ocorrer inclusive à noite. Com a progressão da doença, ocorrem também deformidade em varo (mais comum, mas valgo pode ocorrer) e atrofia muscular por desuso.

Diagnóstico

Embora o diagnóstico possa ser realizado clinicamente, convém realizar uma radiografia para diagnóstico definitivo, avaliação da gravidade e diagnósticos diferenciais. É importante notar que há uma dissociação radiográfica na gonartrose: joelhos que apresentam doença grave pela radiografia podem ser assintomáticos, enquanto alguns com gonartrose ainda incipiente podem ser extremamente dolorosos. As incidências radiográficas a serem solicitadas são anteroposterior, de perfil e axial de patela.

Os achados (Figura 1) estão listados a seguir:

- Diminuição do espaço articular;
- Esclerose subcondral;
- Osteófitos;
- Cistos subcondrais.

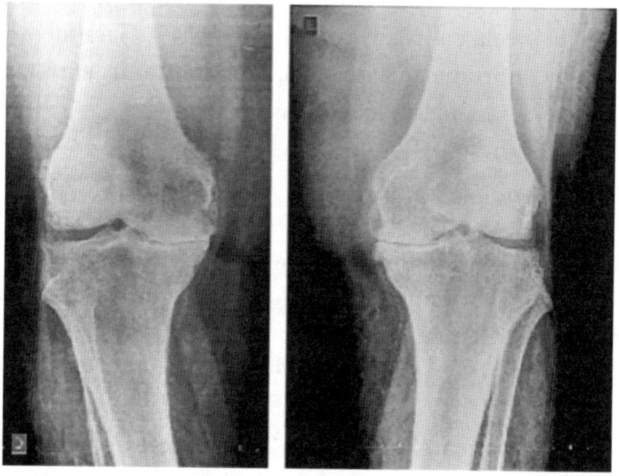

Figura 1 Gonartrose medial bilateral. É a forma mais comum e geralmente evolui para joelho em varo.

Os critérios diagnósticos estão demonstrados no Quadro 1.

QUADRO 1 Critérios diagnósticos da gonartrose
Dor nos joelhos na maior parte dos dias do último mês
Osteófitos observados nas radiografias
Derrame articular
Idade > 40 anos
Rigidez matinal com duração de pelo menos 30 minutos
Crepitação em movimentação ativa

Conduta

Uma vez diagnosticada a gonartrose, o médico generalista pode iniciar seu tratamento, que consiste em: analgesia contínua e, conforme a necessidade, fisioterapia; utilização de auxílio para caminhar; e órteses, se necessário.

O tratamento farmacológico baseia-se em analgésicos simples, anti-inflamatórios não hormonais (na menor dose e pelo menor período possível; apenas para alívio agudo da dor). Há discussão sobre a eficácia de condroprotetores e injeções intra-articulares, que são, de qualquer forma, da competência do especialista.

As medicações que podem ser utilizadas estão demonstradas na Tabela 1.

TABELA 1 Medicamentos e doses que podem ser utilizados para tratamento da dor na gonartrose

Medicamento	Dose
	Analgésicos
Dipirona	500-2.000 mg a cada 6 horas
Paracetamol	500-1.000 mg a cada 6 horas (quanto maior a dose, maior o risco de hepatotoxicidade)

A mudança de hábitos é essencial no tratamento da gonartrose. A perda de peso diminui a sobrecarga dos joelhos, o que impacta positivamente a diminuição da dor. Uma nova recomendação da AAOS, de 2021, tem força moderada de que a perda de peso auxilia na melhora de dor e função em pacientes obesos e com sobrepeso. Seu efeito ocorre principalmente quando associada a atividades físicas.

São indicadas fisioterapia, para fortalecimento global e equilibrado do membro inferior, quadris, assoalho pélvico e *core* abdominal, e cinesioterapia, com treino de equilíbrio e de consciência corporal. Em osteoartroses leves ou moderadas, a fisioterapia mostra melhora em 70% dos casos. O fortalecimento muscular, assim como a perda de peso, são os pilares essenciais e insubstituíveis do tratamento conservador da gonartrose.

A utilização de bengalas pode auxiliar pacientes, especialmente idosos, dando-lhes mais confiança e permitindo que caminhem com mais facilidade (recomendação com força moderada). Palmilhas, embora antigamente muito recomendadas, atualmente não têm evidências de que funcionem (recomendação forte).

Quase todos os pacientes podem ser acompanhados pelo médico generalista. Porém, quando os sintomas são graves ou de difícil controle pelo tratamento conservador, convém encaminhar o paciente a um ortopedista.

O tratamento cirúrgico consiste em debridamento artroscópico, osteotomias e artroplastia. A artroplastia total do joelho é um tratamento terapêutico eficaz para alívio da dor e melhora funcional do membro em pacientes com osteoartrose grave. Apresenta um pós-operatório geralmente mais doloroso que o da prótese de quadril e com duração aproximadamente igual (10-15 anos antes da necessidade de revisão).

Lesão ligamentar

Os ligamentos do joelho são estruturas responsáveis pela estabilização da articulação, impedindo a translação e a rotação da tíbia em relação ao fêmur. Suas lesões ocorrem principalmente por mecanismos de trauma. Na maioria das vezes de forma isolada, mas podem ser associadas a outras distensões.

Quadro clínico

As roturas dos LCA e LCM estão associadas a movimentos de entorse e desaceleração, comuns em esportes de contato e colisão, assim como os que exigem torção dos membros inferiores, como futebol, tênis e handebol. Em lesões de LCA, alguns pacientes referem ouvir um estalo no momento da contusão, e o derrame articular geralmente é universal e imediato. Reciprocamente, estima-se que 78% das lesões traumáticas agudas do joelho com hemartrose têm lesão de LCA. A lesão do LCM pode acontecer por meio de um estresse direto na face lateral do joelho ou de um esforço indireto na abdução e rotação da perna.

Lesão dos LCL e LCP são incomuns, geralmente decorrentes de traumas de alta energia. As lesões do LCL e do LCP representam, respectivamente, 8% e 3% das lesões ligamentares de joelho. A etiologia da lesão do LCL geralmente está associada a estresse traumático que leva a uma hiperextensão em varo do membro ou rotação lateral acentuada da tíbia. O LCP é frequentemente lesado em acidentes automobilísticos, quando a tíbia atinge o painel do carro e é posteriorizada – "lesão do painel".

O paciente consegue definir o momento e o trauma que causou a lesão; inicialmente, referirá dor, inchaço e sensação de falseio e instabilidade.

Após o trauma inicial, com a melhora do edema, não há mais dor; o paciente refere apenas a sensação de falseio e instabilidade. Apenas em longo prazo a lesão ligamentar levará a degeneração meniscal e subsequente artrose dolorosa.

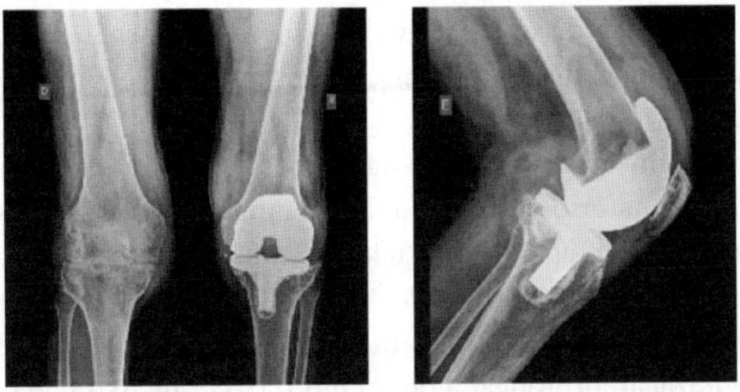

Figura 2 Artroplastia total de joelho. Último recurso para gonartrose grave, com grande ganho analgésico e funcional.

Diagnóstico

Lesões ligamentares podem ser diagnosticadas clinicamente por meio dos testes da gaveta, *pivot shifts* e estresses.

TABELA 2 Escala de classificação de lesão ligamentar do joelho

Grau	Descrição
I	O ligamento é levemente danificado em um entorse de grau I. Foi um pouco estirado, mas ainda é capaz de ajudar a manter a estabilidade da articulação do joelho.
II	O ligamento é estirado para o ponto onde fica solto, de modo a gerar alguma instabilidade no joelho. Este é muitas vezes descrito como uma ruptura parcial do ligamento.
III	Ocorre uma lesão completa do ligamento, que fica dividido em 2 partes, e a articulação do joelho é instável em determinado movimento.

Conduta

Muitas vezes não é possível examinar o paciente por causa da dor apresentada. Nessas ocasiões, convém encaminhá-lo ao serviço de urgência para realização de avaliação pelo ortopedista.

Quadros subagudos ou crônicos de lesão dos ligamentos do joelho são mais comumente atendidos na esfera da atenção primária. Nesses casos, em que o edema já cedeu, é possível examinar o paciente e, se fratura foi anteriormente excluída, o generalista poderá iniciar o tratamento ao mesmo tempo que encaminha o paciente ao ortopedista para avaliação de indicação cirúrgica. O tratamento conservador é suficiente para grande parte dos pacientes, porém se indica o tratamento cirúrgico para aqueles com grande demanda da articulação, instabilidade significativa e outras lesões associadas, ou para evitar progressão da degeneração meniscal e artrose, especialmente no caso de lesão do LCA.

Caso o paciente apresente dor, analgésicos simples podem ser prescritos, além de anti-inflamatórios não esteroidais, na menor dose e pelo período mais curto possível. A fisioterapia deve fortalecer a musculatura estabilizadora do joelho, com foco em quadríceps para lesão do LCP e jarrete para lesão do LCA.

Joelheiras podem mitigar a dor, em razão da compressão local, mas se deve evitar a imobilização prolongada do membro para que isso não cause atrofia muscular.

Exames de imagem adicionais, como ressonância nuclear magnética, são pedidos a critério do especialista.

Lesão meniscal

As lesões meniscais podem ocorrer de forma frequente (61:100.000), geralmente quando o joelho em posição flexionada é submetido a uma força rotacional de grande impacto, sendo comprimido entre o fêmur e a tíbia.

Quadro clínico

Apresenta associação com lesão do LCA (especialmente o menisco lateral) em torno de 50 a 70% dos casos. Um terço ocorre em prática esportiva, como futebol, basquete, tênis, handebol e outros esportes que envolvem desaceleração e mudança de direção brusca, sendo o menisco medial o mais acometido. Idosos com degeneração do menisco podem rompê-lo com torção leve.

A dor no momento da lesão é variável, dado que muitos continuam a atividade normalmente. A dor costuma evoluir em 24 horas de forma insidiosa, e o edema leva o mesmo período para se desenvolver. Quando não tratada, há queixa de estalos, incapacidade de estender o membro, incapacidade de agachar ou ajoelhar-se, dor provocada à palpação, falseio (propriocepção prejudicada pela lesão) e derrame articular. Utilizam-se, para diagnóstico clínico, os testes específicos McMurray, Apley e de marcha de pato para avaliar lesões meniscais.

Diagnóstico

O diagnóstico é feito pela história e pelo exame físico. A avaliação por métodos de imagem é indicada para planejamento cirúrgico, não sendo obrigatória para muitos pacientes.

Conduta

Da mesma forma que na lesão ligamentar, o generalista provavelmente atenderá pacientes com lesão subaguda ou crônica do menisco. Caso haja suspeita, convém iniciar o tratamento conservador – uso de analgésicos simples e anti-inflamatórios, fisioterapia (fortalecimento global e equilibrado dos membros inferiores, quadris e *core* abdominal e cinesioterapia) – e encaminhar o paciente para um ortopedista para confirmação diagnóstica.

O ortopedista pode optar por tratamento conservador ou cirúrgico. As indicações para cirurgia são joelho travado ou movimentação muito restrita, associação com rotura de LCA e piora progressiva mesmo após tratamento conservador.

Síndrome patelofemoral

A síndrome patelofemoral é caracterizada por dor na face anterior do joelho que envolve a patela e retináculo e que exclui outras patologias intra-articulares e peripatelares. Embora seja entendida como sinônimo da síndrome patelofemoral, a condromalácia patelar não é uma síndrome clínica, mas um diagnóstico patológico.

Quadro clínico

Um dos diagnósticos mais prevalentes na medicina do esporte, a síndrome patelofemoral corresponde a 25 a 40% das lesões de joelho em corredores. Acomete cerca de 2 vezes mais as mulheres que os homens. *Overuse* – excesso de treino –, mau alinhamento e trauma são fatores mais associados à síndrome.

Dor na face anterior do joelho, atrás ou ao redor da patela, com piora ao agachar, correr, subir ou descer escada, sentar-se por tempo prolongado caracteriza o "sinal do cinema". Ela é geralmente descrita como ardor, mas também pode ser em pontada. Crepitação é uma queixa muito frequente, por vezes relatada como areia no joelho. Por sua associação com *overuse*, é importante questionar o paciente sobre atividade física: intensidade, frequência, aumento da distância percorrida.

A dor também pode causar sensação de falseio ao andar, por inibição do neurônio motor do quadríceps, e comumente é confundida com instabilidade do ligamento cruzado anterior.

Por fim, a dor inicial de alterações da patela pode ser sentida na fossa poplítea, o que muitas vezes leva ao diagnóstico errado de "cisto de Baker doloroso".

Diagnóstico

A avaliação inicia-se logo que o paciente adentra o consultório. Avaliam-se a marcha, desalinhamentos. Ao exame físico, pode-se encontrar dor ao pressionar a patela contra o sulco troclear (classicamente, a 0° e 45° de flexão) ou sensibilidade da sinóvia ou do retináculo na palpação.

Conduta

O diagnóstico clínico permite o início do tratamento conservador, ao mesmo tempo que o paciente é encaminhado ao ortopedista para acompanhamento.

Agudamente, o tratamento é realizado com limitação ou afastamento da atividade física, analgésicos simples, anti-inflamatórios não esteroidais (na menor dose e pelo menor período possíveis) e gelo. A fisioterapia com enfoque no alongamento do quadríceps femoral e no fortalecimento global e equilibrado dos membros inferiores, dos quadris e do *core* abdominal tem bons resultados no controle da dor.

O tratamento cirúrgico é o último recurso, sendo indicado apenas para casos com falha do tratamento conservador, por pelo menos 6-12 meses.

Bursite pré-patelar

Inflamação da bursa pré-patelar. É a bursite mais comum do joelho.

Quadro clínico e diagnóstico

Caracteriza-se por edema e aumento de sensibilidade da região pré-patelar, podendo ser subaguda e crônica. A bursite ocorre em pacientes que permanecem longos períodos ajoelhados, como domésticas, azulejistas, esportistas e religiosos.

Em casos agudos, o edema e a dor encontram-se mais exacerbados. Deve-se ficar atento à possibilidade de bursite piogênica quando há história de trauma recente e presença de escoriações, fissuras ou ferimentos.

O diagnóstico é clínico pela palpação da bursa inflamada e dolorosa.

Conduta

O tratamento consiste em sintomáticos, uma vez que se trata de uma condição autolimitada. Indica-se o uso de analgésicos simples, anti-inflamatórios, compressão e gelo. Injeção de corticosteroide é contraindicada por aumentar as chances de infecção. Caso haja persistência da dor, com limitação funcional, convém encaminhar o paciente para avaliação ortopédica da necessidade de cirurgia.

No caso de bursite piogênica, o paciente deve ser encaminhado ao serviço secundário para drenagem cirúrgica e antibioticoterapia.

Cisto poplíteo (Baker)

O cisto de Baker é um cisto sinovial que surge na fossa poplítea em razão do aumento da pressão intra-articular por doença secundária, com herniação da membrana sinovial com líquido sinovial.

Quadro clínico

Aparece em ambos os sexos, em idade entre 35 e 70 anos. Um terço dos cistos está associado a traumas prévios, e 2/3, a osteoartrose. Outros fatores de risco são artrite reumatoide e rotura de menisco.

A maioria dos cistos é pequena e assintomática. O paciente costuma procurar o serviço com queixa de abaulamento da fossa poplítea e, em alguns casos, apresenta dor e rigidez. Porém, em casos de cistos grandes, pode haver dissecção e/ou ruptura, com compressão de estruturas adjacentes e aparecimento de sintomas semelhantes à trombose venosa profunda (TVP).

Diagnóstico

É um cisto de consistência líquida, não aderido a planos profundos. Para diagnóstico diferencial com outras tumorações e malformações arteriovenosas, em sua suspeita convém solicitar uma ultrassonografia da fossa poplítea.

Conduta

O tratamento inicial se dá com o uso de analgésicos simples, quando há dor, e tratamento da doença articular inflamatória/degenerativa associada (que é a causa da dor, em última análise). A maioria dos cistos tem regressão espontânea. Só é indicado encaminhar para avaliação de tratamento cirúrgico quando há claros sinais de que o cisto esteja incomodando o paciente ou comprimindo estruturas importantes com comprometimento clínico.

Osteonecrose secundária

Necrose avascular do côndilo femoral.

Quadro clínico

Acomete pacientes entre 40 e 50 anos de idade, tanto homens quanto mulheres. O joelho é a terceira articulação mais acometida, estando a osteonecrose secundária mais comum no quadril. Ela afeta gradualmente a epífise, de modo que, quando seus sintomas são apresentados, o osso subcondral encontra-se na fase tardia da doença, na iminência de fratura.

Embora não se conheça a exata etiopatogenia da doença, ela é associada a diversos fatores de risco, como uso de corticosteroide sistêmico, alcoolismo, lúpus eritematoso sistêmico (LES), trauma prévio, hiperuricemia, hemoglobinopatias, radiação, tromboflebite e HIV.

A principal queixa que leva o paciente a procurar o serviço de saúde é a dor. Esta, progressiva e associada à carga e à movimentação, também pode aparecer em repouso e à noite. Ao exame físico não se encontra nenhum achado específico, mas dor à movimentação e, em alguns casos, diminuição da amplitude de movimento.

Diagnóstico

Métodos de imagem são boas ferramentas de diagnóstico e base do estadiamento e classificação das lesões. As radiografias costumam apresentar alterações muito tempo após o início dos sintomas, sendo os primeiros achados áreas de esclerose e cisto, com discreto aumento da densidade óssea. Em estágios avançados, são patognomônicos o sinal em crescente (área subcondral radioluscente – colapso subcondral) e a perda da esfericidade. Em casos de progressão para artrose, a radiografia é semelhante à da artrose primária.

A ressonância magnética é o padrão-ouro no diagnóstico por imagem. São achados, em T1, lesões heterogêneas bem delimitadas, circundadas por anel com hipossinal, que representa o limite entre a medula viável e a isquêmica; em T2, tecido de granulação hipervascularizado, visto como uma dupla linha. Com a evolução, visualiza-se edema circundando a lesão necrótica da medula e diminuição do osso condral colapsado. O aspecto da lesão é caracteristicamente descrito como geográfico.

Conduta

Na suspeita diagnóstica, o paciente deve ser encaminhado ao ortopedista para investigação e tratamento. O paciente deve ser orientado a evitar os fatores de risco e tirar a carga no joelho afetado (indicam-se muletas para tal; canadenses, se o paciente tiver boa força no braço, ou axilar, se não tiver).

Recomenda-se o uso de analgésicos simples e anti-inflamatórios (sempre na menor dose e pelo menor tempo possíveis) para controle da dor. Porém, o resultado é insatisfatório.

Osteonecrose espontânea ou fratura por insuficiência do osso subcondral

A osteonecrose espontânea (conhecida classicamente como SPONK, na sigla em inglês) é uma fratura por estresse. Sendo assim, o termo mais apropriado é fratura por insuficiência do osso subcondral (FIS). Ela ocorre por estresse repetido na placa epifisária, que produz microfraturas, cursando com destruição e colapso do osso subcondral. É comum a associação com a lesão meniscal.

Quadro clínico

Costuma acometer principalmente mulheres (3:1) com mais de 60 anos de idade, obesas e com osteoporose. Geralmente é unilateral e com predileção do côndilo femoral medial (90%). O paciente refere aparecimento súbito de dor intensa no joelho, sem melhora ao repouso. Apesar de a clínica ser semelhante à da osteonecrose secundária, seus achados radiográficos e histopatológicos são diferentes.

Diagnóstico

Os achados na ressonância magnética são áreas focais lineares com hipossinal em T1 e T2, paralelas à placa do osso subcondral. Pode-se encontrar também no osso subcondral, mas sem especificidade: achatamento, linhas de fratura e áreas de necrose.

Conduta

O tratamento inicial é realizado conservadoramente com analgesia simples, gelo e redução da carga com muletas, apresentando boa resposta. Convém evitar anti-inflamatórios em pacientes com mais de 65 anos pelos riscos associados. Na suspeita diagnóstica, o paciente deve ser encaminhado ao ortopedista para avaliação e acompanhamento.

Osteocondrite dissecante do joelho

A osteocondrite dissecante (OCD) é o processo patológico de alteração focal e idiopática do osso subcondral, com efeitos secundários sobre o desenvolvimento de instabilidade e rompimento de cartilagem articular adjacente, resultando em quadro de osteoartrite prematura (edema, dor e até bloqueio articular).

Quadro clínico

A manifestação clínica da OCD no joelho é variável. No caso de lesão estável, é provável a manifestação de dor no joelho, rotação lateral no padrão de marcha e possível derrame. No caso de lesões instáveis, podem-se desenvolver alterações mecânicas do joelho, com sensação de bloqueio.

Na avaliação física do joelho lesionado, recomenda-se utilizar a manobra de Wilson com rotação medial da tíbia durante extensão do joelho a partir de 90° de flexão (como teste de Jerk sem a força em valgo). A presença de dor torna-se importante para corroborar as suspeitas clínicas. Em casos sintomáticos de longa duração, pode-se observar atrofia do quadríceps.

Diagnóstico

Quanto mais precoce a doença, menor a chance de identificar a lesão à radiografia, sendo necessários exames como cintilografia e ressonância magnética para tanto. Entretanto, a história e o exame físico são suficientes para elaborar uma hipótese diagnóstica e estabelecer a conduta.

Conduta

Todos os pacientes com suspeita de osteocondrite dissecante de joelho devem ser encaminhados ao ortopedista da atenção secundária, sendo iniciado tratamento conservador (analgesia, evitar carga) na atenção primária.

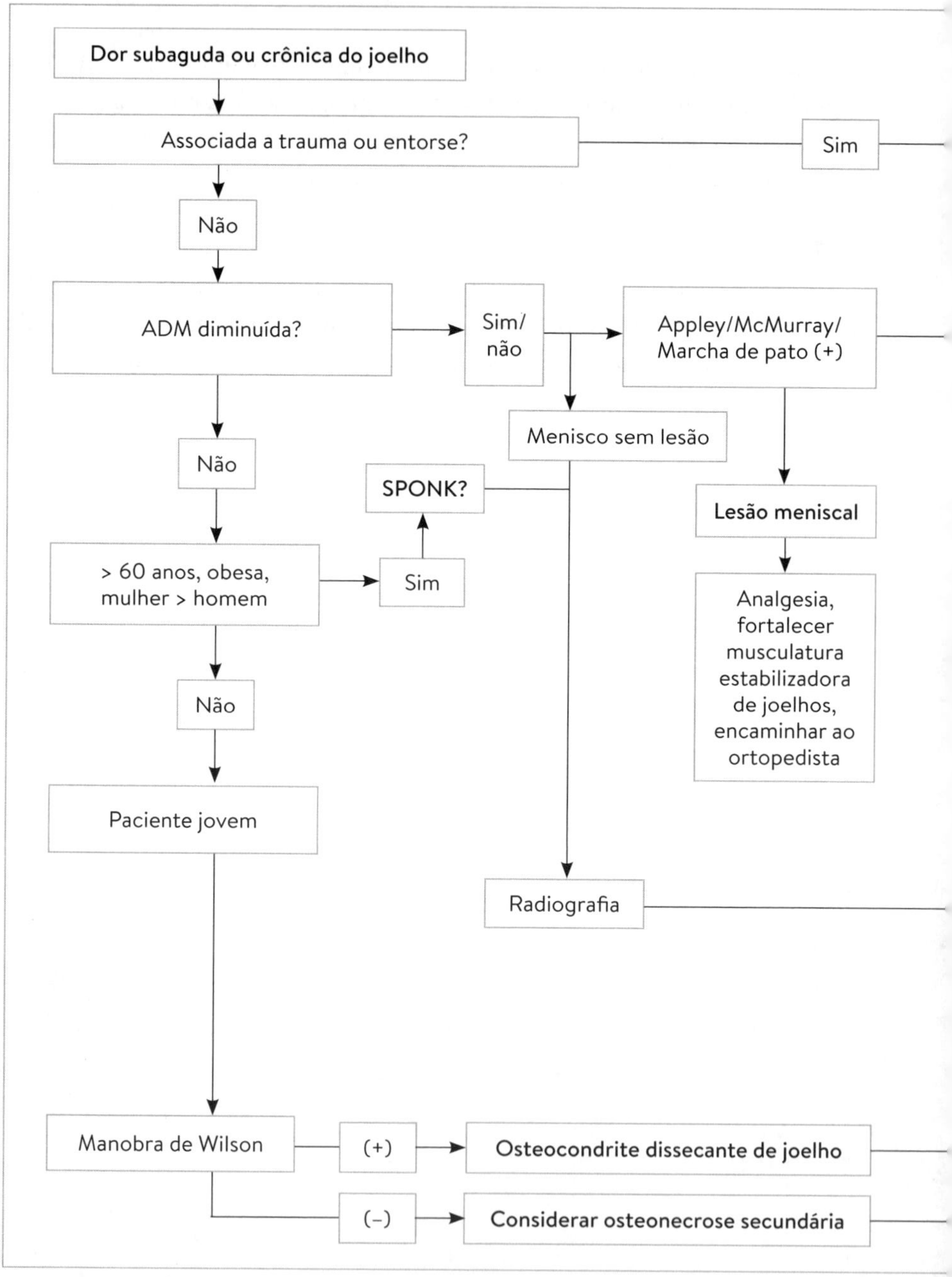

Figura 3 Conduta na avaliação de pacientes com queixa de dor subaguda ou crônica no joelho ADM: amplitude de movimento; LCA: ligamento cruzado anterior; LCP: ligamento cruzado posterior.

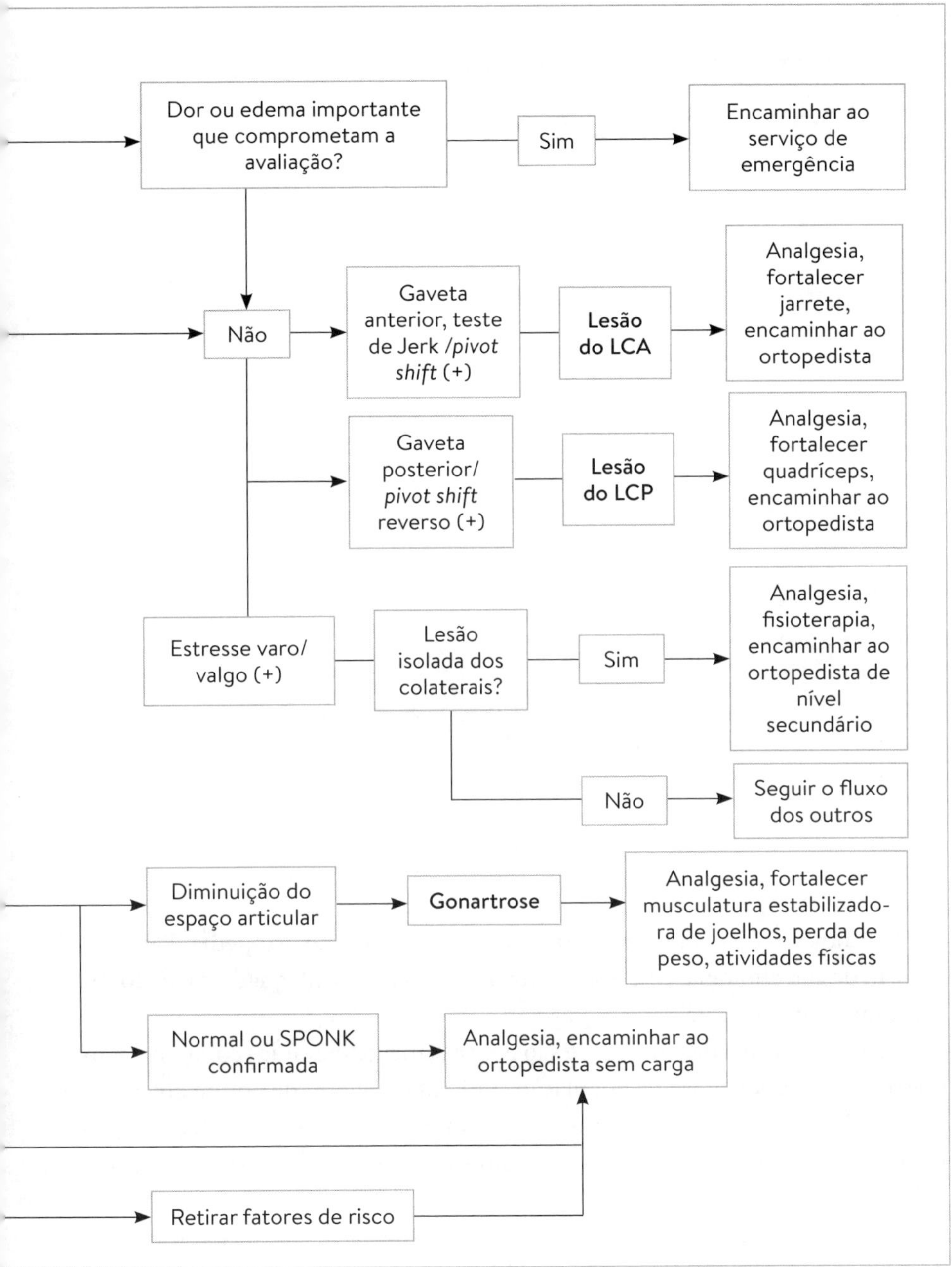
Dor ou edema importante que comprometam a avaliação?
Sim
Encaminhar ao serviço de emergência
Não
Gaveta anterior, teste de Jerk /pivot shift (+)
Lesão do LCA
Analgesia, fortalecer jarrete, encaminhar ao ortopedista
Gaveta posterior/ pivot shift reverso (+)
Lesão do LCP
Analgesia, fortalecer quadríceps, encaminhar ao ortopedista
Estresse varo/ valgo (+)
Lesão isolada dos colaterais?
Sim
Analgesia, fisioterapia, encaminhar ao ortopedista de nível secundário
Não
Seguir o fluxo dos outros
Diminuição do espaço articular
Gonartrose
Analgesia, fortalecer musculatura estabilizadora de joelhos, perda de peso, atividades físicas
Normal ou SPONK confirmada
Analgesia, encaminhar ao ortopedista sem carga
Retirar fatores de risco

18

Dor crônica do pé

Dario Mendes Júnior
David Gonçalves Nordon
Henrique Rodrigues Clemente

Classificação pelo CID-10	
G57.8	Neuroma de Morton
Q66.7	Pé cavo
M20	Deformidades adquiridas dos dedos das mãos e dos pés
M21.4	Pé plano adquirido
M72.2	Fibromatose da fáscia plantar (doença de Lederhose)
M77.3	Esporão do calcâneo
M77.4	Metatarsalgia

DEFINIÇÃO

Dor nos pés é uma queixa comum no ambulatório de ortopedia. Para elucidação de sua etiologia, é necessária uma compreensão adequada da anatomia e da biomecânica do pé.

As dores localizadas no antepé são genericamente definidas como metatarsalgias. Oitenta por cento da população apresentará queixa de dor no antepé ou calosidades ao longo da vida, sendo mais comum em mulheres (8:1), principalmente por causa do uso de sapatos de salto alto e caixa (a parte da frente) triangular e apertada.

Regnaud dividiu as metatarsalgias em dois tipos básicos: mecânicas (92% dos casos) e não mecânicas (8%) (Quadro 1).

É importante diferenciar a localização exata da dor, pois esta indicará a estrutura acometida e a possível patologia associada.

QUADRO 1 Classificação de Regnaud para metatarsalgias

A: Metatarsalgias mecânicas
AI: Envolvimento do pé como um todo
Pé equino
Antepé triangular simples
Antepé convexo simples
Antepé triangular convexo
Antepé cavo
AII: Envolvimento do antepé
AIIa) Congênitas: ▪ Agenesia ▪ Hipoplasia ▪ Macromelia ▪ Outras malformações
AIIb) Adquiridas: ▪ Sobrecarga ▪ Traumáticas ▪ Deformidades dos dedos ▪ Alterações de irrigação local ▪ Artrose ▪ Neuropatias periféricas ▪ Iatrogênicas
B: Metatarsalgias não mecânicas
BI: Enfermidades locais
Infecções
Tumores
BII: Enfermidades gerais
Vasculopatias
Artrites
Doenças metabólicas
Doenças neuromusculares

ANATOMIA E BIOMECÂNICA

O pé é composto de 30 ossos articulados entre si. Podemos dividi-lo didaticamente em:

- Retropé: composto de calcâneo e tálus, que se articulam por meio de suas articulações (talocalcânea) e seus ligamentos estabilizadores. O tálus é o responsável pela articulação com o tornozelo (articulação tibiotarsal) e permite o movimento de dorsiflexão do tornozelo. O calcâneo, ao se articular com o tálus, permite os movimentos de varismo (o eixo longitudinal vertical do calcâneo se desvia distalmente para a direção da linha média do corpo; sua superfície inferior aponta para "dentro" do corpo) e valgismo do retropé (o eixo se desvia distalmente para lateral; o calcâneo aponta para "fora" do corpo).

- Mediopé: composto pelo navicular, as três cunhas e o cuboide, que se articulam com o retropé por meio da articulação de Chopart. Permite o movimento de abdução (afastamento da linha média no plano axial) e adução (aproximação da linha média), pronação (rotação lateral no plano coronal; a sola do pé aponta para longe do corpo) e supinação (rotação medial no plano coronal; a sola do pé aponta para dentro do corpo).
- Antepé: composto de 5 metatarsos, 14 falanges e 2 sesamoides do hálux, articula-se com as cunhas e cuboide pela articulação de Lisfranc e permite os movimentos de abdução, adução, pronação e supinação. O quarto e o quinto raios são os mais móveis do antepé e permitem a grande adaptabilidade do pé aos mais irregulares terrenos.

TENDÕES E MÚSCULOS

- Tendão do tibial anterior: inserção na cunha medial e na base do primeiro metatarso; responsável pela inversão e dorsiflexão do pé.
- Tendão do tibial posterior: inserção no segundo, terceiro e quarto metatarsos, todos os cuneiformes, cuboide e navicular; responsável pela inversão e flexão plantar do pé.
- Tendão do fibular longo: inserção na cunha medial e base do primeiro metatarso, por inferior; eversão e flexão plantar do pé.
- Tendão do fibular curto: base do quinto metatarso; eversão e flexão plantar do pé.
- Tendão do fibular terceiro: inserção na base do quinto metatarso; eversão e dorsiflexão do pé.

O tibial posterior é o principal responsável pela manutenção do arco plantar, enquanto os fibulares e o tibial anterior tendem a aplainar o arco plantar.

Durante o apoio podálico, o peso do corpo é dividido nestas três regiões do pé: 60% no retropé, 8% no mediopé e 32% no antepé. Durante a passada, o peso se concentra no segundo e no terceiro metatarsos em um pé saudável. Na fase de elevação do calcâneo, a movimentação dos tendões e a contração do tríceps sural provocam um varismo do calcâneo, que, associado ao travamento da articulação calcaneocubóidea e talonavicular, estabiliza todas as articulações do pé, tornando-o rígido e, por consequência, permitindo-lhe impulsionar o corpo. Por outro lado, na fase de apoio, ocorre o contrário: há um valgismo do calcâneo, dispersando a energia e a carga do passo. Desvios dessa biomecânica podem causar dores localizadas nos outros metatarsos ou deformidades adquiridas, como pé plano, pé cavo e pé equino.

EXAME FÍSICO DO PÉ

O principal objetivo do exame físico do pé é identificar todas as suas estruturas ósseas e as estruturas ligamentares e tendíneas principais (tendões tibiais, fibulares, extensores dos dedos e do hálux, aquileu, fáscia plantar e ligamentos perimaleolares).

À ectoscopia, deve-se buscar alterações de pele, fâneros e ungueais, edemas localizados, tumorações e calosidades. As calosidades são particularmente importantes, pois demonstram o padrão de pisada do paciente: as áreas de maior estresse apresentarão maiores calosidades. O mais comum é o padrão de distribuição sobre o segundo e o terceiro metatarsos e o calcâneo; contudo, pisadas supinadas apresentarão maior calosidade ao longo do primeiro raio, e as pronadas, nos raios centrais e laterais.

O antepé triangular simples apresenta a convergência dos dedos, observando-se o pé de cima ou anteriormente, com um aspecto efetivamente triangular (mesma forma de sapato feminino). Um antepé convexo simples apresenta protuberância inferior das cabeças dos metatarsais centrais (principalmente segundo e terceiro) com calosidade exuberante, observável anterior e inferiormente. É a causa mais comum de metatarsalgia mecânica.

O antepé triangular convexo é uma combinação de ambos. O antepé cavo é causado por uma elevação dos metatarsos centrais e provoca um apoio maior nos metatarsos das extremidades, causando, assim, calosidades sob eles. É diferente do pé cavo, no qual o arco longitudinal é aumentado por uma flexão do primeiro raio, levando, assim, a maior calosidade sob sua cabeça.

Com o paciente em pé, deve-se observar seus pés anteriormente, posteriormente, medialmente e lateralmente.

Anteriormente se observam alterações dos ossos e tendões, sendo visíveis as alterações de artelhos (dedos em martelo, dedos em taco de golfe, sobreposição de dedos, hálux valgo) e deformidades claras em abdução ou adução do antepé. No pé cavo, observa-se o sinal do *peek-a-boo*: o varismo do calcâneo, que aparece mais medialmente que os artelhos.

É possível, posteriormente, observar o valgismo natural do retropé e se ele se encontra acentuado ou diminuído, o equinismo e o sinal do *too many toes*, associado à insuficiência do tibial posterior: observando-se o pé posteriormente, normalmente se nota apenas um artelho. Quando há uma abdução aumentada do antepé, pode-se observar mais artelhos, e abdução do antepé será tão mais grave quanto o número de artelhos observáveis.

Lateralmente, pode ser observado o alargamento do antepé, característico do pé plano. E medialmente se pode observar o arco plantar longitudinal, abolido nos pés planos e aumentado nos pés cavos.

A inspeção dinâmica deve procurar alterações na marcha, alterações da flexibilidade e mobilidade dos ossos do pé. Elevando-se o hálux com o pé todo apoiado no chão, um pé plano flexível pode recuperar a forma do arco pelo efeito molinete dos ligamentos e tendões do pé (teste de Jack positivo).

A palpação do pé do paciente deve buscar todas as suas estruturas ósseas e as principais estruturas ligamentares e tendíneas. Deve-se avaliar, em especial, a flexibilidade de todas as suas articulações. Não se deve deixar de realizar o exame neurovascular, buscando o pulso tibial posterior e o pedioso e a sensibilidade nos territórios dos nervos fibulares superficial e profundo, sural e safeno. Em casos de dores no retropé, deve-se palpar a inserção distal do tendão aquileu e a fáscia plantar, que geralmente se encontram dolorosos, especialmente à dorsiflexão passiva máxima do pé e dos dedos.

Na suspeita do neuroma de Morton, que é mais comum entre o terceiro e o quarto metatarsos, pode-se realizar a compressão laterolateral dos metatarsos, enquanto, com o polegar da outra mão na face plantar e o indicador na face dorsal, realiza-se a compressão do espaço acometido e a mobilização da nodulação. Pode-se sentir um estalido – sinal de Mulder – conforme o neuroma atravessa o ligamento intermetatarsal transverso, reproduzindo-se os sintomas.

Na suspeita de neuropatia diabética, é importante realizar o teste do monofilamento nos locais indicados para avaliação da função sensitiva do pé (Capítulo 19 – Pé insensível).

Por meio de um exame clínico detalhado, pode-se identificar o local da dor. Geralmente não são necessários outros exames para concluir a suspeita diagnóstica.

DOR DO ANTEPÉ

Metatarsalgia de transferência

Metatarsalgia provocada por uma alteração mecânica na qual o funcionamento biomecânico normal do pé é desviado, de modo que o apoio passa dos raios insuficientes para outros raios de forma compensatória.

Quadro clínico

Dor na cabeça dos metatarsos que pode irradiar distal ou proximalmente, bem localizada. Geralmente há formação de calos nos metatarsos que sofrem mais pressão.

Diagnóstico

Clínico. Radiografias podem ser solicitadas para avaliar alterações de fórmula do pé, mas são de maior serventia para o ortopedista.

Conduta

Caberá ao generalista a orientação de sapatos adequados, que evitem a compressão dos metatarsos e artelhos (salto no calcanhar de aproximadamente 2,5 cm, solado rígido, caixa quadrada ou aberta), a solicitação de radiografias básicas dos pés – nas incidências anteroposterior, perfil e oblíqua sem carga e anteroposterior e perfil com carga – e o encaminhamento ao ortopedista para avaliação e conduta definitivas.

Muitas metatarsalgias de transferência podem ser tratadas com a prescrição de palmilhas adequadas. Algumas, contudo, necessitarão de procedimentos cirúrgicos para correção de eventuais deformidades.

Neuroma de Morton

Sobrecrescimento de tecido nervoso de localização plantar intermetatarsal.

Quadro clínico

Com predileção pelo sexo feminino, iniciando-se na meia-idade, o neuroma está associado ao uso de sapatos com caixa estreita. Localiza-se geralmente no terceiro espaço interdigital, na altura das cabeças dos metatarsos, provocando dor, que melhora com a retirada do sapato e a massagem do pé.

Diagnóstico

O diagnóstico é bastante claro diante da sintomatologia. O sinal de Mulder deve ser verificado no pé contralateral, pois ele pode ser positivo bilateralmente. É importante a realização de radiografias para excluir outras causas de metatarsalgias, e o diagnóstico definitivo é realizado com ressonância nuclear magnética.

Conduta

Inicialmente o generalista pode recomendar ao paciente o uso de sapatos adequados (de caixa larga) e analgesia; em caso de persistência da dor, o paciente deve ser encaminhado ao ortopedista, que pode indicar infiltração com corticosteroide, excisão cirúrgica ou realizar outro diagnóstico diferencial.

Hálux valgo

Desvio lateral do hálux com progressiva pronação. A principal causa do hálux valgo é a utilização de sapatos de caixa fechada e estreita.

Quadro clínico

Mais comum em mulheres e com um componente hereditário. Com a progressão da deformidade, ocorre dor progressiva.

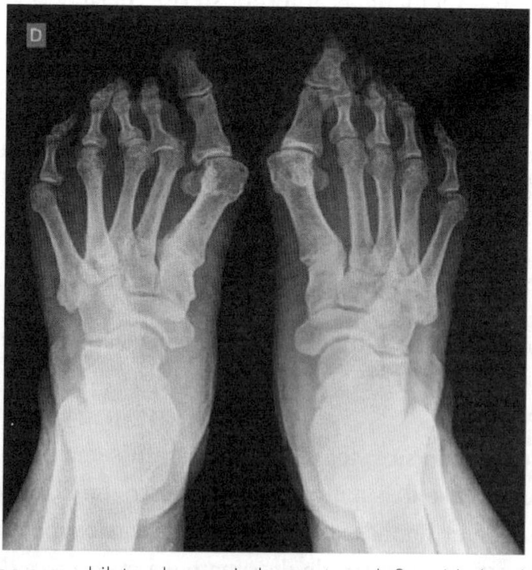

Figura 1 Hálux valgo grave bilateral, associado a outras deformidades do antepé.

Diagnóstico

Basicamente clínico. Radiografias podem auxiliar na avaliação dos graus de deformidade para planejamento cirúrgico.

Conduta

Em casos mais leves, o hálux valgo pode ser tratado inicialmente com a utilização de sapatos de caixa aberta ou quadrada. Caso isso não solucione a dor do paciente, este deve ser encaminhado ao ortopedista com radiografias dos pés nas incidências anteroposterior, lateral (com e sem carga) e oblíqua sem carga.

O hálux valgo pode ser tratado com procedimentos de partes moles e/ou diversas osteotomias, de acordo com a gravidade e a congruência articular.

Protetores de silicone e outros apetrechos do tipo não melhoram os sintomas nem corrigem a deformidade. A mudança do calçado é o principal fator mecânico do tratamento.

DOR DO MEDIOPÉ/RETROPÉ

Pé cavo

Aumento do arco longitudinal do pé. Pé cavo adquirido geralmente é associado a doenças neuromusculares, sendo a mais conhecida a doença de Charcot-Marie-Tooth, ou secundária a malformações como Arnold-Chiari.

Quadro clínico e diagnóstico

O paciente relata aumento da deformidade do pé, que pode se tornar dolorosa. Observa-se aumento do arco longitudinal plantar e varismo fixo ou flexível do retropé. A dor é predominantemente no antepé, mas pode ser difusa por todo o pé, e a deformidade mais evidente é o cavo.

Não é necessária a realização de radiografias para o diagnóstico, mas elas auxiliam no planejamento do tratamento cirúrgico, se indicado.

É importante avaliar as doenças de base que podem provocar deformidade em cavo do pé, para tratamento adequado.

Conduta

O pé cavo, ao contrário do pé plano, frequentemente causa dor. Pode-se recomendar ao paciente a utilização de sapatos de solado rígido; em especial, botas, cujos cadarços podem ser apertados de forma a adequar melhor o sapato

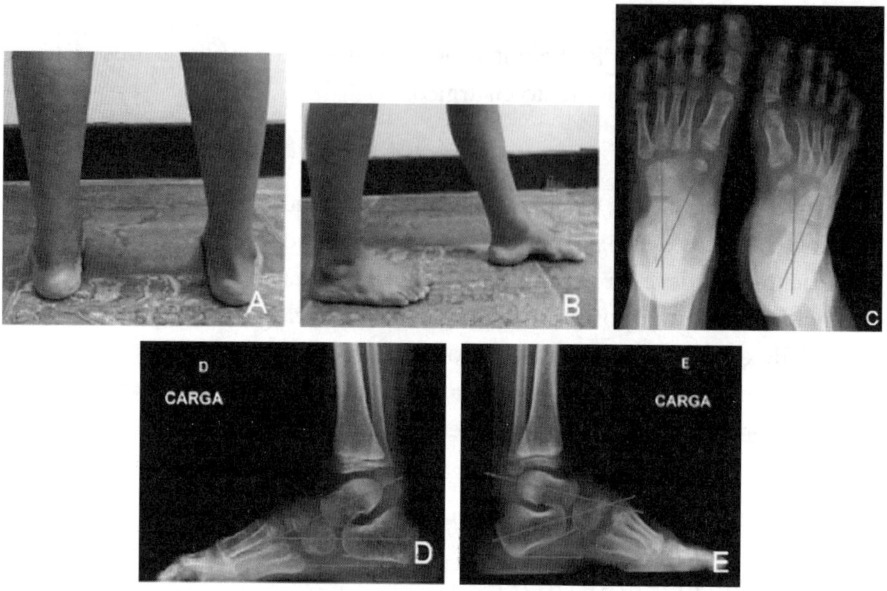

Figura 2 Pé cavo varo aduto à esquerda. Note o varismo do retropé esquerdo, enquanto o direito se mantém valgo (A); o grande aumento do arco longitudinal do pé esquerdo (B); à radiografia, diminuição do ângulo de Kite (C), traçado entre o tálus (que normalmente aponta para o primeiro raio) e o calcâneo (que normalmente aponta para o quarto); e a radiografia em perfil (D e E), mostrando ângulos normais no pé direito e alterados à esquerda (note o grande aumento do *pitch* do calcâneo, observado por uma linha traçada na horizontal, e o ângulo formado pela superfície inferior do calcâneo).

ao pé. Caso isso seja insuficiente, ou caso a deformidade seja progressiva, deve-se encaminhar o paciente ao ortopedista com as radiografias básicas do pé.

Pé plano adquirido

Diminuição do arco longitudinal plantar.

Quadro clínico e diagnóstico

O pé plano adquirido é uma patologia mais comum em mulheres de meia-idade e se deve a uma insuficiência progressiva do tendão do músculo tibial posterior. Utiliza-se a classificação de Johnson e Strom, modificada por Myerson, para definição de conduta:

- Estágio I: dor e edema na face medial do retropé e do tornozelo, sem deformidade. Considerada uma tendinite, pode ser tratada de acordo (analgesia, anti-inflamatórios, repouso), com associação ou não a uma órtese de elevação do arco medial e exercícios de fortalecimento da musculatura do pé e do tornozelo.

- Estágio II: os sintomas se mantêm, porém há uma deformidade flexível em valgo do retropé. O sinal do *too many toes* pode estar positivo. Quando se pede para o paciente se elevar na ponta dos artelhos, ainda ocorre a varização do calcâneo, porém o paciente não consegue se elevar no pé afetado isoladamente. Há uma disfunção do tendão do músculo tibial posterior. O tratamento é semelhante ao do estágio I.
- Estágio III: a deformidade do retropé se torna rígida; não ocorre mais varismo do retropé à elevação nas pontas dos dedos, e o sinal do *too many toes* é positivo. O tratamento é iminentemente cirúrgico.
- Estágio IV: alteração degenerativa da articulação tibiotarsal; observando-se clinicamente, o tornozelo parece "desabado". A dor pode migrar de medial para lateral nessa fase. O tratamento é definitivamente cirúrgico.

Conduta

Caberá ao médico generalista suspeitar do diagnóstico de insuficiência do músculo tibial posterior e encaminhar ao ortopedista para avaliação, conduta e acompanhamento. Nos estágios I e II, o generalista poderá iniciar o tratamento adequado. Em casos avançados, deve prescrever analgesia adequada, além do encaminhamento.

Há alguns calçados que são mais interessantes do que as palmilhas para o tratamento da insuficiência do tibial posterior. Algumas empresas de calçados produzem linhas para pisada pronada. O reforço da parte medial do solado permite adequar biomecanicamente a pisada, aliviando a sobrecarga do tendão tibial posterior e melhorando a dor. O desgaste é mais adequado do que no caso do uso de uma palmilha com elevação do arco em um sapato comum (o sapato invariavelmente desgasta mais rápido medialmente e a palmilha perde sua função), com autonomia entre 300 e 800 km, conforme o tipo de calçado comprado.

DOR DO RETROPÉ/SOLA DO PÉ

Fasciite plantar e doença de Haglund

Inflamação da fáscia plantar (fasciite) e exostose superoposterior do calcâneo (Haglund), que podem levar a tendinites do calcâneo.

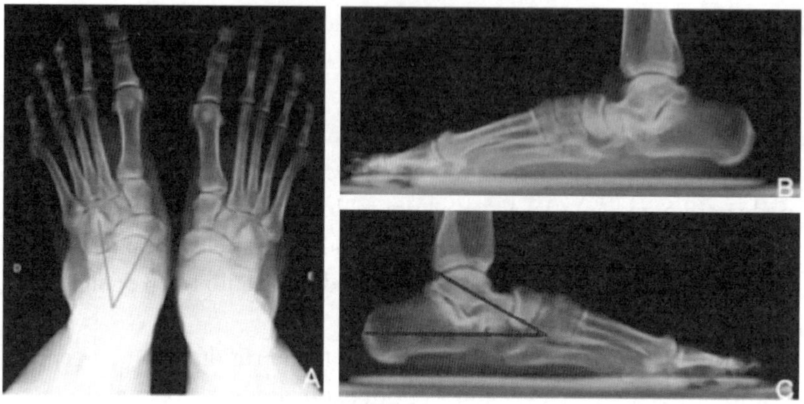

Figura 3 Pé plano valgo. Observa-se o aumento do ângulo de Kite na incidência anteroposterior (A) e no perfil (C), e o aparente "mergulho" do tálus sobre o calcâneo (B).

Quadro clínico

Dor de início insidiosa na região do calcanhar que melhora ao repousar os pés e piora ao apoiar os pés no chão logo após um período longo de repouso; pode ser acompanhada de eritema e edema leve locais. Além disso, o paciente pode apoiar o pé em equino para aliviar a pressão no calcanhar. O paciente geralmente apresenta uma fáscia plantar rígida, retraída e dolorosa, com bastante dor à sua extensão pela falta de alongamento.

É importante especificar a dor da fáscia plantar, que é localizada na sola do pé, proximal e medialmente, logo ao fim da borda óssea do calcâneo, onde a fáscia se insere (a mesma dor pode ser encontrada na compressão do nervo de Baxter, mas tal diagnóstico é de exclusão, em casos refratários). A dor da tendinite do calcâneo, por outro lado, pode ser insercional, quando se localiza no osso calcâneo, e não insercional, mais proximal ao osso.

Diagnóstico

Clínico. Não é necessário realizar exames complementares, mesmo na tendinite calcânea. A fasciite plantar é facilmente diagnosticada pela dor à palpação da fáscia plantar em sua inserção proximal e pelas queixas clássicas dos pacientes. A tendinite do Aquiles é uma dor apresentada no tendão de Aquiles, que pode ser insercional – logo em sua inserção no osso, que se encontra dolorida – e não insercional – no corpo do tendão, que muitas vezes se encontra aumentado de tamanho e sensível.

A deformidade de Haglund é uma exostose posterossuperior do calcâneo que, à dorsiflexão do pé, machuca o tendão, discretamente mais proximal à sua inserção, causando uma tendinite insercional. O diagnóstico é basicamente clínico, mas uma radiografia em perfil do calcâneo permite identificar a exostose.

Conduta

Atualmente, preconiza-se o tratamento conservador baseado em repouso, alongamentos e anti-inflamatórios não esteroidais (pelo menor tempo e na menor dose possíveis), pois sua taxa de sucesso é de 73 a 89%.

O tratamento conservador consiste em:

- alongamento da fáscia plantar, do tendão do calcâneo e dos músculos da panturrilha;
- o paciente deve evitar usar calçados planos ou andar descalço, dando preferência a calçados apropriados (com sistemas de absorção de impacto, salto no calcanhar de aproximadamente 2,5 cm e solado rígido, de modo que a sola não flita durante a passada);
- reduzir atividades físicas relacionadas à causa ou ao agravamento dos sintomas.

Alongamento, fortalecimento e manutenção

A princípio, deve-se começar a fisioterapia da fasciite plantar pelo alongamento das panturrilhas e dos pés. Para tanto, dispõe-se de algumas técnicas, como alongamentos usando parede, os degraus de uma escada ou mesmo uma toalha qualquer.

Ao alongar as panturrilhas e os pés com o auxílio da parede, o paciente deve se posicionar a aproximadamente 1 metro de distância, apoiando as mãos sobre ela. Com uma das pernas à frente com o joelho flexionado e a outra mais atrás, estendida e mantendo-se os dedos dos pés alinhados e o calcanhar no chão, o paciente deverá inclinar os quadris em direção à parede e manter a posição por cerca de 30-40 segundos.

Esse alongamento pode ser utilizado para a fasciite plantar e a tendinite não insercional. Na tendinite insercional do tendão calcâneo (com dor na inserção, i. e., no osso), não pode ser feito alongamento que envolva dorsiflexão do pé. Dessa forma, o melhor alongamento se dá com o paciente em posição ortostática: pede-se que se incline para a frente e, mantendo os joelhos estendidos, tente tocar os pés com as mãos. Assim, alonga-se o tendão do calcâneo sem promover a dorsiflexão do pé, que iria impactar a exostose (Haglund) no tendão e piorar a dor.

Há ainda o alongamento direcionado para a fáscia plantar, mais efetivo que o alongamento tradicional: com uma das mãos, promove-se a dorsiflexão passiva, por meio do alongamento dos dedos, e, então, com a outra mão, faz-se um movimento de molinete sobre a região dolorosa, alongando a fáscia plantar.

Para fortalecer a musculatura intrínseca do pé acometido, apresentam-se como alternativas exercícios como puxar toalhas com os dedos, pegar moedas ou bolinhas de gude e ainda batidas com os dedos no chão.

No primeiro caso, o paciente sentado apoia o pé acometido em uma toalha esticada no chão e então, com movimentos de flexão dos dedos, mantendo sempre o calcanhar apoiado, forma ondas no tecido, trazendo-o para perto de si. Conforme o paciente fica mais treinado, pode-se adicionar carga sobre a toalha, dificultando a execução do exercício.

Para o segundo caso, espalham-se moedas (maior dificuldade) ou bolinhas de gude no chão e o paciente, realizando o movimento de preensão com o calcanhar novamente apoiado no chão, pega os objetos e os deposita em algum recipiente (como um copo). As batidas no pavimento com os dedos devem ser realizadas da seguinte maneira: com o calcanhar apoiado, o paciente eleva todos os 5 dedos e então bate somente com o hálux no piso repetidamente. Posteriormente alterna os dedos e, mantendo o hálux no ar, bate com os outros 4 dedos no chão repetidas vezes, sem desfazer o contato do calcanhar com a superfície de apoio. Em pacientes atletas que desejem evitar a recidiva dos sintomas, recomenda-se repetir tais exercícios de 2 a 3 vezes por semana.

O fortalecimento do tríceps sural na tendinite calcânea pode ser feito da seguinte forma: em posição ortostática, o paciente eleva-se na ponta de ambos os pés; em seguida, flete um dos joelhos, para permanecer em apoio monopodálico, e desce de volta ao solo vagarosamente (em torno de 10 segundos). Deve repetir com o membro contralateral e fazê-lo em séries de 20 repetições, 3 vezes, de preferência diariamente. Esse exercício pode ser usado para as tendinites insercional e não insercional.

Encaminhamento

O paciente que não apresentar melhora dos sintomas em 6-12 meses de tratamento conservador (com alongamento e calçado adequados) deve ser encaminhado ao ortopedista do serviço secundário para realização de outras técnicas terapêuticas ou indicação de cirurgia.

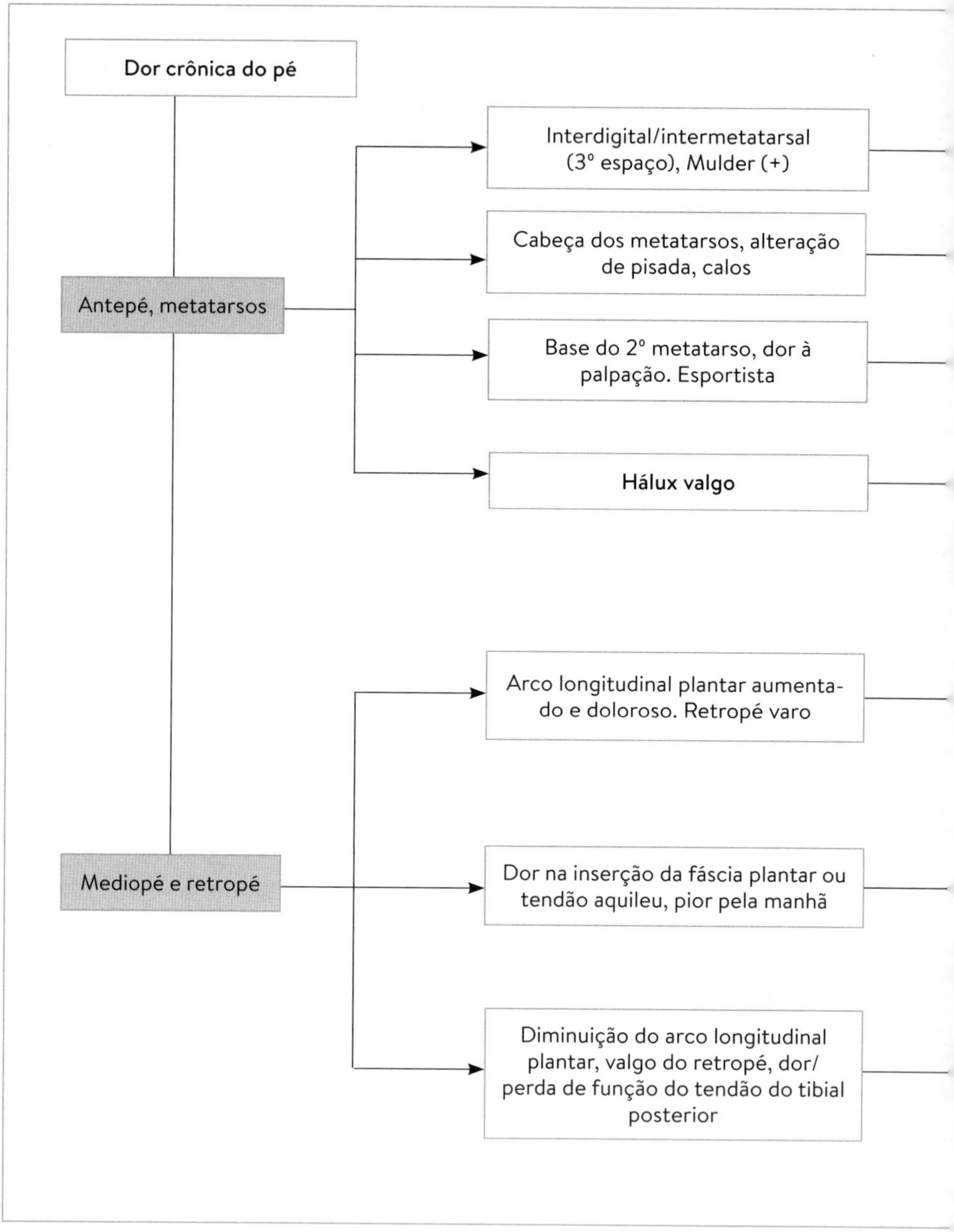

Figura 4 Condutas na avaliação de paciente com dor crônica do pé.

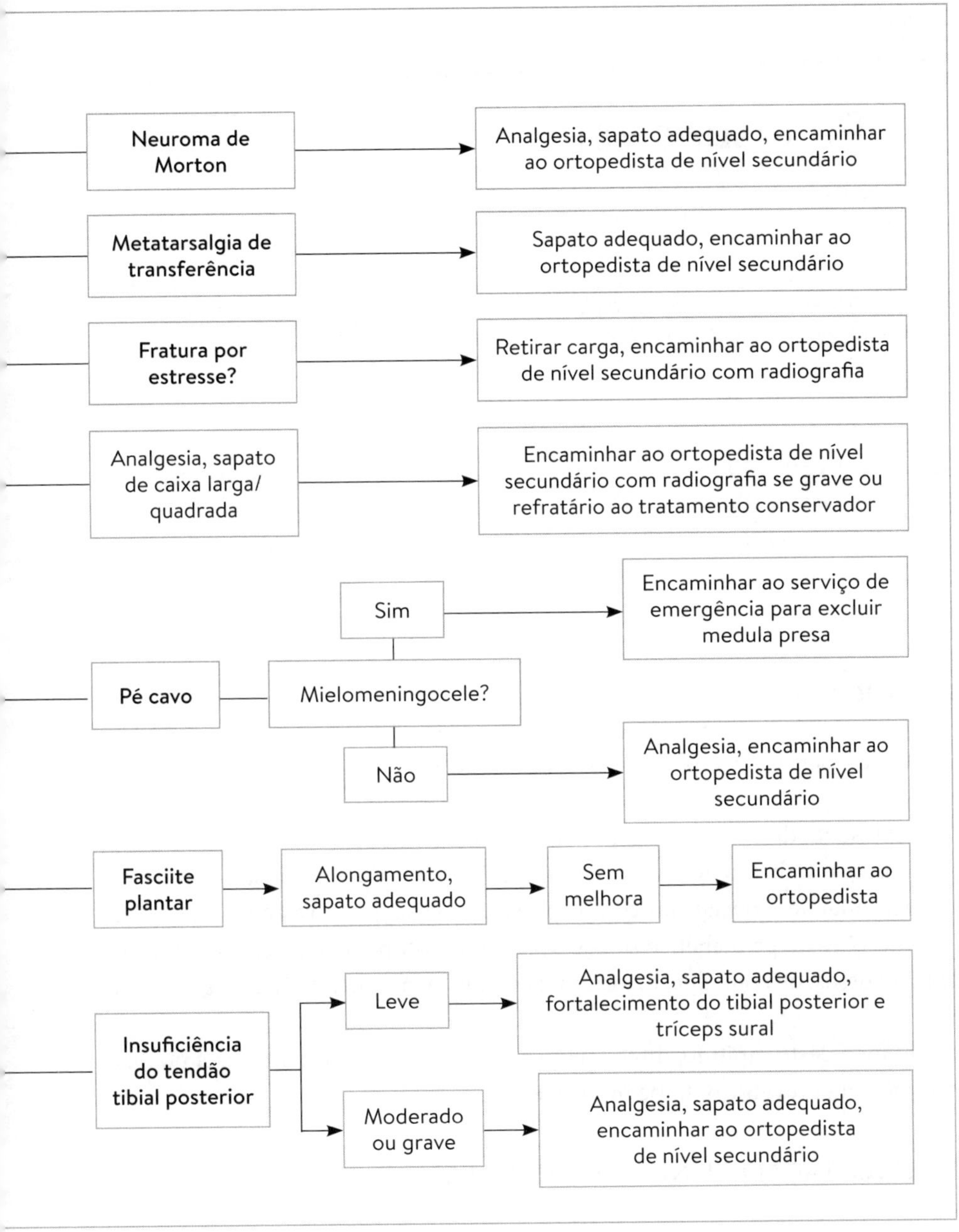
Neuroma de Morton
Analgesia, sapato adequado, encaminhar ao ortopedista de nível secundário
Metatarsalgia de transferência
Sapato adequado, encaminhar ao ortopedista de nível secundário
Fratura por estresse?
Retirar carga, encaminhar ao ortopedista de nível secundário com radiografia
Analgesia, sapato de caixa larga/ quadrada
Encaminhar ao ortopedista de nível secundário com radiografia se grave ou refratário ao tratamento conservador
Pé cavo
Mielomeningocele?
Sim
Encaminhar ao serviço de emergência para excluir medula presa
Não
Analgesia, encaminhar ao ortopedista de nível secundário
Fasciite plantar
Alongamento, sapato adequado
Sem melhora
Encaminhar ao ortopedista
Insuficiência do tendão tibial posterior
Leve
Analgesia, sapato adequado, fortalecimento do tibial posterior e tríceps sural
Moderado ou grave
Analgesia, sapato adequado, encaminhar ao ortopedista de nível secundário

19

Pé insensível

Bruna Kariny de Oliveira Pereira
David Gonçalves Nordon
Thiago Macedo Bertão

Classificação pelo CID-10	
E10.4	Diabete melito insulino-dependente com complicações neurológicas
E10.5	Diabete melito insulino-dependente com complicações circulatórias periféricas
E11.4	Diabete melito não insulino-dependente com complicações neurológicas
E11.5	Diabete melito não insulino-dependente com complicações circulatórias periféricas

DEFINIÇÃO

O pé insensível é o pé com alteração da sensibilidade secundária a doenças clínicas.

Apresenta diversas causas, e a mais prevalente delas é, sem dúvida, o diabete. Embora o trabalho de prevenção seja basicamente do generalista, com o auxílio ocasional de especialistas como endocrinologista e cirurgião vascular, algumas afecções do pé diabético são de tratamento ortopédico: úlceras grau III que atinjam ossos, osteomielite, deformidades como artropatia de Charcot, entre outras.

O foco deste capítulo, direcionado para o médico generalista, está no diagnóstico e na prevenção do pé insensível.

APRESENTAÇÃO CLÍNICA DO PÉ DIABÉTICO

As múltiplas lesões que se apresentam nas extremidades inferiores dos pacientes diabéticos decorrentes de angiopatia e/ou neuropatia periférica são caracterizadas pela formação de úlceras neurotróficas, osteoartropatia, infecção, isquemia e necrose nos pés, as quais, sozinhas ou em conjunto, dão origem a uma entidade clínica chamada "pé diabético".

No exame clínico do pé e da perna do paciente diabético, logo ao primeiro contato, o que pode chamar a atenção é a presença de dor referida pelo paciente localizada principalmente nos pododáctilos e que algumas vezes aumenta ao deambular, levando a queixas de claudicação (em razão de isquemia causada por angiopatia). A evolução da angiopatia é bem resumida pela classificação de Fontaine (Tabela 1).

Além das dores causadas por angiopatia, o paciente pode apresentar, inicialmente, sinais e sintomas ligados à neuropatia:

- Sensoriais: queimação, pontadas, agulhadas, formigamentos, sensação de frio, cãibras.
- Motores: atrofia da musculatura intrínseca do pé e deformidades como dedos em martelo, dedos em garra, hálux valgo, pé cavo, proeminências ósseas, calosidades (em áreas de pressões anômalas) e úlcera plantar (mal perfurante plantar).
- Autonômicos: ressecamento da pele, fissuras, hiperemia, hipertermia, edema (em razão da vasodilatação) e alterações ungueais.

Sequencialmente, ocorrem outros sintomas decorrentes das lesões periféricas: perda da estereognosia, da palestesia e da sensibilidade local, o que explica a ausência de dor descrita por diversos pacientes.

O quadro pode ser agravado por uma infecção de evolução imprevisível devido à imunossupressão causada pelo diabete. Logo, sinais de infecção local (sinais flogísticos) ou de infecção sistêmica (febre, prostração, taquicardia e desidratação) devem ser investigados.

PROPEDÊUTICA DO PÉ DIABÉTICO

Todos os pacientes diabéticos devem ser examinados pelo menos uma vez ao ano para detectar potenciais problemas no pé. Pacientes com fatores de risco comprovados devem ser examinados mais frequentemente: de 1-6 meses.

TABELA 1 Classificação de Fontaine de evolução da angiopatia no pé diabético

Estágio	Manifestação clínica
I	Assintomático
IIa	Claudicação leve
IIb	Claudicação moderada a grave
III	Dor isquêmica em repouso
IV	Ulceração ou gangrena

Na história clínica, sempre devem ser pesquisados:

- Antecedentes pessoais cardiovasculares importantes: presença de hipertensão arterial, DLP, insuficiência coronariana, AVC, nefropatia isquêmica.
- Hábitos: tabagismo, alcoolismo, dieta inadequada.
- Alteração no aspecto do pé (inflamação, calos) e febre, mesmo que de baixa intensidade, observados pelo paciente.
- Diabete descontrolado sem causa aparente.
- História familiar, tipo de tratamento e tempo de diagnóstico do diabete.
- História de claudicação intermitente ou dor isquêmica em repouso.
- Em caso de queixas de úlceras, perguntar ativamente o mecanismo da lesão: trauma direto, repetitivo etc.
- Formigamento e perda da sensibilidade.

Contudo, o pé diabético não pode ser diagnosticado apenas pela história clínica, sendo obrigatório um exame cuidadoso do pé.

A seguir, serão abordados alguns componentes do exame físico essenciais para confirmar alterações no pé diabético.

EXAME NEUROLÓGICO

A perda de sensibilidade é o principal fator preditivo para o desenvolvimento de úlceras no pé. O exame neurológico regular, portanto, é essencial para evitar futuras complicações. Ele inclui os seguintes testes:

Monofilamentos de Semmes-Weinstein

Detecta alteração na sensação de tato e propriocepção. Suas vantagens são grande sensibilidade e especificidade, simplicidade e baixo custo. A incapacidade de sentir a pressão necessária para curvar o monofilamento de 10 g indica o comprometimento da sensibilidade local. O Ministério da Saúde distribui para as unidades básicas de saúde as folhas de avaliação do pé diabético, que incluem figuras com locais de teste para marcação.

Inicialmente, aplique o monofilamento de 10 g na mão, no cotovelo ou na fronte do paciente de modo que ele saiba o que será testado. O paciente não deve ver quando o examinador aplicar o filamento. Aplique o monofilamento perpendicularmente à superfície da pele. A compressão do monofilamento deve ser suficiente para gerar uma leve curvatura no filamento. A duração total do procedimento, do contato com a pele à remoção do monofilamento, não deve exceder 2 segundos.

Aplique o monofilamento em torno do perímetro de uma úlcera, calo, cicatriz ou necrose, nunca sobre tais lesões. Evite deslizar o monofilamento sobre a pele e não faça toques repetitivos sobre a área de teste.

Pressione o monofilamento sobre a pele e pergunte ao paciente se ele sente a pressão aplicada (sim/não) e onde a pressão está sendo aplicada (pé direito/esquerdo).

Repita a aplicação duas vezes no mesmo local e alterne com, pelo menos, uma aplicação simulada, na qual o monofilamento não é aplicado; faça três perguntas por local de aplicação.

A sensação protetora está presente se o paciente responder corretamente a duas das três aplicações. A sensação é considerada ausente diante de duas das três respostas incorretas, então o paciente é considerado em risco de ulceração.

Testes de propriocepção

Servem para testar a via de sensibilidade profunda, do corno posterior da medula. Pede-se ao paciente que feche os olhos e, posicionando-se o seu hálux para cima ou para baixo, pergunta-se a ele em que posição está. Recomenda-se movê-lo várias vezes antes de parar.

O teste é positivo se o paciente responde corretamente a, pelo menos, 2 das 3 aplicações, e negativo, isto é, em risco de ulceração, com 2 de 3 respostas incorretas. Caso o paciente seja incapaz de perceber a posição do hálux, o teste é repetido em segmentos mais proximais, como o tornozelo.

Teste do reflexo aquileu

O reflexo serve para testar lesões motoras de S1 (predominantemente). Deve-se posicionar o joelho do paciente apoiado sobre uma cadeira, de forma que o pé relaxe, e fazer uma pequena percussão com o martelo neurológico sobre o tendão de aquiles nos dois membros. O teste é positivo caso o paciente apresente o reflexo aquileu e negativo se não o apresentar, denotando lesão motora.

EXAME VASCULAR

A doença vascular periférica (DVP) é o fator mais importante relacionado ao resultado de uma úlcera no pé. O exame físico vascular consiste em:

- Inspeção: sinais de isquemia crítica, como palidez dos pés à elevação, dor, rubor postural, ulceração, necrose da pele ou gangrena. É importante lembrar que, em decorrência da neuropatia, esses sinais podem estar atenuados mesmo em um pé com isquemia crítica crônica.
- Palpação dos pulsos das artérias tibiais posteriores e pediosas dorsais (sempre bilateralmente). Caso as pulsações nos pés estejam presentes, elimina-se a chance de doença vascular significativa.

Se completos e bem-feitos, esses exames ajudarão a diferenciar o pé diabético de doenças com alguns sinais e sintomas semelhantes, por exemplo:

- Insuficiência arterial periférica e úlceras varicosas ou de pressão: além de acometerem regiões mais proximais dos membros inferiores, são desacompanhadas de sintomas neurológicos. Úlceras venosas em geral associam-se a dermatite ocre e são predominantemente mediais e não circulares; já úlceras arteriais, laterais e circulares, associam-se aos sinais de deficiência circulatória. Úlceras de pressão ocorrem em locais de proeminências ósseas ou de apoio contínuo e podem acometer diabéticos com pé insensível. A insuficiência arterial periférica e seu diagnóstico diferencial, claudicação neurológica, são discutidos em detalhes no Capítulo 13 – Dor crônica não articular dos membros inferiores.
- Trombose venosa profunda: cursa com dor, edema e empastamento de panturrilha.
- Celulite e erisipela: infecções de pele, apresentam hiperemia e edema.
- *Tabes dorsalis*: sequela de sífilis, apresenta alterações de sensibilidade e marcha com batida do calcanhar.
- Radiculopatia lombar: Capítulo 12 – Lombalgia subaguda e crônica.
- Hanseníase: a presença de manchas, por todo o corpo, de tom eritemato-hipocrômico e limites bem definidos ajuda na diferenciação.

ABORDAGEM DAS ÚLCERAS DE MEMBROS INFERIORES

As úlceras de membros inferiores são um dos maiores e mais graves problemas do paciente diabético, com grande chance de serem precursoras da amputação (85% são precedidas por úlceras). É de extrema importância sua prevenção, por serem, muitas vezes, incapacitantes e muito custosas para o sistema de saúde.

Dentre os fatores de risco, destacam-se:

- amputação prévia;
- úlcera nos pés no passado;
- neuropatia periférica;
- deformidade nos pés;
- doença vascular periférica;
- nefropatia diabética (especialmente em diálise);
- mau controle glicêmico;
- tabagismo.

TABELA 2 Classificação de Wagner e associação ao risco de amputação

Classificação de Wagner		Classificação de risco de amputação
Grau	Características	Categorias
0	Lesão pré-ulcerosa ▪ Lesão cicatrizada ▪ Presença de deformidade óssea	Baixo risco
1	Úlcera superficial sem comprometimento do tecido subcutâneo	
2	Penetração pelo tecido subcutâneo, pode expor osso, tendão, ligamento ou cápsula articular	Alto risco
3	Osteíte, abscesso ou osteomielite	
4	Gangrena parcial	
5	Gangrena completa	

DIAGNÓSTICO DIFERENCIAL DE ÚLCERAS NO PÉ DIABÉTICO

QUADRO 1 Diferenciação entre úlcera neuropática, úlcera isquêmica e pé infectado

Úlcera neuropática
Quente
Pele seca
Veias dilatadas
Sensibilidade à dor reduzida
Sensibilidade vibratória reduzida
Ausência de reflexos aquilianos (não específico)
Sintomas neuropáticos positivos
Úlcera isquêmica
Palidez
Cianose
Frio

(continua)

QUADRO 1 Diferenciação entre úlcera neuropática, úlcera isquêmica e pé infectado (*continuação*)

Perda de pelos
Atrofia das unhas
Pulsos fracos/ausentes
Sintomas de claudicação
Pé infectado
Eritema
Dor
Hipersensibilidade
Exsudato purulento

TRATAMENTO

A base do tratamento e da prevenção é o bom controle glicêmico.

A combinação de fatores de risco torna mais lenta a cicatrização da úlcera, aumentando a possibilidade de infecção, gangrena e possível amputação. Os principais fatores no prognóstico das úlceras são infecção, isquemia, cuidados com a ferida, alívio da pressão, neuropatia e comorbidade, fazendo-se necessária uma abordagem por equipe multidisciplinar.

NEUROPATIA

Após excluir as causas de dor não diabéticas, os medicamentos mais utilizados são os antidepressivos tricíclicos (amitriptilina é a mais usada, dose inicial de 10-25 mg/dia, com 100 mg a dose habitual para alívio da sintomatologia), assim como os inibidores seletivos da recaptação da serotonina, anticonvulsivantes, antiarrítmicos e opioides. Podem ser usadas isoladas ou, se for insatisfatório, combinadas (evitar combinações de drogas da mesma classe). Deve-se considerar os efeitos colaterais dessas drogas.

CUIDADOS COM A LESÃO

Deve-se orientar o paciente para que limpe a lesão diariamente com solução fisiológica 0,9% aquecida e não use nenhum curativo (principalmente pomadas). Se houver crosta ou calosidades, o desbridamento pode ser diário (avaliar encaminhamento para cirurgião). É também necessário evitar esparadrapo na pele. O paciente deve ficar em repouso com o membro ligeiramente elevado e não apoiar o membro no chão.

ALÍVIO DE PRESSÃO

É importante conscientizar o paciente sobre seus calçados, uma vez que é essencial o alívio da pressão para prevenir e cicatrizar a lesão. Sendo assim, é imprescindível que se avalie o tipo de sapato usado durante a consulta, inspecionando inclusive as palmilhas, principalmente quando trocados. O sapato que já causou lesão não deve ser utilizado novamente.

INFECÇÃO

O tratamento é ambulatorial se a infecção é leve (úlcera superficial, com celulite < 2 cm ao redor da úlcera, sem osteomielite aguda e sem comprometimento sistêmico). Infecções moderadas (úlcera profunda com exsudato purulento, celulite, necrose leve a moderada, osteomielite aguda ou manifestações sistêmicas de infecção) podem ser encaminhadas para tratamento hospitalar. Já as graves (com comprometimento sistêmico) devem ser encaminhadas para tratamento hospitalar imediato.

Osteomielites crônicas são, via de regra, tratadas ambulatorialmente, sem indicação de intervenção cirúrgica de urgência. A terapia será influenciada pela gravidade, profundidade e o tempo de evolução, além da cultura do material da lesão.

Antibiótico tópico não está incluído no tratamento do pé diabético.

ENCAMINHAMENTO

Avaliação em serviço terciário em lesões ulceradas com presença de:

- Úlcera profunda com suspeita de comprometimento ósseo ou de articulação.
- Febre ou condições sistêmicas desfavoráveis.
- Celulite (> 2 cm ao redor da lesão).
- Isquemia crítica.
- Quando a pessoa não tem condições de realizar tratamento domiciliar adequado.

RECOMENDAÇÕES

Educação e orientações:

- Profissionais: para toda a equipe de saúde ser capaz de reconhecer pé em risco e lesões iniciais com o exame do pé sempre que oportuno, uma vez que é muito negligenciado.
- Pacientes: a fim de modificar sua atitude quanto ao autocuidado e promover adesão aos conselhos recebidos e orientação quanto aos calçados apropriados. É interessante, no caso dos pacientes de alto risco, que a educação seja estendida para familiares também.

A abordagem educativa deve ser realizada de acordo com o risco de desenvolvimento de úlcera e a gravidade de cada caso.

Para pacientes diabéticos e com baixo risco de desenvolver úlceras (categoria 0), deve-se abordar cuidados pessoais, como orientação sobre o autoexame do pé – que deve ser realizado diariamente para identificar qualquer tipo de mudança (p. ex., de cor ou sensibilidade); o uso de sapatos adequados; a higiene dos pés e sua hidratação diária; o cuidado com as unhas contra traumas externos (p. ex., pregos, pedras etc.); e a procura de uma unidade de saúde se houver alteração nos pés (cor, edema, rachaduras, dor ou parestesia).

TABELA 3 Esquemas empíricos sugeridos

Gravidade	Tratamento sugerido	Tratamento alternativo
Infecção leve/ moderada (geralmente uso oral)	Cefalosporina de 1ª geração Amoxacilina/ácido clavulânico Clindamicina Doxiciclina	Fluorquinolona Sulfametoxazol/ trimetoprima Linezolida
Infecção moderada/ grave (não mais ambulatorial – risco de amputação)	Ciprofloxacino + clindamicina Ampicilina/sulbactam Ticarcilina/clavulanato Piperacilina/tazobactam Ertapenem	Ceftazidima + clindamicina Linezolida Imipenem/cilastatina

TABELA 4 Categorias de risco para protocolar encaminhamentos

Categorias de risco	Sensibilidade	Deformidade/hiperceratose	Úlcera
Grau 0	Presente	Ausente	Ausente
Grau 1	Ausente	Ausente	Ausente
Grau 2	Ausente	Presente	Ausente
Grau 3	Ausente	Presente ou ausente	Cicatrizada
Grau 3A	Úlcera superficial com ou sem infecção superficial		
Grau 3B	Úlcera profunda, sem infecção e sem atingir osso		
Grau 3C	Infecção profunda (celulite, abscesso, tendinite, sinovite, osteomielite)		
Grau 3D	Necrose ou gangrena localizada		
Grau 3E	Necrose ou gangrena extensa		

TABELA 5 Recomendações de cuidados de acordo com o risco no pé diabético

Risco	0	1	2	3
Achados clínicos				
PSP (perda da sensibilidade protetora)		X	X	X
Deformidade			X	X
DAP (doença arterial periférica)				X
História de úlcera				X
Recomendação				
Cuidados com calçado	X	X	X	X
Autocuidados	X	X	X	X
Correção cirúrgica de deformidade				X
Encaminhamento ao vascular				X
Acompanhamento				
Anual	X			
3-6 meses		X		
2-3 meses			X	
1-2 meses				X

Para pacientes com alto risco de desenvolver úlceras (categoria 1 ou 2), é necessário implementar as orientações com as seguintes abordagens: deve-se evitar andar descalço; procurar um profissional para controle de calos, ceratose e ruptura de continuidade da pele; evitar a utilização de produtos para os pés que não forem recomendados por um profissional; lembrar a possibilidade de queimadura dos pés; e amaciar sapatos novos por períodos curtos antes de usá-los no dia a dia.

Para pacientes diabéticos que já desenvolveram úlceras, é importante informar que há risco de infecções, que estas podem evoluir rapidamente e que, quanto mais rápido o diagnóstico e o tratamento, melhor o prognóstico; é fundamental o repouso no processo de cura; mudança do tamanho da úlcera e da cor (vermelhidão, escurecimento, hematomas), presença de secreção, novas úlceras ou bolhas devem ser comunicadas ao profissional de saúde; assim como retornar à unidade básica se houver dor, desconforto, mudança de odor, edema e/ou mal-estar (febre, sintomas de resfriado ou de diabete descompensado).

Avaliar a utilidade de consultas mais recorrentes do que o padrão e rastreamento para complicações nos membros inferiores em casos de: calosidades nos pés, micoses, unhas encravadas, deformidades nos pés e pododáctilos; limitação da mobilidade articular; limitações físicas ou cognitivas para o autocuidado; baixo nível de conhecimento sobre cuidados preventivos; condições de higiene inadequadas; baixo nível socioeconômico e de escolaridade; pouco ou nenhum apoio familiar ou de amigos no dia a dia; e residência em instituição de longa permanência.

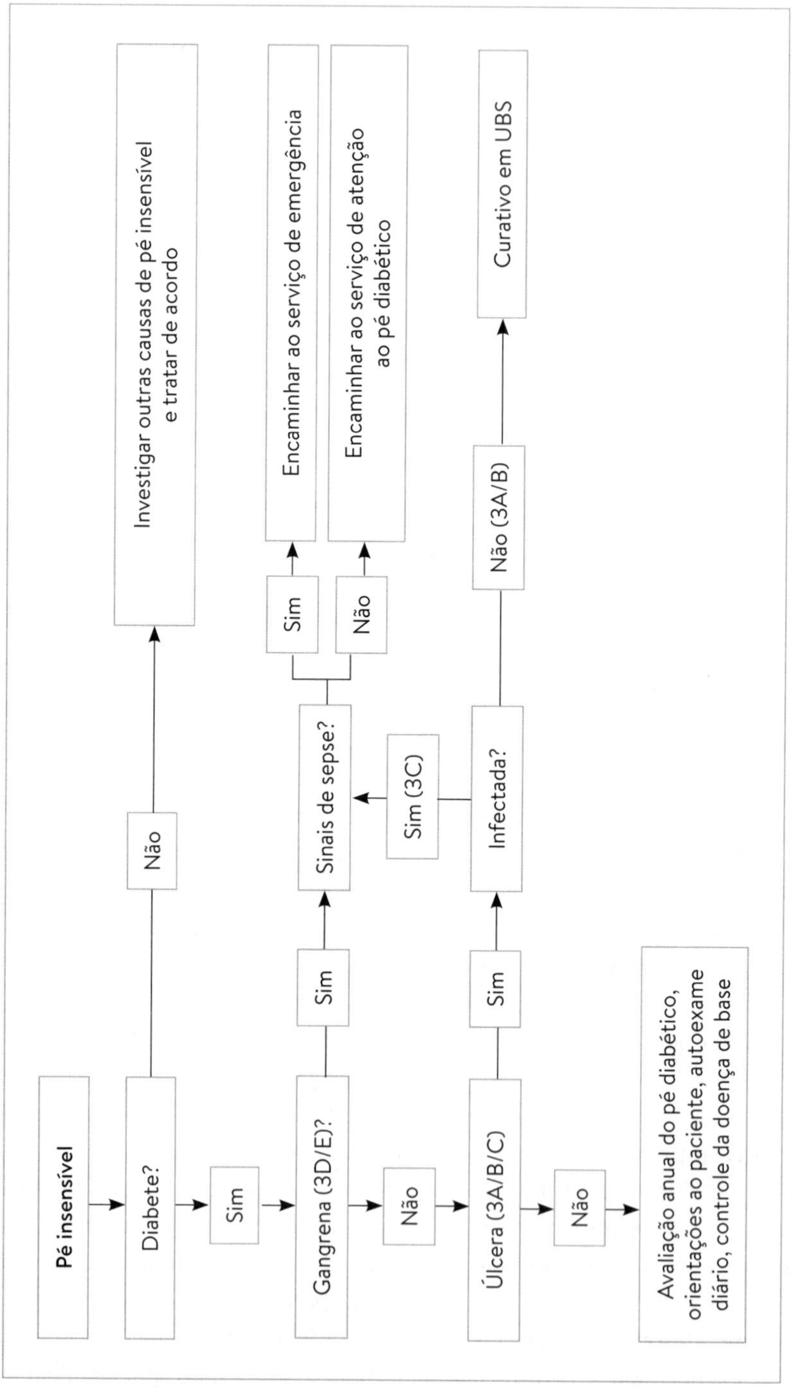

Figura 1 Condutas na avaliação de paciente com pé insensível.
*UBS: unidade básica de saúde.

20

Sarcopenia

David Gonçalves Nordon
Thiago Ferreira de Campos

Classificação pelo CID-10	
M62.84	Sarcopenia
M62.8	Outros transtornos musculares especificados
M62.5	Perda e atrofia muscular não classificadas em outra parte
Classificação pelo CID-11	
FB32.Y	Outros distúrbios especificados dos músculos

DEFINIÇÃO

O termo "sarcopenia" possui origem grega: "sarco" (músculo) + "penia" (perda). Essa condição fisiológica é definida pelo declínio da massa muscular e da função muscular, englobando: potência muscular, força muscular e performance física com o envelhecimento. Sabe-se que essa condição inicia por volta dos 40 anos e progride diante de má nutrição, sedentarismo e outros fatores de risco que estão descritos neste capítulo. Importante salientar que o envelhecimento é um período em que o catabolismo se sobrepõe ao anabolismo.

ABORDAGEM INICIAL

Para diagnosticar a sarcopenia, deve-se realizar uma boa anamnese.

Durante o processo de identificação é necessário questionar qual trabalho o paciente realiza/realizou, essa informação é importante para averiguar a possibilidade de sedentarismo crônico.

No decorrer da história clínica deve-se realizar o questionário SARC-F, descrito na seção de diagnóstico deste capítulo.

Além disso, a investigação de antecedentes pessoais é de suma importância para analisar questões que dificultam a mobilidade do indivíduo o levando à sarcopenia.

A respeito dos antecedentes familiares, deve-se questionar sobre a ocorrência de sarcopenia, caquexia e identificar outras comorbidades que possam afetar o sistema musculoesquelético.

Na abordagem sobre hábitos e vícios, avaliar, minuciosamente, a nutrição e ingestão de proteína diária do paciente, e, também, questionar sobre alcoolismo, tabagismo e a realização de atividade física.

Fatores de risco

- Idade avançada
- Sedentarismo
- Baixo nível socioeconômico
- Má nutrição
- Desnutrição
- Diminuição de hormônios anabólicos (GH, IGF-1, testosterona e estrogênio)
- Baixo peso ao nascimento
- Alcoolismo
- Tabagismo
- Baixa vitamina D

Entretanto, apesar do alcoolismo e do tabagismo estarem associados à sarcopenia, não há dados suficientes na literatura para correlacioná-los diretamente.

Há, também, estudos controversos sobre a relação da baixa vitamina D à sarcopenia, porém a ocorrência é frequente.

Fisiopatologia

Cabe ressaltar, rapidamente, que o envelhecimento leva a uma série de alterações que predispõem à sarcopenia, como:

- o estado inflamatório persistente;
- as alterações genéticas;
- a diminuição do metabolismo como um todo, assim como dos hormônios anabólicos, e aumento dos catabólicos;
- a diminuição do paladar, resultando em menos vontade de comer, associada a diminuição do nível de atividade e da velocidade do esvaziamento gástrico, diminuindo a fome, e ao uso de medicações (que afeta a ambos);
- o comprometimento financeiro e das habilidades motoras para atividades de vida diária, que culminam em menor acesso a proteínas.

DIAGNÓSTICO

O diagnóstico da sarcopenia envolve uma anamnese detalhada, bom exame físico específico e análise de exames segundo critérios da *European Working Group on Sarcopenia in Older People* (EWGSOP) e EWGSOP2. É importante ressaltar que nenhum desses exames é sensível e específico para sarcopenia, sendo assim, o mais importante é analisar o conjunto dos exames para chegar ao diagnóstico correto.

Como já descrito, na anamnese deve ser utilizado o questionário SARC-F como guia sobre a suspeita diagnóstica (Tabela 1). No exame físico, é possível analisar a força de preensão palmar do paciente utilizando um dinamômetro para a avaliação. Para a suspeita de sarcopenia envolvendo esse teste: homens < 28 kg; mulheres < 18 kg.

Além disso, é possível realizar o "*chair stand*", que consiste em solicitar ao paciente que ele se levante e sente 5 vezes, consecutivamente. Caso o tempo de realização dessa sequência seja superior a 12 segundos, é possível sugerir a sarcopenia. Um dos pontos positivos desse exame é analisar, empiricamente, o tópico "levantar da cadeira" presente no SARC-F.

Como complemento, é possível realizar o exame *Timed Up and Go*, que consiste em orientar o paciente a se levantar da cadeira, andar 3 metros, voltar e sentar-se. Caso o tempo seja superior a 20 segundos, é um indicativo de sarcopenia.

Por fim, pode-se realizar o teste de caminhada de 400 metros, sendo possível realizar até duas pausas para descanso. Para o diagnóstico é considerado relevante se o paciente não conseguiu concluir o teste ou se o tempo de conclusão foi ≥ 6 minutos. Juntamente com esse teste é possível analisar a velocidade de marcha (*gait speed*), sendo o resultado preditivo de sarcopenia ≤ 0,8 m/s.

Todos estes testes são apresentados na Tabela 2.

TABELA 1 Questionário SARC-F.

Componentes	Perguntas	Pontuação
Força	Qual sua dificuldade em levantar ou carregar 4 kg?	Nenhuma = 0 Alguma = 1 Muito ou incapaz = 2
Assistência ao caminhar	Qual sua dificuldade em caminhar através do quarto?	Nenhuma = 0 Alguma = 1 Muito, com ajuda ou incapaz = 2
Levantar da cadeira	Qual sua dificuldade em sair da cama ou da cadeira?	Nenhuma = 0 Alguma = 1 Muito ou incapaz sem ajuda = 2
Subir escadas	Qual sua dificuldade em subir 10 degraus?	Nenhuma = 0 Alguma = 1 Muito ou incapaz = 2
Quedas	Quantas vezes você caiu no último ano?	Nenhuma = 0 1 a 3 quedas = 1 4 ou mais quedas = 2

Fonte: Martini, 2022.

TABELA 2

Teste	Resultado indicativo de sarcopenia
SARC-F	Maior ou igual a 4
Força de preensão palmar	Homem menor que 28 kg, mulher menor que 18 kg
Chair stand	Mais que 12 segundos
Timed up and go	Mais que 20 segundos
Teste da caminhada de 400 metros	6 minutos ou mais
Velocidade de marcha	0,8m/s ou menos
Circunferência da panturrilha (CC)	Homem menor que 34 cm, mulher menor que 33 cm.

Questionário SARC-F

O questionário SARC-F é um grande aliado no diagnóstico. Caso a somatória seja ≥ 4, indica sarcopenia.

Algumas literaturas utilizam a circunferência da panturrilha como parâmetro do questionário (SARC-F + CC), sendo o ponto de corte da circunferência para homens de 34 cm e, para mulheres, de 33 cm.

No questionário expandido, a pontuação da circunferência da panturrilha é de 10 pontos. Quando ela é menor que os parâmetros estabelecidos, pontua-se 10, quando maior, pontua-se 0. No SARC-F + CC, portanto, a pontuação oscila de 0-20, sendo que um resultado ≥ 11 é indicativo de sarcopenia.

Absorciometria de dupla energia (DEXA)

Exame que analisa a relação entre massa muscular, ossos e gordura. Apresenta algumas controvérsias como, por exemplo, a dificuldade de distinguir a retenção hídrica muscular da infiltração de gordura que ocorre na patogênese da sarcopenia. Além disso, ele não serve como diagnóstico para osteopenia e osteoporose, sendo necessário, nesses casos, realizar densitometria óssea.

A DEXA é realizada por meio de radiação ionizante, porém com uma dose 10x menor se comparada a um raio X convencional. Como parâmetro de análise, é utilizada a massa muscular apendicular (braços e pernas), calculada pela massa magra apendicular dividida pela altura ao quadrado. O ponto de corte indicativo para sarcopenia é: em homens, < 7 kg/m^2 e, em mulheres, $< 5,5$ kg/m^2.

Análise por bioimpedância bioelétrica (BIA)

O exame não irá medir diretamente a massa muscular esquelética apendicular, mas, segundo uma equação de condutividade elétrica, estimará essa massa. O ponto de corte indicativo de sarcopenia é: em homens, < 7 kg/m^2 e, em mulheres, $< 5,7$ kg/m^2.

Ressonância magnética e tomografia

É feita uma avaliação da massa muscular apendicular frente à massa de gordura do paciente. Varia de acordo com a idade e o biotipo de cada um.

DIAGNÓSTICOS DIFERENCIAIS E ASSOCIAÇÕES CLÍNICAS

Os diagnósticos diferenciais e associações clínicas incluem: caquexia, fragilidade, obesidade sarcopênica e má nutrição.

Caquexia

Condição clínica em que há perda da massa muscular com ou sem perda de gordura. A caquexia está frequentemente associada a doenças consumptivas como câncer, doença renal crônica e o vírus da imunodeficiência humana (HIV). Pode coexistir com a sarcopenia, porém a caquexia inclui uma síndrome metabólica complexa com excesso de catabolismo e inflamação e alterações neurológicas, além da associação com uma doença secundária.

Fragilidade

Consiste em sinais e sintomas, tais como: perda de força, perda de peso não intencional, baixa velocidade de marcha e baixa prática de exercícios físicos.

Obesidade sarcopênica

Definida pelo diagnóstico de sarcopenia associada com gordura corporal com percentual ≥ 38%.

Má nutrição

Além da história clínica, suspeita-se de má nutrição quando há redução da massa muscular apendicular com a preservação da força muscular.

CONDUTA

A conduta varia de acordo com o paciente e suas limitações, mas a atividade física é de suma importância para a melhora do quadro clínico.

Além disso, a suplementação de vitamina D pode melhorar a força muscular, mas não existem estudos que comprovem sua eficácia para ganho de massa muscular.

Sempre é necessário orientar o paciente e adotar medidas, como o uso de bengalas, para prevenir quedas.

TRATAMENTO NÃO FARMACOLÓGICO

Prática de exercício físico

Consiste na realização de exercícios físicos para estimular a hipertrofia. Exercícios de resistência progressiva estão correlacionados ao estímulo de produção proteica pelo músculo esquelético. Deve-se sempre estimular o idoso a obter o fortalecimento por meio da musculação com frequência de, no mínimo, 3 vezes por semana, incluindo, ao menos, seis exercícios diferentes com pelo menos três séries de 10 a 20 repetições. Um maior número de repetições leva a um fortalecimento da resistência, enquanto menos repetições levam a hipertrofia ou aumento de força.

O cálculo do peso a ser levantado deve ser de, aproximadamente, 50% da carga máxima suportada pelo paciente para realização de apenas uma repetição do exercício, e pode ser aumentado progressivamente.

O fortalecimento muscular, por ação da carga aplicada pelos tendões à inserção óssea, leva ao aumento, também, da massa óssea, tratando conjuntamente a osteoporose e a osteopenia. O fortalecimento muscular também ajuda o idoso na manutenção do equilíbrio e evita quedas.

Do ponto de vista da saúde do idoso, a musculação é muito mais útil do que exercícios como: caminhada, hidroginástica ou até mesmo corrida.

Aumento da ingesta proteica

Juntamente com a prática de exercícios físicos, o paciente deve ser orientado, também, a aumentar a ingesta de proteínas. A indicação de ingesta é de 1-1,2 g/kg/dia de proteína para a recuperação muscular e disponibilidade de aminoácidos para a síntese proteica muscular.

TRATAMENTO FARMACOLÓGICO

A adesão de fármacos e hormônios em pacientes sarcopênicos apresenta eficácia variável e, geralmente, não é indicada. É muito importante, também, estar atento ao que é recomendado ou permitido ao idoso.

O médico deve estar atento aos efeitos secundários que podem ser provocados pelo fármaco que receitará, e se este auxilia no tratamento da sarcopenia.

Testosterona

Produz efeitos anabólicos em pacientes como homens que possuem níveis séricos de testosterona baixo, mas eleva o risco de câncer de próstata e provoca virilização na mulher. É indicada, exclusivamente, para pacientes com comprovada deficiência de testosterona.

GH

O GH aumenta a síntese proteica muscular e aumenta a massa muscular esquelética, mas não melhora a função muscular e sua força. Embora muito usado em academias, muitas vezes de forma *off-label*, não há evidências científicas que comprovem algum benefício de seu uso em idosos, não sendo indicado para tratamento de sarcopenia.

Reposição hormonal

Embora a reposição hormonal em mulheres melhore a massa muscular, ela só é indicada para tratamento de sintomas de transição menopáusica, e não para, objetivamente, tratar a sarcopenia.

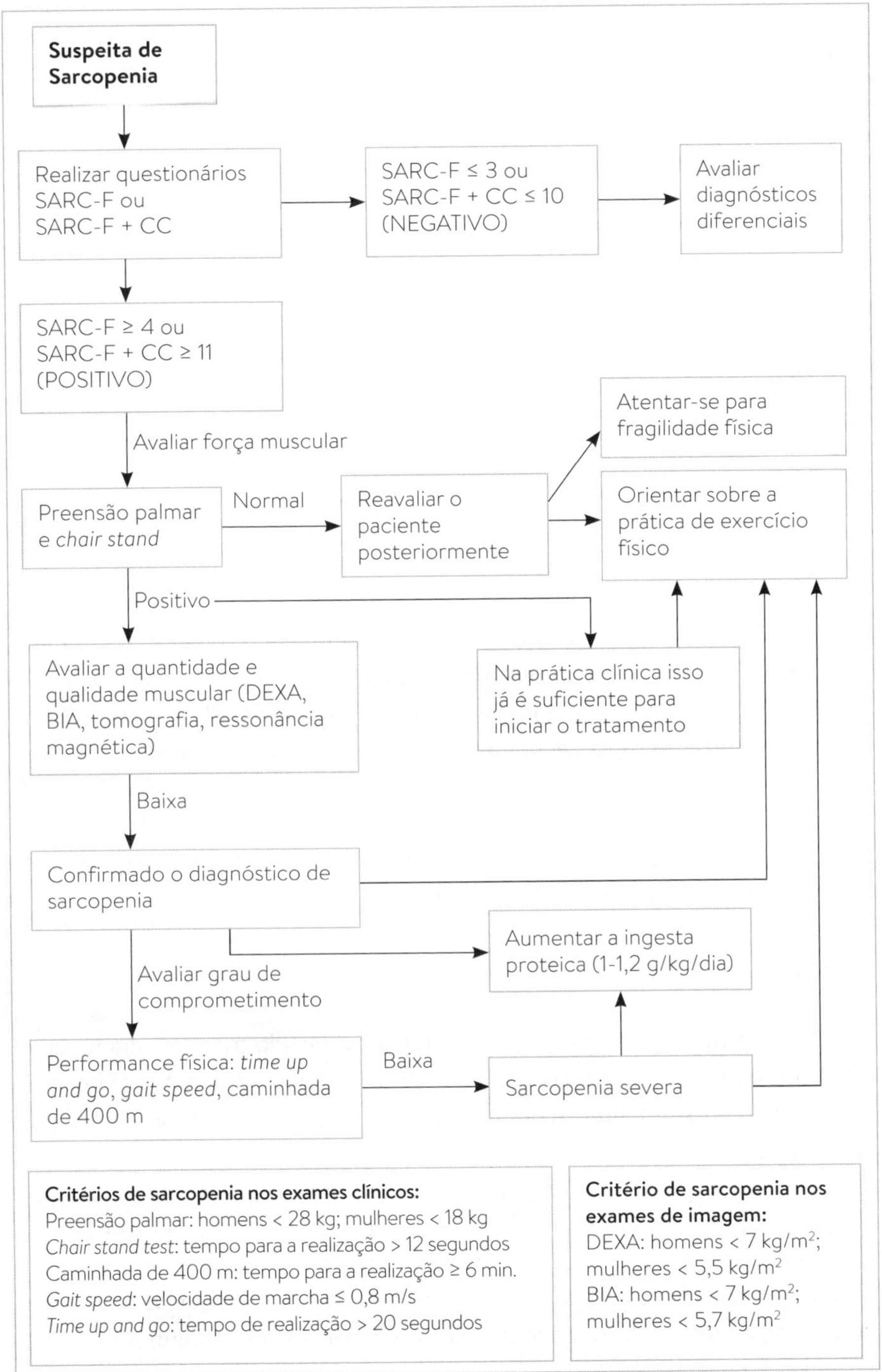

Figura 1 Suspeita de sarcopenia.

21

Osteoporose

David Gonçalves Nordon
Henrique Giovaninni Herculano

DEFINIÇÃO

A osteoporose é uma doença do metabolismo ósseo de caráter sistêmico, caracterizada por redução da densidade e qualidade óssea. Essas características aumentam o risco de fraturas de baixo impacto, denominadas fraturas de fragilidade, localizadas especificamente na coluna, antebraço e quadril. A fragilidade óssea pode ocorrer devido à diminuição quantitativa do osso, detectada através da densidade mineral óssea (DMO), bem como por prejuízo na qualidade do osso em si, resultante da combinação dos mecanismos responsáveis pela microarquitetura e remodelação óssea.

FATORES DE RISCO

Cada vez mais a osteoporose vem sendo reconhecida como resultado da interação entre fatores genéticos e ambientais. De maneira didática, os fatores de risco podem ser subdivididos em modificáveis e não modificáveis, como apresentado no Quadro 1.

A explicação para o sexo feminino apresentar maior probabilidade de apresentar osteoporose se dá pela diminuição acentuada de estrogênio, que assegura o aumento do número e da vida útil dos osteoclastos, após a menopausa, isso leva ao aumento da reabsorção óssea e, portanto, diminuição na DMO. Em virtude disso, é prescrito o rastreio de risco de fraturas mais tardiamente em homens do que em mulheres, ocorrendo no sexo feminino na fase pós-menopausa e no sexo masculino a partir dos 70 anos.

QUADRO 1 Fatores modificáveis e não modificáveis da osteoporose, segundo manual brasileiro de Osteoporose

Modificáveis	Não modificáveis
Etilismo	Idade
Tabagismo	Sexo feminino
Baixo índice de massa corpórea (IMC < 18,5 kg/m^2)	História familiar de osteoporose
Deficiência de vitamina D	Raça
Desordens alimentares	Menopausa precoce não tratada
Baixa ingestão de cálcio	Hipogonadismo masculino
Sedentarismo	História familiar de fratura de quadril
Quedas frequentes	Histórico de quedas
Má nutrição	Osteoporose secundária

Outro ponto notório é a relação entre desnutrição e envelhecimento. Em pacientes com idade mais avançada há maior prevalência de desnutrição se comparados com os mais jovens, sendo fundamental assegurar a ingestão adequada de proteínas, cálcio e vitamina D. Nesse cenário, salienta-se a importância de se ter um estilo de vida saudável, com dieta equilibrada e atividade física regular, união fundamental na manutenção da saúde óssea.

Por fim, causas secundárias de osteoporose devem ser investigadas quando há afastamento dos fatores de risco considerados clássicos. São agrupadas, nesse conjunto, as doenças hematológicas – como mieloma múltiplo – , endocrinológicas (hipertireoidismo, por exemplo), doenças respiratórias, tal como a fibrose cística, doenças gastrointestinais (síndrome de má absorção) e doenças reumatológicas, como a artrite reumatoide. Tais doenças apresentam em comum a alteração do metabolismo ósseo, precipitando a maior probabilidade de ocorrência da osteoporose.

QUADRO CLÍNICO

Entende-se a osteoporose como um problema de saúde pública, com significativo número de fraturas anuais ao redor do mundo. Apesar desse aspecto incapacitante, é importante salientar que a osteoporose não possui manifestações clínicas evidentes até o aparecimento de uma fratura que evidencie o aumento do risco de uma ocorrência da fratura de fragilidade. Esse aspecto corrobora para o subdiagnóstico da osteoporose, estando o manejo da doença – farmacológico e não farmacológico – abaixo do ideal.

Dentre as complicações das fraturas, além da dor e da incapacidade física, podem se destacar, também, as deformidades e a perda de altura, quando a fratura é de origem vertebral. Para detecção de osteoporose pela redução da altura foi estabelecido o valor de corte de pelo menos 2 cm na redução da estatura.

A manifestação clínica mais frequente consiste na fratura vertebral. Aproximadamente 66% dos casos se apresentam de maneira assintomática ou pouco sintomática, o que dificulta o autorreconhecimento pelo paciente. São, majoritariamente, casos de microfraturas, decorrentes de movimentos cotidianos, como cozinhar e levantar objetos. Por serem de difícil reconhecimento, são encontradas, ocasionalmente, em radiografias de tórax e abdome. É interessante pontuar que o olhar do médico frente a um quadro de fratura vertebral deve abranger o cuidado holístico do paciente, visto que, nesses casos, é comum ocorrer complicações como o aumento da dor nas costas, depressão, aumento dos dias de repouso no leito, redução do tempo de trabalho, maior taxa de hospitalização e mortalidade, e prejuízo significativo da qualidade de vida. Vale lembrar que pacientes com mais de 50 anos e quadro de dor nas costas, mesmo que crônica, têm sempre a necessidade de uma avaliação com radiografia, se ainda não a tiverem feito, justamente para buscar estas fraturas, tão frequentes e tão subdiagnosticadas.

Em relação à fratura de quadril, considera-se também um achado frequente na osteoporose, acometendo 15% das mulheres e 5% dos homens antes dos 80 anos, ocorrendo aumento exponencial do percentual de casos com o passar da idade.

Um achado não tão convencional, mas que merece destaque é a fratura do rádio distal, também denominada fratura de Colles. Acomete majoritariamente mulheres e, em casos raros, se realiza o diagnóstico levantando a possibilidade de ser a primeira fratura osteoporótica, não sendo, portanto, tratada com cálcio, antirreabsortivos e vitamina D. Esse reconhecimento precoce e o início do tratamento adequado reduzem, consideravelmente, o aparecimento de outras fraturas.

Além do auxílio dos exames laboratoriais, que serão comentados a seguir, levantar o histórico clínico do paciente é fundamental para contemplar doenças que podem ocasionar, como complicação, a osteoporose secundária.

DIAGNÓSTICO

Exames laboratoriais

"Mas se os exames laboratoriais na prática clínica não são cruciais para o diagnóstico da osteoporose, por qual motivo, então, devo solicitá-los?"

A resposta para essa pergunta é simples. Os exames laboratoriais (Quadro 2) são fundamentais em auxiliar no diagnóstico de fatores ou condições clínicas que contribuem para o comprometimento ósseo. Essas informações são particularmente importante em casos de osteoporose secundária, a qual varia de 30 a 60% no sexo masculino, 50% nas mulheres durante o período reprodutivo e em até 30% após a menopausa.

QUADRO 2 Exames laboratoriais iniciais a serem solicitados, segundo Manual Brasileiro de Osteoporose

Avaliação laboratorial inicial
Hemograma completo
Painel metabólico completo (creatinina, fósforo, cálcio, fosfatase alcalina e testes de função hepática)
25-hidroxivitamina D → Avaliação de hipovitaminose D
Testosterona total → Hipogonadismo no sexo masculino
Avaliação urinária de 24 horas (cálcio, sódio e creatinina) → Má absorção de cálcio ou hipercalciúria

Densitometria óssea

Segundo a Organização Mundial da Saúde (OMS), o teste padrão para o diagnóstico da osteoporose é a avaliação da DMO por absorciometria radiológica de dupla energia (DXA), realizada por densitômetro. É preconizado pela Associação Brasileira de Avaliação Óssea e Osteometabolismo (ABRASSO) que o diagnóstico de osteoporose em adultos se baseie na avaliação da coluna lombar (L1-L4) e fêmur proximal (colo femoral e fêmur total). Além dos sítios esqueléticos citados, pode ocorrer complementação com a avaliação do antebraço distal, mais especificamente a região rádio 33% (rádio 1/3). No Quadro 3 são apresentadas indicações para realização da densitometria óssea.

A interpretação da densitometria óssea ocorre através da padronização dos resultados em comparativo com uma população referência de adultos jovens (escore T) e uma população referência que apresenta a mesma idade, etnia e sexo (escore Z). Ou seja, o escore T representa uma comparação com a média do adulto jovem, e o escore Z consiste em uma comparação com a média da mesma idade.

QUADRO 3 Indicações para realização da densitometria óssea, segundo Manual Brasileiro de Osteoporose

Mulheres com idade maior do que 65 anos e homens com idade maior ou igual a 70 anos
Adultos com histórico prévio de fratura por fragilidade, condição clínica ou uso de medicamentos relacionados à perda óssea
Pacientes que realizam tratamento para osteoporose, a fim de monitorar a resposta terapêutica e o acompanhamento clínico
Mulheres na pós-menopausa ou na transição menopausal
Homens com idade superior a 50 anos que apresentam fatores de risco
Indivíduos para os quais se leva em conta o manejo terapêutico para osteoporose
Indivíduos que não estão sob tratamento, mas em que é considerada a introdução farmacológica pela identificação da perda de massa óssea

O diagnóstico estabelecido de osteoporose, por conseguinte, é obtido quando há escore T ≤ – 2,5 DP e presença de fratura por fragilidade. Os valores podem ser considerados como mostra a Figura 1.

Normal: escore T ≥ -1,0 DP

Osteopenia: escore T entre -1,1 e -2,4 DP

Osteoporose: escore T ≤ -2,5 DP

Osteoporose estabelecida ou grave: escore T ≤ -2,5 + fratura por fragilidade

Figura 1 Diagnóstico da osteoporose conforme DMO.

É importante mencionar que os valores de escore T não devem ser aplicados para homens abaixo dos 50 anos e em mulheres na pré-menopausa. Nessas situações, utiliza-se o escore Z e não se estabelece o diagnóstico de osteoporose, com os dados sendo preconizados da seguinte forma:

Escore Z menor ou igual a -2,0 DP é postulado como abaixo da faixa esperada para a idade
Escore Z acima de -2,0 DP é classificado como dentro dos limites esperados para a idade

TRATAMENTO

Não farmacológico

A prevenção da osteoporose pode ocorrer com a adesão de hábitos saudáveis , que incluem a prática corriqueira de atividade física, alimentação com suprimento adequado de proteínas e cálcio, redução da ingestão de álcool e a ausência de tabagismo.

Cada faixa etária apresenta um valor adequado de ingestão diária de cálcio (Quadro 4), visto que esse macromineral é responsável pela formação e manutenção da massa óssea. Assegurar a ingestão dietética recomendada de cálcio é fundamental na prevenção e no tratamento da osteoporose.

QUADRO 4 Valores adequados da ingestão diária de cálcio de acordo com sexo e faixa etária, segundo Manual Brasileiro de Osteoporose

Sexo feminino	Sexo masculino
19-30 anos: 1.000 mg	19-30 anos: 1.000 mg
31-50 anos: 1.000 mg	31-50 anos: 1.000 mg
51 a 70 anos: 1.200 mg	51 a 70 anos: 1.000 mg
>70 anos: 1.200 mg	>70 anos: 1.200 mg

Um ponto interessante no que tange o tratamento não farmacológico da osteoporose é a introdução da suplementação da vitamina D (VD), cuja forma biologicamente ativa é a $1,25(OH)_2D$ (calciferol). Está bem estabelecido pela literatura a relação entre saúde óssea e a quantidade biodisponível desse composto, e que a deficiência grave de vitamina D pode ocasionar a osteomalácia (doença por mineralização deficitária da matriz osteoide), fraqueza muscular, dor óssea e fraturas, e concentrações elevadas podem promover o hiperparatireoidismo secundário, intensificando, por conseguinte, o aumento de massa óssea e a redução quantitativa e qualitativa do osso, assegurando maior probabilidade de fraturas de fragilidade. No Quadro 5 são apresentados os valores de referência para a concentração sérica de 1,25(OH)2D.

Nesse cenário, apesar de dúbia, as diretrizes internacionais recomendam suplementação de 800 a 2.000 UI de VD para indivíduos com idade acima de 65 anos ou que possuam osteoporose, com intuito da prevenção de fraturas futuras.

Em relação à prática de atividades físicas, é necessário que o médico avalie a condição física e cardiorrespiratória do paciente antes de prescrever qualquer modalidade. Exercícios indicados para assegurar melhora do equilíbrio e prevenção de quedas devem ser realizados ao menos 2 vezes por semana para pacientes com maior probabilidade de quedas, bem como os de força e resistência para os principais grupos musculares.

Portanto, uma anamnese capaz de identificar o recordatório alimentar direcionado do paciente, bem como seu estilo de vida é crucial para realização da prevenção não farmacológica da osteoporose.

QUADRO 5 Valores de referência para a concentração sérica da $1{,}25(OH)_2D$, segundo a Sociedade Brasileira de Endocrinologia e Metabologia (SBEM) e a Sociedade Brasileira de Patologia Clínica (SBPC)

População geral com idade < 65 anos	< 20 ng/mL: Deficiência 20-60 ng/mL: Adequado
Osteoporose	30-60 ng/mL: Ideal

Farmacológico

Bisfosfonatos orais e endovenosos

São a classe de medicamentos mais prescritos em todo o mundo para o tratamento da osteoporose pós-menopausa. O mecanismo de ação se baseia na inibição da atividade dos osteoclastos, levando à diminuição da reabsorção óssea.

Os principais exemplos de fármacos antirreabsortivos dessa classe são: alendronato, risedronato, ibandronato e o ácido zoledrônico, também denominado zoledronato. No Quadro 6 consta a via de administração preferencial do fármaco, bem como a dosagem recomendada.

QUADRO 6 Bisfosfonatos e sua posologia

Medicamento	Posologia
Alendronato	VO: 70 mg/semana
Risedronato	VO: 35 mg/semana ou 150 mg/mês
Ibandronato	VO: 150 mg/mês EV: 3 mg a cada 3 meses
Zoledronato	EV: 5 mg/ano

Os fármacos orais são contraindicados em pacientes com hipocalcemia e com taxa de filtração glomerular (TFG) < 35 mL/min/1,73 m². Outro ponto interessante de destaque para os fármacos orais é recomendar a ingestão do medicamento com um copo cheio de água até 30 minutos antes da primeira refeição do dia, visando aumentar a biodisponibilidade do fármaco e reduzir as complicações gástricas e esofágicas.

O ponto central do uso prolongado desses medicamentos são as complicações associadas, como a fratura atípica de fêmur, osteonecrose de mandíbula e a fibrilação atrial. Além disso, devido seu uso prolongado para tratamento do paciente, há acúmulo do fármaco nos ossos, devendo, segundo diferentes diretrizes, realizar uma pausa em seu uso conforme o risco de fratura.

"Portanto, como devo saber o momento de interrupção do uso do bisfosfonato para meu paciente?". A Figura 2 apresenta a resposta para essa questão.

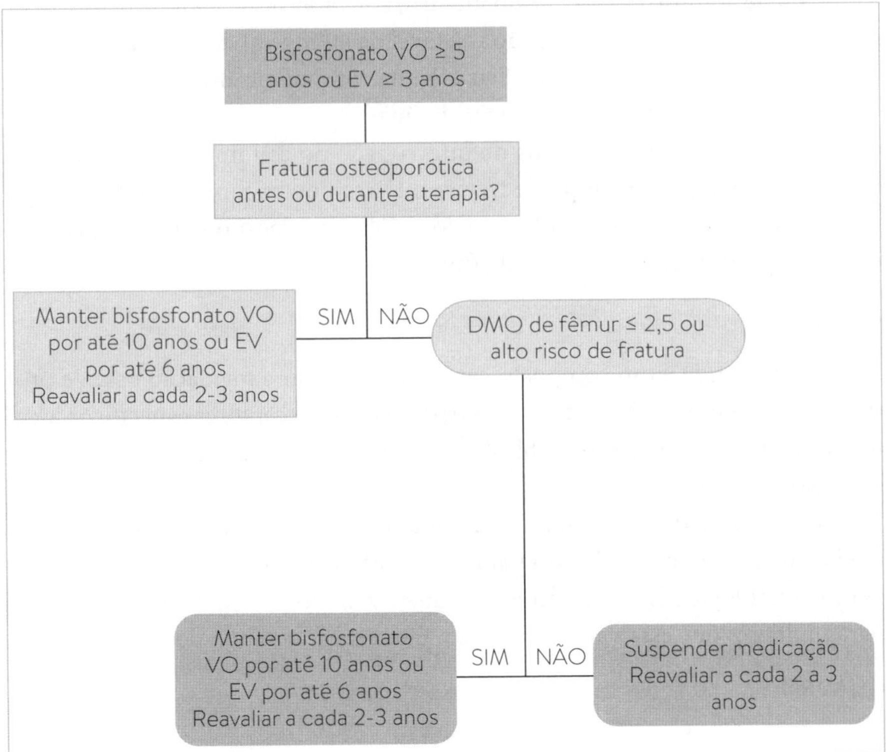

Figura 2 Recomendações para tempo de tratamento com bisfosfonatos. É importante salientar que a reavaliação será realizada através do acompanhamento clínico e do rastreio da densitometria mineral óssea.
Adaptado de Manual Brasileiro de Osteoporose.

Denosumabe

O denosumabe se liga e inibe o RANK-L, que é um estimulador de osteoclasto. Suas indicações são apresentadas no Quadro 7.

QUADRO 7 Indicações quanto ao uso do denosumabe

Osteoporose em mulheres na fase de pós-menopausa
Osteoporose no sexo masculino
Perda óssea em pacientes sob regime de tratamento de câncer de mama ou próstata que levam a diminuição hormonal
Osteoporose associada à terapia sistêmica com glicocorticoides recém-iniciada ou em uso prolongado, independentemente do sexo, e que possui risco de fraturas
Intolerância, falha terapêutica ou contraindicação aos bisfosfonatos orais

A via de administração é a subcutânea, com aplicação semestral através de injeção, e apresentação em solução injetável de 60 mg/mL em embalagem com uma seringa preenchida de 1 mL. Seu uso está contraindicado em pacientes com hipercalcemia e em casos de hipersensibilidade.

Vale destacar que, em casos de interrupção do tratamento com denosumabe, é necessário um tempo de tratamento com outro fármaco antirreabsortivo, a fim de assegurar a manutenção dos ganhos na densitometria óssea e a redução da probabilidade do risco de fraturas.

Teriparatida

A teriparatida é um composto capaz de estimular a formação óssea e promover o aumento da DMO através de sua ligação a receptores específicos localizados na membrana dos osteoblastos. As indicações para seu uso são apresentadas no Quadro 8.

Em relação à dose, a teriparatida pode ser prescrita em 20 ou 40 μg/dia. O medicamento é contraindicado para pacientes portadores de malignidade óssea e hematológica, hipercalcemia, aos que fazem uso de digitálico, gestantes e para mulheres que estão amamentando. É um medicamento de terceira linha.

QUADRO 8 Indicações da prescrição de teriparatida

Osteoporose em mulheres na pós-menopausa
Osteoporose induzida pelo uso de glicocorticoides
Osteoporose no sexo masculino, especialmente em pacientes com alto risco de fratura vertebral ou em falha terapêutica com uso de antirreabsortivo

Romosozumabe

Romosozumabe é um anticorpo monoclonal humano com grande especificidade para esclerostina humana, aprovado recentemente pela Agência Nacional de Vigilância Sanitária (ANVISA) para o tratamento da osteoporose no Brasil.

Sua prescrição visa promover um incremento rápido de massa óssea e otimizar a microarquitetura óssea do paciente, pois trata-se de um vigoroso agente anabólico que assegura as funções citadas e reduz, consideravelmente, o risco de novas fraturas. No final de 2022, após passar por um processo de consulta pública, esse medicamento foi incluído no Sistema Único de Saúde (SUS) para o tratamento de mulheres a partir dos 70 anos de idade na pós-menopausa diagnosticadas com osteoporose que apresentam um alto risco de fratura por fragilidade e não responderam ao tratamento medicamentoso convencional, tendo sofrido duas ou mais fraturas.

QUADRO 9

Posologia	210 mg 1 vez ao mês
Tempo de uso	12 meses
Via de administração	Subcutânea

É indicado, especialmente, para pacientes com risco iminente de fratura, como sequenciamento do tratamento com denosumabe, a fim de manter o ganho na densitometria óssea e continuar a prevenção de fraturas. A contraindicação desse fármaco é feita para pacientes que tiveram acidente vascular cerebral nos últimos 12 meses ou que possuem história de infarto agudo do miocárdio.

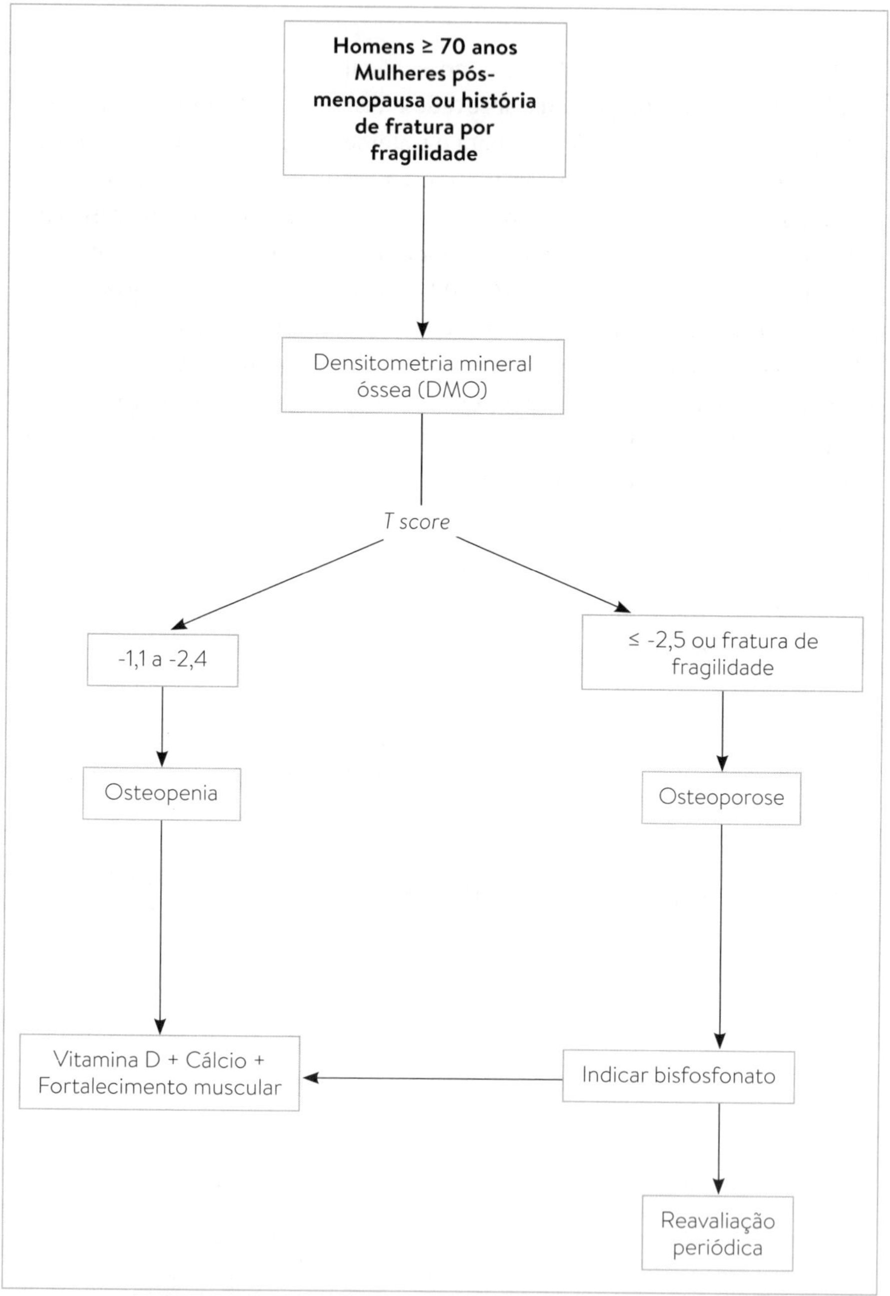

Figura 3 A maior parte das fraturas osteoporóticas ocorre na fase de osteopenia. Desta forma, uma fratura por fragilidade, além de definir a osteoporose estabelecida quando há uma DMO alterada, é um alerta para se iniciar o tratamento, mesmo na fase de osteopenia.

Seção III

Ortopedia infantil

22

Maus-tratos

David Gonçalves Nordon

Classificação pelo CID-10	
T74	Síndrome de maus-tratos
T74.0	Abandono
T74.1	Sevícias físicas
T74.2	Abuso sexual
T74.3	Abuso psicológico
T74.9	Síndrome não especificada de maus-tratos

DEFINIÇÃO

Violência doméstica, ou maus-tratos, é definida como toda ação ou omissão praticada por pais, parentes ou responsáveis capaz de causar à vítima dor ou dano de natureza física, sexual ou psicológica. É dividida em quatro tipos:

1. Violência física: desde um tapa até o espancamento; em 1961, a Academia Americana de Pediatria cunhou o termo *battered child*: qualquer criança que sofra lesão não acidental por parte de seus pais ou responsáveis, resultando de ação ou omissão.
2. Violência sexual: qualquer situação sexual que envolva uma pessoa mais velha e uma criança ou adolescente; desde falar obscenidades até praticar atos sexuais propriamente ditos.

3. Violência psicológica: inclui desde xingamentos até humilhações e *bullying*. O adulto constantemente deprecia o menor, comprometendo seus esforços de aprendizagem, ameaçando-o de abandono e/ou agressões.
4. Negligência: omissão no provimento de necessidades básicas do menor, tanto físicas quanto emocionais. Logicamente, quando não se deve a condições de vida além do controle da família (p. ex., em caso de má condição financeira secundária a desemprego).

Estima-se que a incidência anual de maus-tratos seja de 15 a 40 casos por 1.000 crianças, um número alarmante e que pode facilmente estar subnotificado. Mais de 1.200 morrem por maus-tratos a cada ano nos Estados Unidos.

Pode-se traçar, no Brasil, um espectro da ocorrência de violência doméstica: de um lado, com 98% de chances de ocorrerem maus-tratos de alguma forma, está uma família de mãe mais velha, em torno dos 40 anos, com vários filhos, parceiro analfabeto, usuário de bebidas alcoólicas e/ou drogas. No outro extremo, uma família de mãe nova (20 anos), com apenas uma criança, parceiro de nível superior de educação e sem uso de álcool ou drogas. Nesse extremo, porém, o valor ainda é alarmante: 24% de chance de ocorrer algum tipo de violência doméstica.

Fraturas são a segunda forma mais comum de apresentação da síndrome de maus-tratos. No Brasil, de cada 1.000 crianças, 10 (no mínimo; vale lembrar a subnotificação) são vítimas de maus-tratos e 2 a 3% morrem em decorrência disso. O ortopedista, portanto, inevitavelmente se verá diante de inúmeros casos de violência doméstica, nos quais será o responsável por suspeitar do diagnóstico e seguir de forma adequada; o generalista, por sua vez, encontra-se em situação privilegiada nesse aspecto. Ele é a porta de entrada para o sistema de saúde. Por meio da estratégia de saúde da família, ele cuidará não só da criança agredida, mas de seus irmãos, pais, tios e avós. Ele, com sua equipe, conseguirá abordar a família de forma completa e não só suspeitar de casos antes mesmo que eles se tornem agressões efetivas, mas adotar ações preventivas e intervir de modo que nenhum outro profissional de saúde poderia.

Este capítulo focará principalmente no diagnóstico de fraturas secundárias a maus-tratos; entretanto, é relevante que o generalista esteja capacitado também a diagnosticar evidências de abuso psicológico, sexual e negligência. Para tanto, recomendamos o acesso à bibliografia relacionada no fim deste livro.

QUADRO CLÍNICO

Fraturas são a segunda forma mais comum de apresentação de maus-tratos depois de lesões de pele. Não existe, contudo, uma fratura patognomônica de maus-tratos.

Sinais sugestivos de maus-tratos incluem múltiplas lesões, geralmente em vários estágios de evolução (equimoses, hematomas, mordeduras, queimaduras etc.), hematoma subdural, alterações do comportamento da criança (que se torna triste, arredia ou, por vezes, agressiva e irritadiça, com impacto direto em seu desempenho escolar e muitas vezes regressão do desenvolvimento neuropsicomotor), presença de múltiplas fraturas em diversos estágios de consolidação – ou às vezes apenas uma fratura. Vale citar a "síndrome do bebê chacoalhado", evidenciada por hemorragias retinianas causadas com o chacoalhar excessivo da criança – muitas vezes, um indício indireto de maus-tratos. Algumas lesões de pele também podem evidenciar sinais de maus-tratos: hematomas em locais incomuns para crianças (naquelas que estão começando a andar, são muito comuns hematomas na testa, por bater a cabeça ao engatinhar ou cair; ao mesmo tempo, nas crianças um pouco mais velhas, são comuns hematomas na face anterior das pernas, também de bater ao caminhar. Hematomas nas costas, na nuca, no abdome e nas coxas não são, por outro lado, usualmente relacionados a esses acidentes de jovens exploradores) e queimaduras por água quente: o padrão acometendo solas dos pés e nádegas, por exemplo, evidenciaria que a criança foi forçada para a água quente, enquanto encolhia o corpo para tentar escapar.

O comportamento dos pais ou responsáveis, no caso de maus-tratos, é notavelmente discrepante. O comportamento padrão dos pais que levam seus filhos vítimas de acidentes ao serviço de emergência é de ansiedade e, muitas vezes, desespero, não raro se culpando pelo ocorrido, mesmo não tendo absolutamente qualquer relação. No quadro de abusos, entretanto, há uma demora inexplicável entre o suposto acidente e a busca pelo sistema de saúde; a história, muitas vezes, é incongruente ou impossível (p. ex., "Meu filho de 6 meses escalou o berço e caiu de cabeça no chão"). Podem-se observar também muitas vezes maus cuidados com as roupas dos filhos, que destoam das roupas dos pais (bem-arrumadas, novas etc.).

O ortopedista é o principal investigador da síndrome de maus-tratos físicos, pois inevitavelmente é o mais exposto a traumas; o segundo principal é o pediatra (ou, no quadro do sistema de atenção primária, o médico generalista responsável pela puericultura). Contudo, cabe salientar que a estratégia de saúde da família traz a possibilidade única de outros profissionais da equipe serem responsáveis pelo diagnóstico: agentes de saúde, auxiliares, enfermeiros, estes últimos não só em suas consultas, mas também nas visitas domiciliares.

Deve chamar a atenção que fraturas do fêmur são incomuns em pacientes não deambuladores; em menores de 1 ano, 85% se associam a maus-tratos; o número cai para 60% (porém continua ainda bastante significativo) quando se consideram crianças de até 3 anos. Crianças com menos de 18 meses com fratura de arcos costais, tíbia, úmero ou fêmur são mais propensas a terem sofrido maus-tratos, enquanto aquelas com mais de 18 meses com fraturas de ossos longos (úmero, fêmur e ossos da perna e do antebraço) mais provavelmente sofreram traumas acidentais.

Em uma revisão sistemática realizada por Kemp et al., observou-se que fratura de costela está mais relacionada a trauma não acidental (0,71), seguida por fratura do úmero (0,54) e de fêmur (0,43). Do ponto de vista radiográfico, fraturas metafisárias, mais do que diafisárias, são mais características de maus-tratos. Existe um padrão de fraturas muito indicativo de maus-tratos, conhecido como fratura do canto ou em alça de balde: é uma fratura literalmente do canto da metáfise, que se desvia lateralmente. Ela se deve ao ato de sacudir a criança: a força é aplicada perpendicularmente ao eixo anatômico do osso, levando a uma lesão na transição da metáfise para a fise, que é a área mais frágil do osso na criança.

DIAGNÓSTICOS DIFERENCIAIS

Há que considerar alguns diagnósticos diferenciais na suspeita de maus-tratos:

- Osteogênese imperfeita: além da história de múltiplas fraturas com traumas leves, os pacientes geralmente apresentam deformidades nos membros e podem apresentar esclera azulada em determinados subtipos (Capítulo 6 – Fraturas patológicas).
- Insensibilidade congênita à dor: justamente pela alteração nessa sensibilidade tão importante para nossa sobrevivência, o paciente pode sofrer inúmeros traumas sem se dar conta do ocorrido. É, porém, muito rara.
- Escorbuto: a hipovitaminose C, caracteristicamente, leva a sangramentos por alteração da coagulação sanguínea, comprometimento do crescimento, fragilidade óssea. Atualmente, é algo também bastante raro.
- Sífilis congênita: notar alterações ósseas e deformidades desde o nascimento A criança normalmente apresenta dor importante ao ser tocada. A sífilis apre-

sentou uma diminuição da ocorrência nas últimas décadas, porém com aumento significativo de volta nos últimos anos..

- Raquitismo grave: o raquitismo cria uma série de deformidades ósseas que, por causa da tensão imposta ao osso, podem levar a fraturas com traumas menores do que o necessário para pessoas normais (Capítulo 26 – Deformidades esqueléticas múltiplas).
- Sequelas de infecções: como osteomielite e pioartrites, que possam alterar a morfologia do osso.
- Tumores ósseos (Capítulos 6 [Fraturas patológicas] e 23 [Dor de ossos longos não traumática]).
- Síndrome de Münchausen por procuração: nessa síndrome, os responsáveis inventam ou provocam sintomas e sinais fictícios (p. ex., purgativos para vômitos) em crianças para buscar atendimento e atenção médica. Na síndrome de Münchhausen tradicional, a criação ou a provocação dos sintomas e sinais é autodirigida.

CONDUTA

Cinquenta por cento das crianças que voltam ao lar voltam a ser espancadas. Destas, 20% morrerão em decorrência de maus-tratos.

Cabe ao médico generalista e à equipe de saúde da família, em primeiro lugar, suspeitar de casos de maus-tratos. Legalmente, é obrigação da equipe de saúde notificar ao conselho tutelar ou, em sua falta, à vara da infância, por meio de formulário específico, os casos de suspeita de violência doméstica. A não notificação implica multa de 3 a 20 salários mínimos.

Sabemos, contudo, que na estratégia de saúde de família nem tudo é tão simples como está escrito no papel. Ao trabalhar em comunidades carentes, o relacionamento entre a equipe de saúde de família e os pacientes é como um equilibrista atravessando dois arranha-céus sobre uma corda bamba: qualquer movimento em falso pode arruiná-lo irremediavelmente. Não é raro que os agentes comunitários sofram ameaças violentas dos pacientes, uma vez que pode ser difícil para muitas pessoas traçar uma separação entre o agente comunitário (funcionário do serviço de saúde responsável pela monitorização de seu tratamento e pela promoção de sua saúde) e seu vizinho (o agente comunitário quando não está trabalhando, que, na visão de muitos, pode estar "se metendo onde não é chamado" e "entrando na minha casa só para depois sair fofocando e difamando").

Dessa forma, mais do que acusar a família à menor suspeita, a equipe deve traçar uma estratégia de abordagem que permita confirmar o diagnóstico e agir de acordo, sem, com isso, ferir o relacionamento entre a equipe de saúde e os pacientes. Vale reiterar, contudo, que nesses casos a vida de uma criança pode estar em risco – e todo atraso pode ser irremediável.

DÚVIDAS COMUNS DO GENERALISTA

- *É possível ter certeza de que se trata de maus-tratos?* Estritamente falando, a não ser que haja alguma testemunha, ou lesões muito específicas, não. A síndrome do bebê chacoalhado, por exemplo, ocorre exclusivamente por se chacoalhar a criança, levando a lesões de vasos cerebrais e retinaculares. Desta forma, é uma lesão específica de maus-tratos. Outras lesões específicas são a fratura em alça de balde ou do canto, que também só ocorrem quando a criança é chacoalhada. Todas as outras faturas têm maior ou menos especificidade, porém, ainda assim, não são garantia de maus-tratos. É importante, assim, ver se a história do trauma é compatível com a lesão apresentada, o que é o principal indicativo de maus-tratos. Lesões de pele também são mais específicas: ocorridas no dorso, com marcas de queimadura por cigarro ou ferro, marcas de cinto, mordidas, entre outras, são indicativas de violência física – e, portanto, maus-tratos.
- *Devo notificar sempre? Mesmo que não tenha a confirmação?* Sim. Sempre notifique. É uma situação delicada, pois se deve sempre informar a família de que se está fazendo a notificação, mas ela é essencial. O conselho tutelar, por sua vez, cuidará da parte legal. Em pacientes que estejam no ambiente hospitalar, deve-se proceder à internação da criança para garantir sua segurança, algo que não é feito no ambiente da atenção primária. Contudo, é possível, sim, encaminhar a criança para um serviço de emergência, relatando a suspeita, para que eles deem os demais procedimentos. Encaminhando ou não para o hospital, não deixe de fazer a notificação na atenção primária.

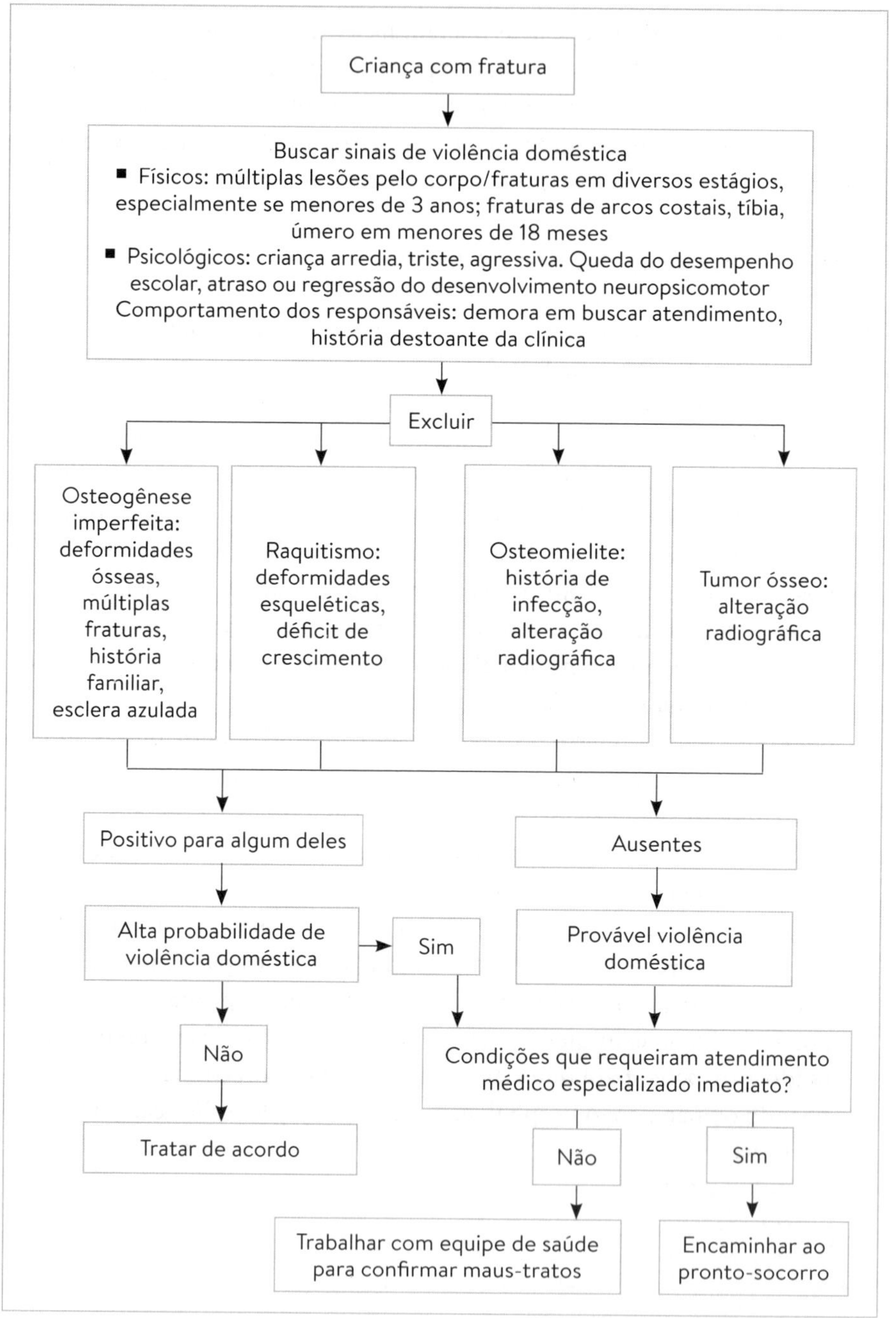

Figura 1 Condutas na avaliação de pacientes com suspeita de violência doméstica.

23

Dor de ossos longos não traumática (dor do crescimento e tumores ósseos)

David Gonçalves Nordon
Pedro Antonio Araújo Simões
Renan Yoiti Takiguchi

Classificação pelo CID-10	
D16	Neoplasia benigna de osso e de cartilagem articular
C40	Neoplasia maligna dos ossos e cartilagens articulares dos membros

DEFINIÇÃO

A dor de ossos longos é um sintoma comum em crianças. Seu diagnóstico etiológico, contudo, tem de considerar três doenças de condutas completamente diferentes: tumor ósseo, infecção óssea e dor do crescimento.

QUADRO CLÍNICO

Na abordagem de um paciente com história de dor em ossos longos, é importante definir a localização; a característica; a duração; irradiação, fatores de melhora e piora; e história de trauma, infecção ou tumores prévios.

São fatores de benignidade: dor bilateral, sem associação com sintomas sistêmicos (como febre, inapetência, desânimo, perda de peso), geralmente ao fim do dia e após brincar e sem deformidades evidentes nos membros acometidos.

São fatores que fazem suspeitar de malignidade: dor unilateral, com sintomas sistêmicos, com deformidade no membro acometido.

Tais questionamentos e investigações podem direcionar o generalista ao diagnóstico provável.

TABELA 1 Dados da anamnese e exame físico para diagnóstico diferencial

Característica	Tumor ósseo	Osteomielite	Dor do crescimento
Bilateral	Não	Não	Geralmente
Febre	Possível	Possível	Não
Deformidade	Provável	Não	Não
Localizada	Sim	Sim	Não
Melhora sem medicamentos	Não	Não	Sim
Persiste pela manhã ou ao longo do dia	Sim	Sim	Não
Sintomas sistêmicos	Provável	Possível	Não
Alterações radiográficas	Lesão óssea com ou sem reação periosteal	Lesão óssea com esclerose. Pode haver reação periosteal	Sem alterações ósseas
Dor articular	Possível	Possível	Não

Na investigação, é importante examinar a criança à procura de alterações e deformidades, palpar os membros acometidos para descobrir o local de dor e buscar definir se a dor não pode ser relacionada à musculatura ou a outras estruturas osteoligamentares. Vale lembrar que a dor do crescimento não se associa a deformidades, que podem se dever a tumores ósseos ou de partes moles. Na identificação de deformidades, estas devem ser investigadas de acordo.

A dor do crescimento ou dor musculoesquelética idiopática (DMEI) é caracterizada por um desconforto intermitente bilateral nos membros inferiores (em conjunto ou não com os membros superiores) que duram 3 meses ou mais. Em geral, não envolve articulações e não ocorre em um ponto específico, e sim em zonas dolorosas. A dor normalmente surge ao fim do dia ou à noite, mas desaparece na manhã seguinte. Pode estar acompanhada de dor abdominal e cefaleia. Aparece entre os 4 e 12 anos, mas pode se iniciar antes e parar somente próximo à puberdade, predominando no sexo feminino. Ao contrário do que o nome sugere, porém, não tem qualquer relação com o estirão do crescimento: a dor é mais frequente justamente na fase em que a criança menos cresce. Não há etiologia definida para essa dor, mas se acredita que seja a mesma fisiopatologia da fratura por estresse: uma lesão por sobrecarga mecânica do osso.

DIAGNÓSTICO

Para quadros muito clássicos de dor do crescimento, exames laboratoriais podem ser prescindíveis. Entretanto, havendo qualquer dúvida diagnóstica, recomenda-se a realização de exames de triagem: radiografias dos membros (coxas e pernas, em AP e perfil), hemograma e provas inflamatórias (PCR e VHS) são suficientes para excluir a maior parte dos diagnósticos diferenciais.

Alterações ósseas compatíveis com tumores ósseos e infecções crônicas são bastante claras: nas infecções, há áreas de esclerose (osso mais esbranquiçado em seu canal), às vezes com algum abaulamento do periósteo e áreas de rarefação óssea.

Tumores apresentam os sinais clássicos, conforme mostrado nas Figuras 1 a 3 a seguir:

- Triângulo de Codman: o intenso crescimento tumoral levanta o periósteo, e osso neoformado se deposita nessa abertura, formando um triângulo; é comum no osteossarcoma.
- Reação em casca de cebola: deposição de tecido ósseo neoformado em camadas abaixo do periósteo, típico do sarcoma de Ewing.
- Reação em raios de sol: espículas ósseas saindo do osso e invadindo as partes moles.
- Aspecto roído por traças: o contorno ósseo torna-se impreciso e irregular, sugerindo uma lesão permeativa. No entanto, deve-se lembrar que esse padrão também ocorre na osteomielite.
- *Skip metastasis*: lesão menor sem continuidade com o tumor primário no osso.

Os tumores ósseos mais comuns da infância são o osteossarcoma e o sarcoma de Ewing. O primeiro geralmente apresenta lesões líticas metafisárias mal definidas, com reação periosteal exuberante (geralmente em raios de sol ou triângulo de Codman) e alteração de partes moles em decorrência do crescimento do tumor. Já sarcomas de Ewing podem ter diversas apresentações à radiografia, mas classicamente mostram reação periosteal em casca de cebola.

Ao fim do capítulo, na Tabela 2, listamos as principais neoplasias ósseas benignas e suas formas de diagnóstico diferencial; enquanto na Tabela 3 listamos as malignas.

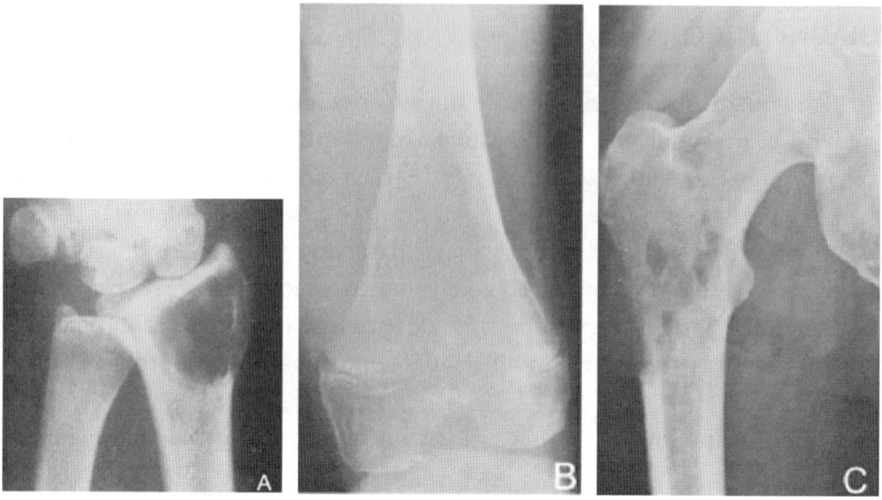

Figura 1 Aspectos das lesões ósseas: (A) lítica; (B) blástica; e (C) mista.

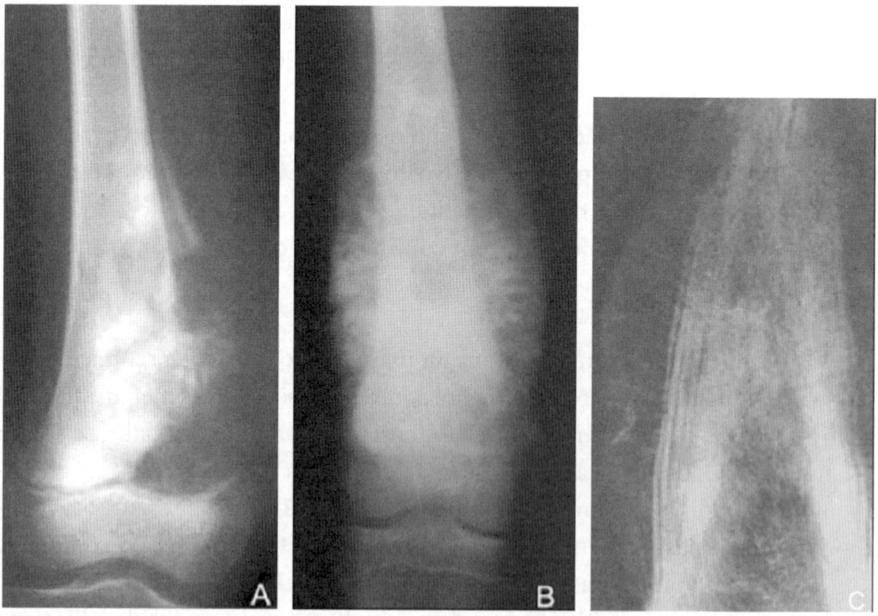

Figura 2 Padrões de reação periosteal: (A) triângulo de Codman; (B) raios de sol; (C) casca de cebola.

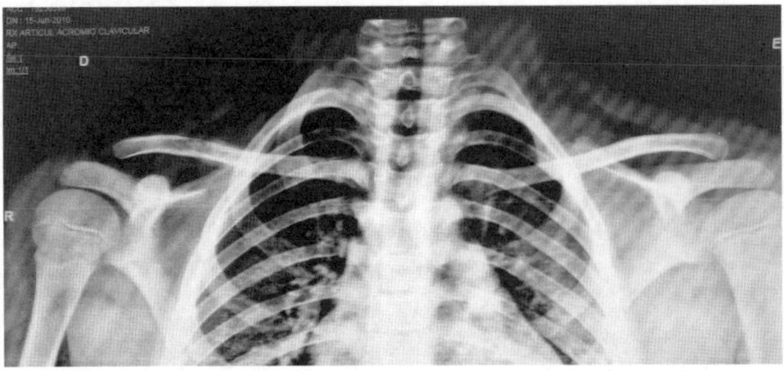

Figura 3 Caso incomum de histiocitose de células de Langerhans em clavícula direita de criança de 10 anos de idade. Observe que, apesar de ser um tumor benigno, houve rompimento da cortical superior da clavícula e reação periosteal importante. O principal diagnóstico diferencial desta doença é a osteomielite, que só pode ser efetivamente definida com a obtenção de biópsia e cultura.

CONDUTA

Identificando qualquer alteração radiográfica, o médico generalista deve encaminhar o paciente ao ortopedista. Se for observado um quadro de suspeita de osteomielite aguda, deve ser encaminhado ao hospital; na suspeita de osteomielite crônica ou tumor ósseo, se a avaliação for rápida, o paciente pode ser encaminhado para o serviço secundário ou terciário ambulatorialmente. Entretanto, se a perspectiva de agendamento for exceder uma semana, recomenda-se que encaminhe o paciente a um serviço de urgência ortopédica para avaliação.

O tratamento de neoplasias malignas dos ossos evoluiu muito nos últimos anos, e tumores como osteossarcoma e Ewing, que indicariam morte muito provável dos pacientes, atualmente são passíveis de cura. Portanto, quanto mais rápido se instituir o tratamento, melhor.

Vale lembrar que, no sarcoma de Ewing, o principal preditor de mortalidade é a metástase (geralmente pulmonar).

Excluídos esses e todos os outros diagnósticos para dor de ossos longos, o paciente pode ser diagnosticado com dor do crescimento, doença benigna, autolimitada com a chegada da puberdade e que deve ser tratada somente com sintomáticos e orientações.

Caso haja dúvida diagnóstica, além da instituição de analgesia, o paciente deve ser encaminhado ao ortopedista da atenção secundária.

TABELA 2 Peculiaridades dos principais tumores ósseos benignos – organizados por ordem crescente de faixa etária

Tumor	Faixa etária	Localização	Manifestações clínicas	Radiografia	Prognóstico
Osteocondroma	Crianças e adolescentes	Metáfise distal do fêmur, proximal da tíbia e proximal do úmero	Dor, tumefação ou fratura	Projeção óssea com a cortical contínua com a do osso subjacente	Pode comprimir estruturas e atrapalhar o crescimento; ressecção
Osteoblastoma	Crianças e adolescentes	Vértebras, ilíaco, costelas, ossos das mãos e dos pés	Dor, não costuma ser muito intensa	Lesão mais osteolítica, bem circunscrita	Benigno, mas agressivo; bom prognóstico após ressecção
Condroblastoma*	Fase tardia da adolescência	Epífise dos ossos longos	Queixas articulares são frequentes; derrame sinovial	Área lítica arredondada limitada por osso esclerótico	Curetagem e enxertia são necessários
Osteoma osteoide*	Adolescentes e adultos jovens	Diáfise dos ossos longos, especialmente tíbia e fêmur	Dor persistente, noturna, vaga, melhora com AINE, pode haver tumefação e eritema	Área de maior radiodensidade com ponto de rarefação circunscrito	Bom. Pode haver cura espontânea ou com exérese
Condroma	Qualquer idade	Ossos das mãos e dos pés	Fratura patológica após trauma leve	Área lítica, ovoide, insufla a cortical; calcificações algodonosas	Bom após curetagem e enxerto ósseo

*Diagnóstico diferencial de osteomielite subaguda.

TABELA 3 Peculiaridades dos principais tumores ósseos malignos – organizados por ordem crescente de faixa etária

Tumor	Faixa etária	Localização	Manifestações clínicas	Radiografia	Prognóstico
Sarcoma de Ewing*	Crianças e adolescentes	Diáfise e região proximal do fêmur, diáfise da fíbula, ulna e pelve	Dor, tumor visível e palpável, febre baixa, cansaço e fratura patológica	Aspecto "roído por traças" e em "casca de cebola", permeativo, limites imprecisos	Metástases e tumor grande: mau prognóstico; boa resposta à quimioterapia/radioterapia
Osteossarcoma*	Adolescentes e adultos jovens	Extremidade distal do fêmur ou metáfise dos ossos longos	Dor e tumefação	Lesão destrutiva com limites irregulares; reação periosteal	Depende das margens cirúrgicas conseguidas e do tamanho do tumor

*Diagnóstico diferencial de osteomielite subaguda.

DÚVIDAS COMUNS DO GENERALISTA

- *Quando devo solicitar exames de imagem para dor do crescimento?* A princípio, se o paciente não apresenta nenhum fator de dor maligna, pode-se fechar o diagnóstico de dor do crescimento sem exames de imagem. Se tiver qualquer outro fator, o ideal é solicitar uma radiografia. Caso, ao longo da evolução, o paciente apresente qualquer mudança de padrão da dor, tornando-se especialmente mais localizada, mais persistente ou necessitando de medicamentos, ou com alteração ao exame físico, devem-se solicitar exames.
- *Quando devo usar medicação para tratamento de dor do crescimento?* No geral, é uma doença benigna, que não precisa de medicações, mas, caso outros métodos não estejam funcionando (como massagem ou bolsa de água quente), pode-se lançar mão de analgésicos simples. Uma dica prática é: se a dor do paciente melhora poucos instantes após tomar a medicação, antes mesmo de esta começar a fazer efeito (a dipirona via oral leva de meia hora a uma hora para funcionar), significa que o principal efeito da medicação é o placebo, ou seja: qualquer coisa funcionará, contanto que a criança acredite que se trata de um remédio, e o princípio ativo em si se torna menos significativo.

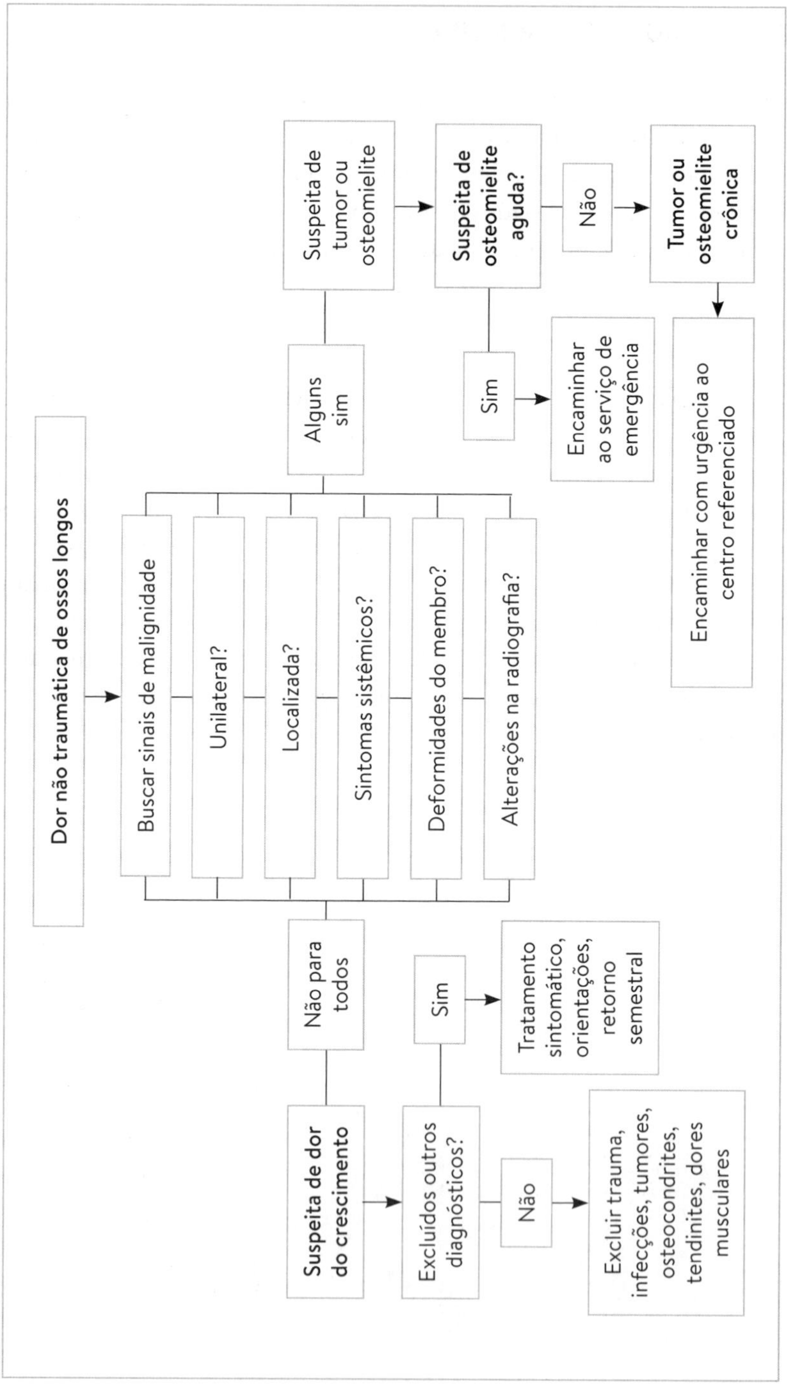

Figura 4 Conduta na avaliação de paciente com dor de ossos longos não traumática.

24

Dor do quadril e joelho infantis

David Gonçalves Nordon

Classificação pelo CID-10	
M00.9	Artrite piogênica, não especificada
M67.3	Sinovite transitória
M91.1	Doença de Legg-Calvé-Perthes
M93.0	Epifisiólise do fêmur proximal
M93.2	Osteocondrite dissecante
M93.8	Outras osteocondropatias especificadas (especificar: doença de Osgood-Schlatter)

DEFINIÇÃO

Dor não traumática dos quadris ou joelho da criança. Não inclui displasia do desenvolvimento do quadril e dor secundária a deformidades em varo e valgo dos joelhos (Capítulos 28 e 29).

QUADRO CLÍNICO

A avaliação da queixa de dor no joelho de uma criança deve sempre levantar a suspeita de uma afecção no quadril – e vice-versa. Em virtude do eixo mecânico do membro inferior, alterações na dinâmica da marcha e nos eixos anatômico ou mecânico em si podem levar uma afecção do joelho a causar dor por sobrecarga no quadril. De outra forma, afecções do quadril, por sua inervação, podem levar a uma dor referida no joelho.

Assim, quando diante de uma queixa desse tipo, o médico generalista deve levar em consideração o gênero e a idade da criança (enquanto a dor do quadril é bem mais comum em meninas, Legg-Calvé-Perthes, epifisiólise do quadril e osteocondrite dissecante do joelho juvenil são amplamente mais comuns em meninos; Legg-Calvé-Perthes afeta uma faixa etária mais jovem que as outras duas); a história da dor (associada ou não a trauma ou infecção; dor noturna; dor pior após atividade física ou ao fim do dia); fatores de melhora e piora; história de infecção prévia (no caso de sinovite transitória); história de anemia falciforme (como fator de risco para osteonecrose); e história familiar.

A avaliação clínica deve se iniciar por meio de observação no momento em que o paciente entra na sala – uma marcha claudicante por dor ou incapacidade de apoiar a perna (epifisiólise), ou com rotação externa da perna, típica de osteocondrite dissecante do joelho juvenil (OCDJ); posições antálgicas; e restrições a movimentos que a própria criança faz antes mesmo de serem relatadas pelos responsáveis – e segue durante a avaliação da movimentação de todas as articulações do membro inferior.

Quando considerado o diagnóstico diferencial, tudo deve ser levado em conta, e não se deve esquecer da frequente dor do crescimento (Capítulo 23), que irradia pelos ossos longos dos membros inferiores e deve ser diferenciada de tumores.

As apresentações clínicas dos principais diagnósticos diferenciais são demonstradas na Tabela 1.

TABELA 1 Principais diagnósticos diferenciais de dor no quadril na infância

	DLCP	Epifisiólise	OCDJ
Faixa etária	4-8 anos	11-15 anos	Adolescência
Queixa	Dor no quadril, sem história de trauma	Dor no quadril +/− trauma	Dor insidiosa no joelho agravada por movimentos específicos
Exame clínico	▪ Perda de abdução e RI ▪ Sinal de Drehman ▪ Sinal e marcha de Trendelenburg ▪ Atrofia glútea, quadricipital e jarrete ▪ Contratura dos adutores	▪ Membro em RE e levemente encurtado ▪ Diminuição da RI, abdução e flexão ▪ Sinal de Drehmann	▪ Sinal de Wilson ▪ Sinal de Larson ▪ Atrofia do quadríceps

(continua)

TABELA 1 Principais diagnósticos diferenciais de dor no quadril na infância *(continuação)*

	DLCP	Epifisiolistese	OCDJ
Exame de imagem	Osteonecrose da fise proximal da cabeça do fêmur	Deslizamento anterossuperior do colo do fêmur (sinal de Trethowan e do crescente de Steel)	Fragmentos osteocondrais, inseridos ou livres
Conduta	▪ Fase inicial/criança < 6 anos: ortopedista de emergência ▪ Fase tardia/criança > 8 anos: ortopedista ambulatorial	▪ Evitar carga ▪ Encaminhar ao ortopedista de emergência	▪ Evitar carga ▪ Encaminhar ao ortopedista secundário com urgência

DLCP: doença de Legg-Calvé-Perthes; OCDJ: osteocondrite dissecante do joelho juvenil; RE: rotação externa; RI: rotação interna.

DOENÇA DE LEGG-CALVÉ-PERTHES

Osteonecrose da fise proximal femoral (cabeça do fêmur).

Quadro clínico

Afeta cinco meninos para cada menina. Somente 10% são bilaterais. Afeta geralmente crianças entre 4 e 8 anos de idade.

Dividida em quatro fases:

- Inicial: ocorre opacificação (esclerose) da fise da cabeça femoral, com duração variável, porém em média de 6 meses.
- Fragmentação: ocorre fragmentação da fise, com duração média de 1 ano.
- Reossificação: a fise se refaz, com duração média de aproximadamente 2 anos.
- Residual: não há mais qualquer alteração de reparação óssea, ficando apenas as sequelas da doença.

O principal sintoma é a claudicação, que supera a dor. Inicialmente, há perda da amplitude de flexão e rotação interna; posteriormente, há também restrição de abdução. Deve-se atentar para os seguintes sinais:

- Sinal de Drehmann: com o paciente em decúbito dorsal, flete-se o quadril segurando o membro inferior pelo calcanhar, fletindo o joelho concomitantemente. Isso provocará um movimento automático em rotação externa do quadril (a perna fletida rodará para dentro, apontando para a linha média).

- Atrofia glútea: ocorre com a progressão da doença; pode ser observada no teste de Trendelenburg (ortostatismo em apenas uma perna, provocando queda do quadril ipsilateral à perna que não apoia por consequência de atrofia do glúteo médio da perna que apoia) e com o sinal de Trendelenburg (marcha com queda de um dos quadris; quando bilateral, gera a marcha anserina).
- Contratura dos adutores: pode ser avaliada com o paciente posicionado em decúbito dorsal horizontal; realiza-se a abdução de ambos os quadris, observando a diferença do grau de abertura entre ambos, e se pode palpar a musculatura contraturada na face medial da coxa.

Diagnóstico

Os exames mais sensíveis para os quadros iniciais são a cintilografia e a RNM (ressonância nuclear magnética). Entretanto, o exame mais disponível é a radiografia simples, que deve ser solicitada desta forma: bacia AP e Lauenstein. Nessa radiografia, devem-se observar os contornos da cabeça, comparando-os com a cabeça contralateral, que, na maioria dos casos, está normal (ou em outro estágio da doença) (Figura 1).

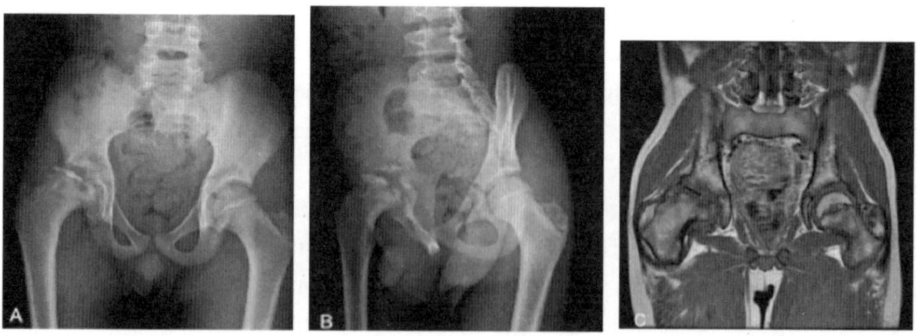

Figura 1 Doença de Legg-Calvé-Perthes: sequela. Observe a esclerose da fise proximal da cabeça do fêmur, o alargamento do colo do fêmur, a ascensão do quadril e a displasia acetabular (A e B), e a aparente ausência de fise na RN (C). A maioria dos casos infelizmente é diagnosticada após a fase inicial ou no fim da fase de fragmentação.

Caterall desenvolveu um sistema de classificação utilizando essas incidências radiográficas que reflete o prognóstico:

- Grau 1: apenas a parte anterior da epífise está comprometida (visto na incidência de Lauenstein).
- Grau 2: mais do que a parte anterior da epífise está comprometida, e pode ocorrer colapso desta. A parte preservada mantém sua altura.
- Grau 3: somente a parte posterior não está comprometida (visto na incidência de Lauenstein); há fratura metafisária no início, que dá o aspecto de uma cabeça dentro da cabeça; ocorre colapso epifisário.
- Grau 4: há comprometimento de toda a cabeça, com fraturas metafisárias e perda da altura entre o fêmur e o acetábulo, indicando achatamento total da cabeça (Figura 1).

Os graus 1 e 2 têm melhor prognóstico; os graus 3 e 4 têm prognóstico ruim. Existem inúmeras outras classificações para esta doença, mas descrevê-las foge do escopo deste livro. Para o generalista, a classificação em si é irrelevante, sendo mais importante suspeitar do diagnóstico e fazer o encaminhamento adequado.

Conduta

Cinquenta e sete por cento dos pacientes terão uma boa evolução independentemente de diagnóstico ou conduta; por outro lado, 20% terão má evolução independentemente desses fatores. O objetivo nessa doença é, portanto, identificar os outros 23%.

Todos os casos de suspeita de DLCP devem ser encaminhados com urgência ao ortopedista.

A retirada de carga, embora teoricamente auxilie no prognóstico da doença, não tem efetiva comprovação clínica, especialmente porque as crianças raramente cumprem essa restrição. No geral, deve-se pedir que o paciente evite impactos, saltos e pulos. Novos estudos vêm discutindo a retirada de carga em casos específicos, conforme resultados da angiorressonância, mas ainda não há consenso sobre isso.

O tratamento da DLCP consiste basicamente em manter o quadril centrado, e para isso não existe ainda uma técnica padrão-ouro. Podem ser utilizados: fixador externo circular para artrodiastase; osteotomia do fêmur; osteotomia da bacia.

EPIFISIOLISTESE OU EPIFISIÓLISE FEMORAL PROXIMAL

Define-se como "subluxação/luxação" progressiva da fise femoral proximal.

Quadro clínico

Média de 14 anos de idade em meninos (13-15 anos) e 12 em meninas (11-13 anos). Afeta 2-5 vezes mais meninos, 2 vezes mais o quadril esquerdo. É mais comum em negros e em obesos. É bilateral em 20 a 25%, sendo simultâneo em metade das vezes. Dos que inicialmente são unilaterais, a apresentação contralateral geralmente ocorre em 18 meses.

Se ocorrer em crianças < 10 anos ou > 16, devem-se considerar endocrinopatias.

Embora descrita como um deslizamento da epífise, há, na realidade, uma doença da fise do crescimento, cuja camada hipertrófica aumenta de tamanho, ocupando até 80% de toda a fise. Essa camada torna-se instável, e a metáfise (colo do fêmur) se separa da epífise (cabeça) progressivamente, em um movimento de anteriorização e superiorização do colo. A aparência, porém, é de que a cabeça está indo para posterior e inferior; ela, contudo, permanece centrada no acetábulo. Dessa forma, quem se move efetivamente é o colo.

O paciente apresenta-se com claudicação e dor irradiada pela região anterior da coxa ou joelho por causa da inervação do quadril, o que pode levar a erros diagnósticos. Dessa forma, sempre que um paciente infantil ou juvenil se apresentar com dor no joelho, os quadris devem ser igualmente avaliados.

A queixa pode ser associada ou não a uma história de trauma.

Temporalmente, classifica-se a epifisiólise em:

- Aguda: queixa há menos de 3 semanas. Ocorre subitamente, como se fosse uma fratura – há trauma condizente com a dor (geralmente queda ou torção praticando esportes/atividades físicas). O diagnóstico radiográfico pode ser muito difícil.
- Crônica: queixa há mais de 3 semanas. É a forma mais frequente; na radiografia pode-se observar um colo em bengala.
- Crônica agudizada ou subaguda: dor insidiosa há mais de 3 semanas, porém com piora há menos de 3 semanas. Na radiografia, geralmente se ob-

serva um remodelamento do colo associado ao deslizamento da cabeça, que indica um processo instalado há mais tempo.

Funcionalmente, os pacientes são divididos em instáveis (apresentação aguda, incapaz de suportar carga, mesmo com muleta) e estáveis (aguda, capaz de suportar carga).

Ao exame físico, os pacientes com queixas crônicas apresentam o membro afetado levemente encurtado e rodado externamente, com diminuição da rotação interna, abdução e flexão do quadril. O sinal de Drehman (com o paciente em posição supina, à flexão do quadril, ocorre automaticamente rotação externa) em geral é positivo, mas não é patognomônico da doença (apesar de os concursos de residência afirmarem que sim).

Os pacientes com quadros agudos geralmente encontram-se incapazes de suportar carga e deitam-se com o quadril em rotação externa, recusando-se a movê-lo.

Em vigência de condrólise, a dor se torna mais contínua, limitando atividades por restrição real do arco de movimentos; ocorre rotação externa, contratura em flexo e restrição global do arco de movimentos.

Diagnóstico

Devem ser solicitadas radiografias da bacia em AP e Lauenstein, nas quais se pode observar (Figura 2) alargamento e irregularidade da fise: fase pré-deslizamento. A interface fise-metáfise pode se tornar "careca" – as irregularidades em forma de onda características da fise desaparecem, formando uma linha.

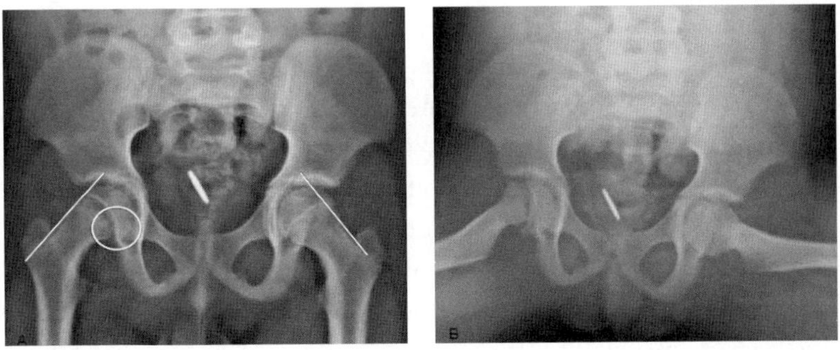

Figura 2 Epifisiólise do quadril direito. Incidências de bacia anteroposterior (A) e Lauenstein (B). Observe linha de Klein, normal no quadril esquerdo, alterada no quadril direito (sinal de Trethowan). Classificação: grau leve. No círculo, observe sinal de Scham.

- Linha de Klein: traçada na radiografia em AP, é uma linha tangencial à extremidade superior do colo. Geralmente intercepta parte da epífise lateral.
- Sinal de Trethowan: a linha de Klein não intercepta a fise – deslizamento. Geralmente é mais fácil de observar na incidência de Lauenstein (a linha tangencial pode ser traçada nessa incidência, mas não é conhecida como linha de Klein).
- Sinal da crescente metafisária de Steel: também conhecido como "sinal da lua cheia"; há aumento de densidade na metáfise, indicando a sobreposição do colo com a cabeça, como uma lua cheia.
- Sinal de Scham: perda do triângulo hiperdenso formado pela sobreposição do colo e a da porção inferomedial do acetábulo na incidência AP.

Classificação de Lovell-Winter

Considera o grau de deslizamento da fise em relação à largura do colo femoral.

- Leve: menos de 1/3.
- Moderado: de 1/3 à metade.
- Grave: mais da metade.

Para indicar o tratamento, ortopedistas utilizam-se também da classificação de Southwick, que depende do cálculo do ângulo de Southwick.

Conduta

O tratamento inclui a fixação *in situ* nos casos agudos, e, muitas vezes, em casos crônicos, pode ser necessária uma osteotomia corretiva.

À suspeita diagnóstica, caberá ao médico generalista encaminhar o paciente imediatamente ao hospital para avaliação pelo ortopedista do serviço de emergência. Deve-se orientar ao paciente a retirada de toda a carga do membro imediatamente (com indicação de muleta ou cadeira de rodas).

Do ponto de vista ortopédico, o tratamento padrão é a fixação *in situ* da epífise com um parafuso canulado, em especial nos casos agudos estáveis leves a moderados. Nos casos agudos instáveis, há evidências crescentes de que redução aberta e fixação interna apresentam melhores resultados do que a fixação *in situ*, mas ainda não há uma conduta padrão-ouro. Nos casos crônicos, são feitas osteotomias corretivas. Por fim, nos casos agudos graves estáveis, há discussão sobre o tratamento ideal, optando-se entre a fixação *in situ* ou a redução aberta e fixação interna.

OSTEOCONDRITE DISSECANTE DO JOELHO JUVENIL

É o comprometimento vascular do osso subcondral, que leva à formação de corpos livres e lesão da cartilagem do joelho. Dividida em osteocondrite dissecante juvenil (pacientes com fise aberta) e do adulto (fise fechada).

QUADRO CLÍNICO

Duas vezes mais comum em homens do que em mulheres, mais frequente na adolescência, principalmente dos 13 aos 21 anos de idade. Bilateral em 30%. Os grupos mais jovens apresentam melhor prognóstico.

Apresentam dor no joelho, em geral por meses (diagnóstico comumente realizado após 14 meses do início da dor), associada a edema, que podem ser piorados por atividade física. Crepitações, estalidos e até bloqueios podem ocorrer se houver corpos livres articulares. De modo crônico, pode ocorrer atrofia do quadríceps. Pode ser observada da seguinte forma:

- Sinal de Wilson: marcha com rotação externa da perna para evitar apoio de carga sobre a área lesada.
- Manobra de Wilson: realizar extensão com joelho rodado interno a partir de 90° de flexão (teste de Jerk sem força em valgo); ocorrerá dor aproximadamente aos 30° (Sinal de Larson).

Diagnóstico

O principal exame radiográfico é a ressonância nuclear magnética (RNM). Entretanto, para avaliação inicial devem-se pedir radiografias do joelho acometido em incidências AP, perfil, túnel e axial de patela.

Classificação de Dipaola e Nelson

- Estágio 1: lesão por compressão.
- Estágio 2: fragmento inserido.
- Estágio 3: fragmento solto, porém sem desvio.

- Estágio 4: fragmento desviado.

A RNM permite o diagnóstico definitivo, com 100% de especificidade e 97% de sensibilidade.

Conduta

O tratamento é controverso, pois não há muitos estudos de maior qualidade indicando como proceder. Contudo, inicialmente o médico generalista deve adotar conduta conservadora até a avaliação pelo especialista: orientar a retirada de carga do membro inferior, podendo-se utilizar um imobilizador (brace inguinomaleolar) ou muletas, e medicação analgésica e anti-inflamatória.

Pacientes com osteocondrite juvenil apresentam maior tendência à resolução; na apresentação adulta, 50% apresentam processo degenerativo, sendo 10 anos mais precoce do que a população em geral. Lesões do côndilo lateral (menos comuns) apresentam também pior prognóstico.

SINOVITE TRANSITÓRIA E PIOARTRITE

É a inflamação sinovial articular secundária a infecção em outro sítio (sinovite transitória); infecção articular (pioartrite).

Quadro clínico, diagnóstico e conduta

Embora seja a causa mais comum de dor no quadril na infância (estima-se em 90%), a sinovite transitória deve ser um diagnóstico de exclusão. Costuma afetar crianças de 18 meses a 13 anos de idade, porém com pico entre os 3 e 8 anos. Há história de infecção de vias aéreas superiores, geralmente 2 a 3 semanas antes do início dos sintomas. Pode haver história de trauma leve também. Geralmente não há febre, com provas inflamatórias inespecíficas levemente aumentadas ou até mesmo normais. O quadro é autolimitado (até 3 semanas) e necessita apenas de medicação sintomática e observação.

Radiografias e USG podem ser úteis especialmente para excluir outros quadros.

Contudo, é essencial diferenciá-la de outras causas de dor no quadril, citadas anteriormente, e em especial da pioartrite do quadril, que afeta geralmente crianças < 4 anos. Neste último caso, o paciente se apresentará em geral com febre mais importante (embora possa ser baixa) e muitas vezes sem sinais flogísticos locais (o quadril pode comportar grande quantidade de exsudação purulenta em tecidos profundos antes de exteriorizá-la por fístulas). Entretanto, é particularmente chamativa a posição antálgica, em flexão de cerca de 45° e abdução (posição em que o quadril aceita maior distensão da cápsula articular). Haverá bloqueio articular à movimentação não somente por dor, mas de forma mecânica.

Kocher descreveu quatro critérios para definir a pioartrite com maior acurácia conforme a presença deles (são necessários ao menos 3 de 4):

- Impossibilidade de apoiar o membro.
- Febre.
- VHS > 40 mm/h.
- Leucocitose > 12.000/mm^3.

Cabe salientar que, na suspeita de pioartrite, o paciente deve ser encaminhado imediatamente ao serviço de emergência ortopédica, pois o tratamento é cirúrgico.

DOENÇA DE OSGOOD-SCHLATTER

Inflamação (apofisite) da tuberosidade anterior da tíbia, onde se insere o ligamento patelar.

Quadro clínico

Mais comum em meninos dos 12-14 anos de idade, geralmente envolvidos em atividades atléticas intensas. Acredita-se que o estresse e microfraturas levem à fragmentação da cartilagem de crescimento no local de inserção do ligamento patelar.

O paciente apresenta dor localizada na tuberosidade anterior da tíbia. Pode ser bem definida palpando-se a inserção distal do tendão patelar. Geralmente é pior ao fim do dia, depois de esforços físicos como corrida e saltos, que podem causar pequenos traumas ou compressão. Não é incomum observar edema local. A dor geralmente melhora com descanso e não causa limitação funcional.

Diagnóstico

Devem-se sempre solicitar radiografias de ambos os joelhos em incidências anteroposterior e perfil. Pode-se observar fragmentação da tuberosidade e até mesmo arrancamento (Figura 3).

Conduta

Deve-se orientar a criança a evitar atividades físicas nos períodos de exacerbação da doença, em especial atividades que envolvam contração explosiva do quadríceps – como saltos, chutes e tiros. Utilização de gelo, analgésicos e anti-inflamatórios não hormonais pode ajudar. Convém, no entanto, encaminhar ao ortopedista para confirmação diagnóstica. Em casos de dores crônicas, pode ser necessária intervenção cirúrgica, embora bastante incomum.

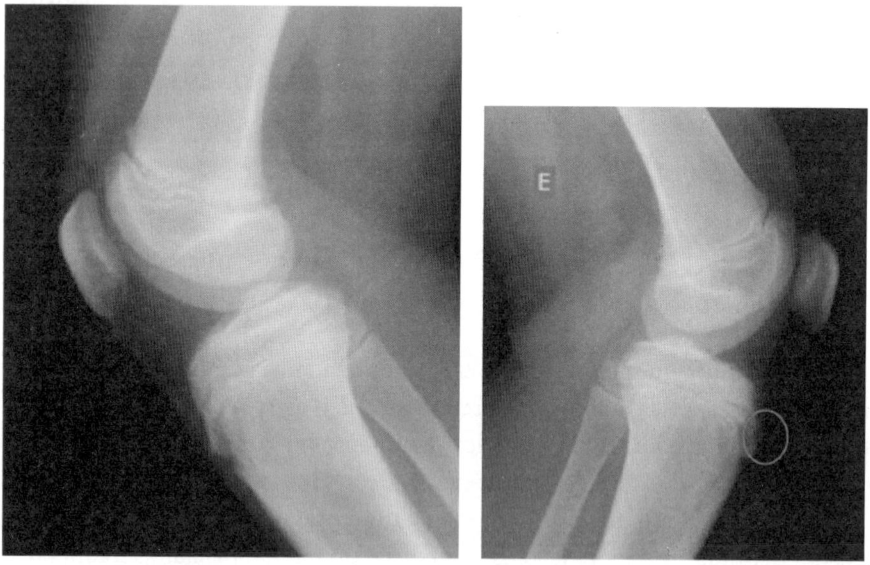

Figura 3 Doença de Osgood-Schlatter. Observa-se no joelho esquerdo fragmentação da tuberosidade anterior da tíbia. O paciente, um garoto de 12 anos praticante de futebol, apresentava ligeiro edema local e dor principalmente após as atividades físicas.

DÚVIDAS COMUNS DO GENERALISTA

- *Quando devo solicitar exames na suspeita de sinovite transitória?* Somente se não for possível diferenciar da pioartrite de forma alguma. No geral, a suspeita de sinovite é bem clara, e os exames pouco auxiliam. Em especial a ultrassonografia, que não mostrará nenhum achado específico que possa diferenciar um do outro.
- *A que devo prestar atenção na evolução do quadro de sinovite?* Principalmente, à mudança de características, como piora do quadro geral, febre, bloqueio articular. A sinovite é realmente benigna e tende a melhorar em até 3 semanas. Quadros que permaneçam com dor por mais tempo que isso devem levar à suspeita de doença de Perthes e devem ser investigados com radiografia e avaliação do especialista.
- *Na epifisiólise, realmente preciso encaminhar o paciente à emergência?* Sim. Na suspeita de epifisiólise, melhor do que solicitar uma radiografia para posteriormente avaliar o diagnóstico é encaminhar o paciente diretamente ao pronto-socorro, pois os melhores resultados de intervenção ocorrem nas primeiras horas do diagnóstico, ou seja, é uma cirurgia de emergência.
- *Atendi um caso crônico de alteração do quadril, com uma imagem de lesão aparentemente antiga ou cujo diagnóstico não consigo definir. O que fazer?* Encaminhe ao ortopedista de nível secundário, com orientação para, caso a dor piore subitamente, procurar um serviço de emergência (pensando em uma piora de infecção, progressão de tumor ou agudização de uma epifisiólise crônica).

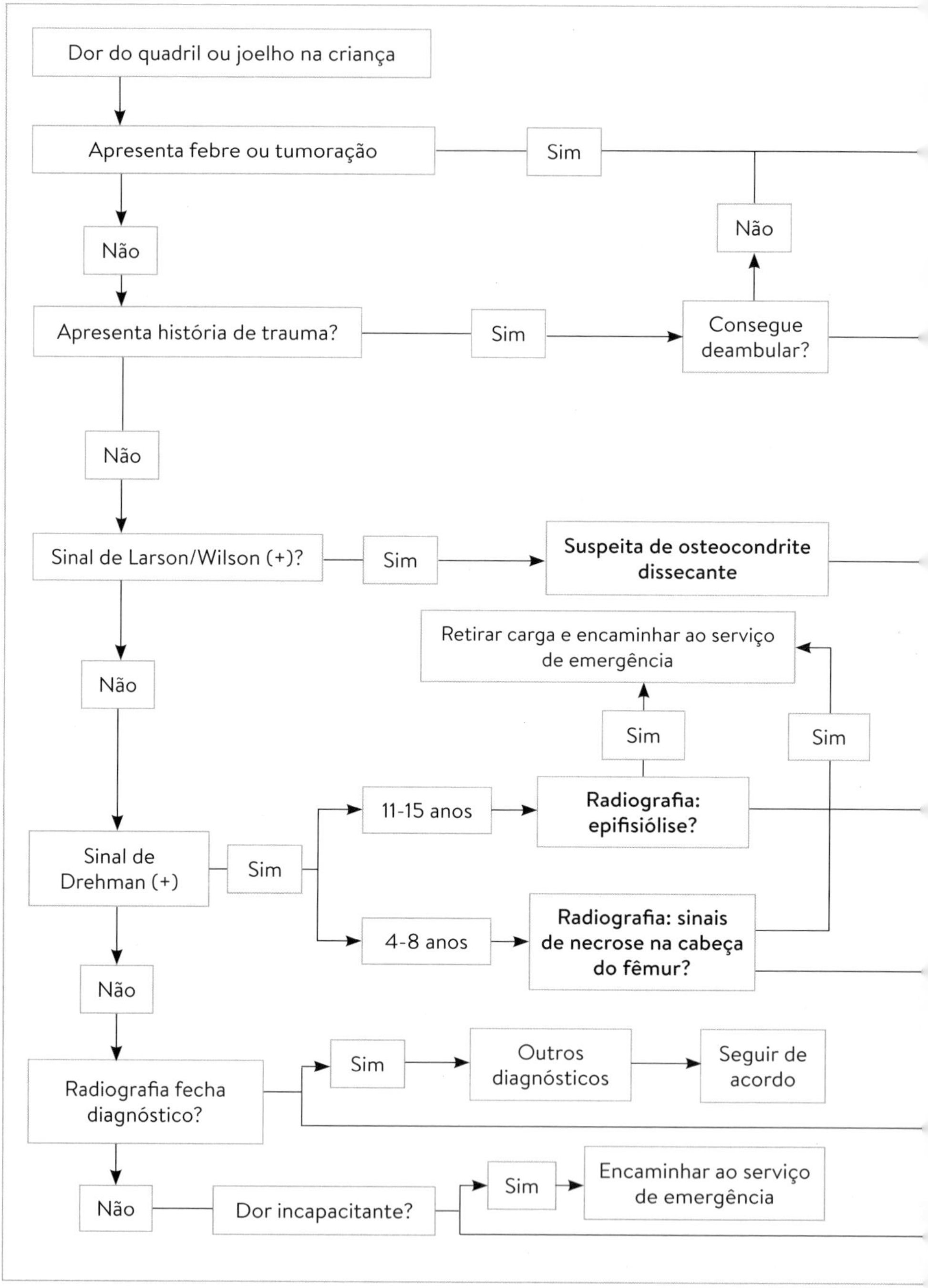

Figura 4 Condutas na avaliação de criança com queixa de dor no quadril ou joelho.

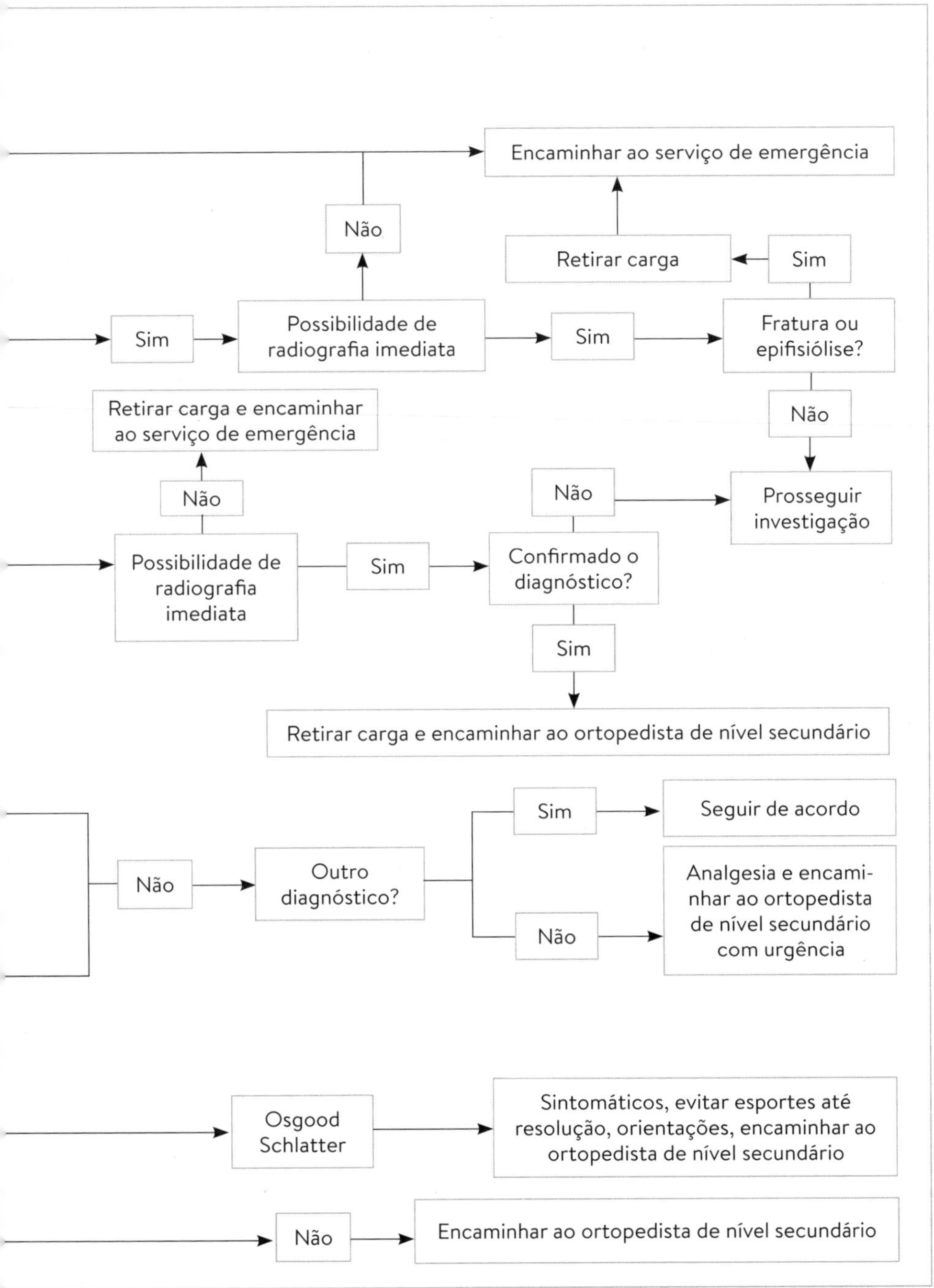
Encaminhar ao serviço de emergência
Não
Retirar carga
Sim
Sim
Possibilidade de radiografia imediata
Sim
Fratura ou epifisiólise?
Retirar carga e encaminhar ao serviço de emergência
Não
Não
Não
Prosseguir investigação
Possibilidade de radiografia imediata
Sim
Confirmado o diagnóstico?
Sim
Retirar carga e encaminhar ao ortopedista de nível secundário
Sim
Seguir de acordo
Não
Outro diagnóstico?
Analgesia e encaminhar ao ortopedista de nível secundário com urgência
Não
Osgood Schlatter
Sintomáticos, evitar esportes até resolução, orientações, encaminhar ao ortopedista de nível secundário
Não
Encaminhar ao ortopedista de nível secundário

25

Dor do pé infantil e crescimento assimétrico dos membros

David Gonçalves Nordon

Classificação pelo CID-10	
M92.6	Osteocondrose juvenil do tarso (Köhler - navicular; Sever - calcâneo)
M92.7	Osteocondrose juvenil dos metatarsos (Freiberg - segundo; Iselin - quinto)

DEFINIÇÃO

Osteocondrites são inflamações dos núcleos de crescimento ósseo, que ocorrem apenas em crianças.

Crescimento assimétrico dos membros refere-se a uma discrepância do tamanho de membros de um mesmo paciente. Este capítulo enfoca o sobrecrescimento de um dos membros ou hemicorpo.

QUADRO CLÍNICO

Osteocondrites juvenis são uma série de doenças não tão frequentes, porém de diagnóstico diferencial importante entre as causas de dor no pé. É essencial que tanto os generalistas quanto os ortopedistas saibam de sua existência e de seu diagnóstico. Em geral, todas são benignas. A osteocondrite de Sever acomete o calcâneo, e as crianças podem sentir tanta dor que evitam pôr o calcanhar no chão, andando na ponta dos pés; as doenças de Köhler e Freiberg, por outro lado, podem fazer o paciente andar somente na borda lateral do pé para evitar dor.

Optou-se por incluir também neste capítulo a hemi-hipertrofia, queixa mais frequente do que o esperado na atenção primária (e em geral totalmente benigna e não patológica), que requer algum conhecimento do generalista para, no mínimo, tranquilizar a família, uma vez que a grande maioria dos casos indica apenas uma discrepância ou assimetria sem significado mórbido.

OSTEOCONDRITE DE SEVER

É a inflamação da fise de crescimento da tuberosidade posterior do calcâneo.

Quadro clínico

Afeta crianças entre 5 e 12 anos de idade, sendo mais frequente em meninos, e é a principal causa de dor no calcanhar de crianças e adolescentes. A dor se localiza especificamente na fise do calcâneo, não havendo, portanto, dor no tendão de Aquiles, nem na sua inserção no calcâneo, nem na inserção proximal da fáscia plantar.

Apresenta-se como dor limitante no calcâneo relacionada aos esforços, geralmente após partidas de futebol, e às vezes ao se levantar. Associa-se ao início de práticas esportivas, como Osgood-Schlatter (Capítulo 24), e à obesidade. No quadro mais comum, a criança praticava futebol de forma amadora, e passa a um treino mais intenso; troca o tênis com amortecedor por chuteira; ou, ainda, troca o tipo de quadra – de *society* para salão, por exemplo. Tudo isso provoca uma sobrecarga na fise do calcâneo, que leva à inflamação e à dor.

Diagnóstico

À radiografia (solicitar incidências AP e perfil do pé e axial do calcâneo, sempre bilateral para comparação), à semelhança de Osgood-Schlatter, pode-se observar fragmentação do núcleo de crescimento (Figura 1). Como a radiografia pode ser enganosa, o mais importante é a clínica do paciente: se compatível com uma osteocondrite, indiferentemente da radiografia, é possível dar o diagnóstico.

Conduta

Nas crises, pode-se usar anti-inflamatórios, gelo e evitar a prática esportiva. Palmilhas de amortecimento para o calcâneo podem ser de algum benefício, assim como sapatos de cano mais alto.

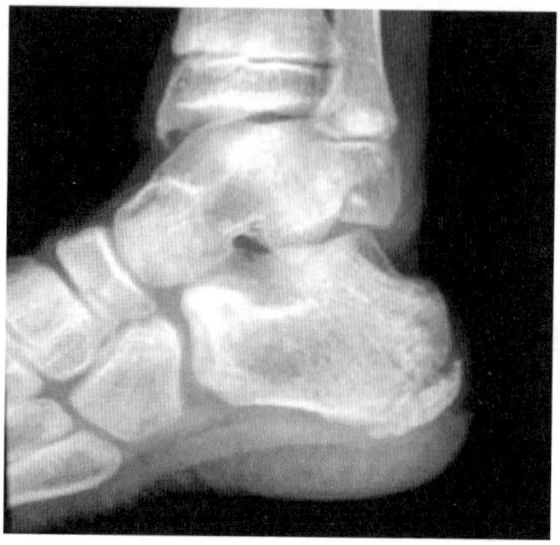

Figura 1 Osteocondrite de Sever. Note as alterações na fise de crescimento do calcâneo. O diagnóstico por imagem pode ser desafiador, pois a fase do calcâneo, especificamente, apresenta muitas variações fisiológicas, como maior radiopacidade e fragmentação em mais de um núcleo. Ademais, quadros iniciais podem não ter qualquer alteração. Assim, é válido radiografar os dois pés para comparação.

É uma doença autolimitada com resolução espontânea assim que o núcleo se fundir.

Em caso de dúvida diagnóstica, encaminhar ao ortopedista do serviço secundário.

DOENÇA DE KÖHLER

Necrose avascular do navicular.

Quadro clínico

Ocorre geralmente entre os 4 e 6 anos de idade, sendo um pouco mais tardia em meninos, cerca de 6 vezes mais em meninos e é bilateral em 20% dos casos.

A criança geralmente apresenta dor e edema no dorso do pé, na região do navicular, e marcha sobre a borda lateral do pé para evitar carga na região dolorosa, ou até mesmo na ponta dos pés (costuma ser esse o motivo pelo qual a mãe traz a criança ao serviço de saúde).

Diagnóstico

Nas radiografias (incidências AP e perfil do pé; solicitar bilateral para comparação), pode-se observar esclerose (aumento da densidade do navicular), com irregularidade e achatamento de seu núcleo de ossificação. Com a progressão da doença, o navicular pode chegar a "desaparecer" e depois se formar novamente.

Conduta

A doença pode ser tratada simplesmente com observação e medicação sintomática nos quadros leves; em quadros mais intensos, deve-se encaminhar o paciente ao ortopedista, que poderá recomendar uso de bota gessada (que provou encurtamento do tempo de evolução de 15 para 2 meses).

Doença igualmente autolimitada, sem ocorrência de sequelas.

Em caso de dúvida diagnóstica, encaminhar ao ortopedista.

Quando encontrada em adultos, é conhecida como síndrome de Müller-Weiss e não tem qualquer relação com a doença de Köhler.

DOENÇA DE FREIBERG

Osteonecrose da cabeça do segundo metatarso (classicamente, mas pode afetar também o terceiro e o quarto).

Quadro clínico

Acomete com mais frequência meninas > 13 anos. Geralmente é unilateral e assimétrica. Associa-se à prática de atividades esportivas. O uso de sapatos com pouco sistema de amortecimento (sapatilhas) associado a alterações anatômicas pode predispor à doença.

Ocorre por uma combinação por microtraumas, fragilidade da circulação e microfraturas osteocondrais. O segundo metatarso, por ser o mais longo, geralmente é mais predisposto a lesões pelo estresse ao qual é submetido durante a marcha.

Os pacientes se apresentam com dor no segundo metatarso e restrição de mobilidade, com rigidez progressiva em extensão.

Diagnóstico

Radiograficamente, pode-se observar esclerose da cabeça do segundo metatarso, colapso da superfície articular, osteofitose e osteoartrose da articulação metatarsofalângica.

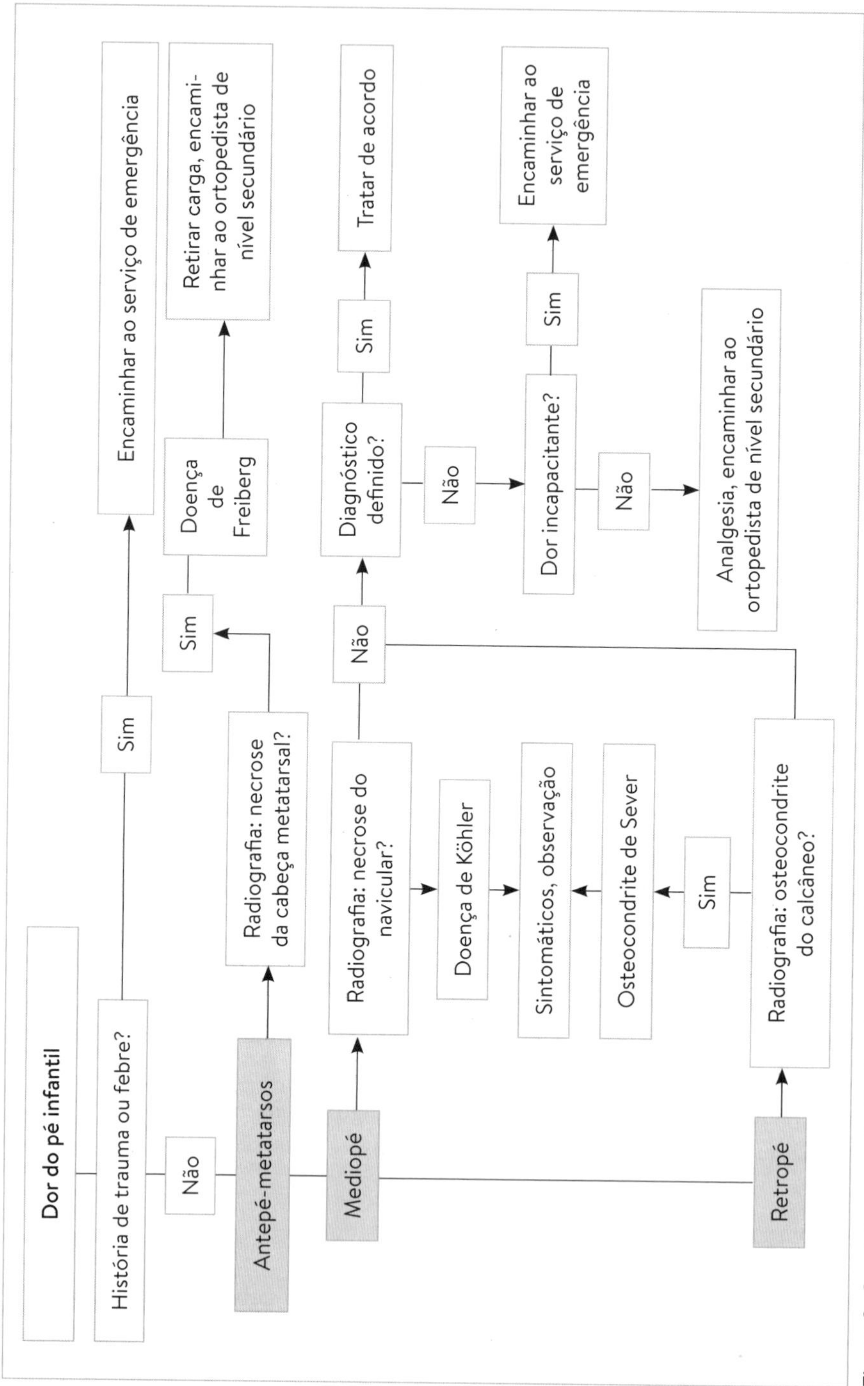

Figura 2 Condutas na avaliação de criança com dor do pé.

É importante diferenciar da fratura por estresse do segundo metatarso, que pode acometer o colo ou a base do metatarso, caracteristicamente poupando a cabeça. Nestes casos, o paciente apresenta uma história da mudança na intensidade de treinos, troca de calçado (para um com menos amortecimento) ou até mesmo da superfície de treino (de trilha para esteira, por exemplo). Na evidência de fratura, o paciente deve ser encaminhado imediatamente ao serviço de emergência.

Conduta

A doença é benigna e autolimitada, mas, em alguns casos, pode não haver recuperação total da cabeça do metatarso acometido. De qualquer forma, o uso de calçados de solado rígido é de ajuda no controle dos sintomas.

É indicado encaminhar também ao ortopedista de nível secundário para avaliação.

CRESCIMENTO ASSIMÉTRICO DOS MEMBROS

Define-se como um crescimento díspar de um membro ou hemicorpo. A hemi-hipertrofia corporal congênita é uma doença extremamente rara e pouco estudada.

Quadro clínico, diagnóstico e conduta

Não são raros os pais que trazem seus filhos para a consulta de puericultura notando que uma parte do corpo da criança é maior do que a outra. Espera-se que o corpo seja assimétrico, e alguma diferença de comprimento ou largura (especialmente do lado direito) é prevista.

Diante dessa queixa, deve-se examinar o paciente por inteiro. Se necessário, pode-se realizar medição do comprimento dos membros, sendo a medida do comprimento aparente do membro inferior realizada da cicatriz umbilical ao maléolo medial, e a real, da espinha ilíaca anterossuperior ao maléolo medial (embora se possa medir cada segmento por si só, contanto que se mantenha a mesma metodologia para todos: da prega poplítea ao calcanhar, da prega glútea à prega poplítea, da crista ilíaca anterossuperior ao maléolo lateral etc.). Pode-se medir também a circunferência dos membros, o que muitas vezes mostrará diferenças.

A forma mais confiável de medição, contudo, se dá por meio de escaniometria de membros inferiores (ou de outros segmentos do corpo), que mostrará a verdadeira diferença de comprimento dos ossos longos. Até 70% da população mundial apresenta uma diferença de até 1,5 cm entre os membros inferiores, o que é considerado a norma. Apenas 1% apresenta uma diferença > 2 cm, que indicará algum tratamento.

Algumas síndromes capazes de causar hipertrofias congênitas serão listadas a seguir.

SÍNDROME DE KLIPPEL-TRENAUNAY-WEBER

É composta da tríade de manchas de vinho do porto, varicosidades e hipertrofia óssea e de partes moles. Afeta mais frequentemente as pernas, seguidas dos braços, tronco e, raramente, face e pescoço.

Se associada a malformações arteriovenosas, a hipertrofia geralmente é maior; hipotrofia e atrofia também podem ocorrer. A veia varicosa costuma ser observada já ao nascimento. Discrepância de até 12 cm já foi relatada.

Na suspeita diagnóstica, é necessário que o paciente seja encaminhado para os médicos geneticista, vascular e ortopedista. O tratamento na maior parte das vezes é conservador, e discrepâncias < 2 cm entre os membros inferiores geralmente são bem toleradas.

SÍNDROME DE PROTEUS

Doença hamartomatosa, congênita, que provoca o sobrecrescimento dos três folhetos germinativos. Pode afetar todo um hemicorpo, ou apenas um membro, além de provocar visceromegalias e tumorações. A presença de nevo do tecido conjuntivo é quase patognomônica da doença.

Corroboram o diagnóstico nevos epidérmicos; supercrescimento desproporcional dos membros ou vísceras, macrocefalia, hiperostose; tumores (cistoadenoma ovariano, adenoma monomórfico de parótida); desregulação do tecido adiposo; malformações vasculares; fenótipos faciais. É bastante associada a tromboembolismo pulmonar. É uma doença deformante e bastante rara.

O paciente deve ser encaminhado igualmente para avaliação pelos especialistas em cirurgia vascular, genética e ortopedia de acordo com a forma de acometimento.

Acredita-se atualmente que Joseph Merrick, conhecido como o "Homem Elefante", era portador efetivamente de síndrome de Proteus, e não de neurofibromatose tipo 1, como se imaginava no passado.

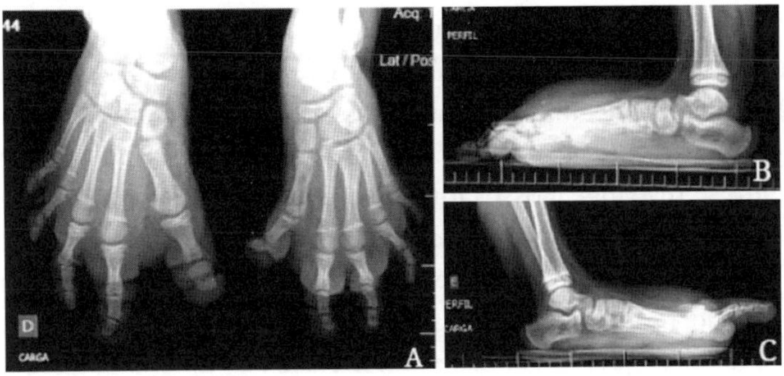

Figura 3 Síndrome de Proteus. Observa-se hipercrescimento dos metatarsos e falanges, em especial dos raios centrais (A), e grande crescimento de partes moles (B e C).

Não apresentando estigmas dessas síndromes, a criança provavelmente mostrará uma assimetria considerada normal ou aceitável. Deve-se seguir com as consultas de puericultura conforme protocolo do Ministério da Saúde, tendo o cuidado de repetir as medidas em todas as consultas. É importante também tranquilizar os pais, pois provavelmente se trata de um quadro benigno. Contudo, se a diferença entre membros ou hemicorpo continuar a aumentar, é recomendável encaminhar o paciente para avaliação especializada (ortopedista de nível secundário).

SÍNDROME DE BECKWITH-WIEDEMANN (SBW)

A SBW é uma doença genética que acomete em torno de 1 a cada 13.000 nascidos-vivos. É caracterizada pelo hipercrescimento de um hemicorpo, ou gigantismo (de todo o corpo), macroglossia, onfalocele e um risco aumentado de neoplasias. Há também pregas na orelha, nevos faciais e displasia renal.

Assim como as outras síndromes de hipercrescimento, deve ser avaliada por um geneticista e outros profissionais conforme as doenças associadas. Do ponto de vista ortopédico, o hipercrescimento deve ser tratado com crescimento guiado para equalização de membros inferiores, dentre outras intervenções. A macroglossia, também, pode necessitar de intervenção cirúrgica.

Ao generalista, o mais importante é suspeitar da doença e realizar o encaminhamento de acordo.

DÚVIDAS COMUNS DOS PAIS E PEDIATRAS

- *Pés planos podem ser causa de dor nos pés?* Esta é uma dúvida muito frequente, inclusive da população em geral. Pés planos, como falaremos no capítulo sobre essa patologia, são assintomáticos na grande maioria dos casos; dor é exceção. Desta forma, dores nos pés devem apontar para alguma osteocondrite ou, ocasionalmente, uma tendinite, embora seja quadro raro em crianças.

- *Dor do crescimento pode causar dores nos pés?* Em geral, não. A dor do crescimento se restringe a ossos longos; desta forma, mesmo que a dor no pé siga todas as características de dor do crescimento, é importante radiografar e investigar se não se trata de uma patologia maligna. Embora incomum, podem ocorrer infecções ou tumores nos pés.
- *A dor não se enquadra em nenhuma das doenças apresentadas, ou o exame físico é totalmente inconclusivo. O que devo fazer?* Nestes casos, o melhor é encaminhar para o ortopedista pediátrico do nível secundário.

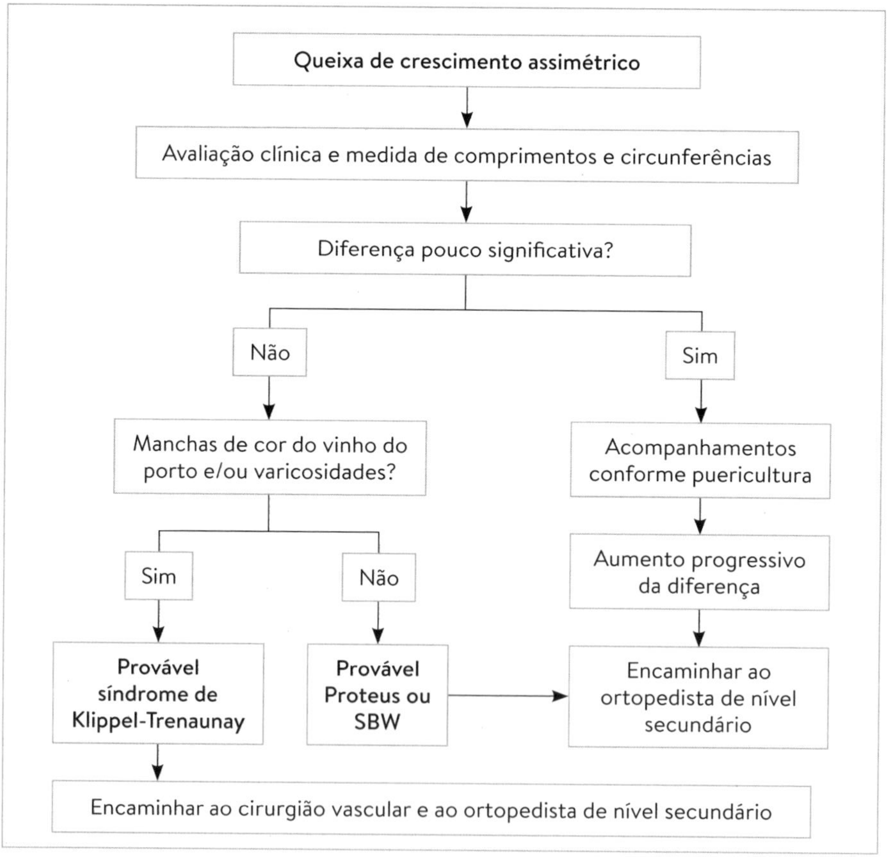

Figura 4 Condutas na avaliação de paciente pediátrico com suspeita de crescimento assimétrico dos membros.
*SBW: síndrome de Beckwith-Wiedemann.

26

Deformidades esqueléticas múltiplas (raquitismo)

Bianca Lara Teixeira
David Gonçalves Nordon
Vitor Portella Silveira

Classificação pelo CID-10	
E55.0	Raquitismo ativo
E55.9	Deficiência não especificada de vitamina D
E64.3	Sequelas do raquitismo
E83.3	Distúrbios do metabolismo do fósforo

DEFINIÇÃO

Deformidades de múltiplos ossos longos e/ou chatos.

Deformidades esqueléticas múltiplas podem se dever a uma série de doenças: desde acondroplasias até osteogênese imperfeita (Capítulo 6) e raquitismo na criança ou osteomalácia no adulto.

Uma vez excluído o raquitismo (que geralmente é tratado pelo endocrinologista pediátrico), todos os outros quadros de deformidades ósseas devem ser encaminhados ao ortopedista.

QUADRO CLÍNICO

Na avaliação de um paciente com deformidades esqueléticas múltiplas, a primeira preocupação do médico generalista deve ser excluir o raquitismo, doença prevalente que ocorre pelo defeito na mineralização da placa epifisária de ossos em desenvolvimento. Diferentemente da osteogênese imperfeita, não há fragilidade óssea, sendo essa característica uma boa forma de diferenciar as doenças. Ademais, nos casos mais graves de osteogênese imperfeita, o paciente nasce com deformidades e/ou fraturas e outros estigmas característicos, ao passo que o raquitismo ocorre durante o desenvolvimento.

São fatores de risco carência alimentar de vitamina D, baixa exposição à luz solar, pele negra, idade de 3 a 36 meses e amamentação exclusivamente materna acima dos 6 meses de idade.

A idade de aparecimento de raquitismo varia com a causa em questão. O raquitismo, quando causado por hipovitaminose D, tende a aparecer dentro do primeiro ano de idade. Já quando causado por deficiência de cálcio, a doença se manifesta mais frequentemente no segundo ano de vida.

Os principais achados clínicos em casos de raquitismo são:

- Baixa estatura e/ou menor velocidade de crescimento.
- Geno varo/valgo.
- Curvatura distal de rádio e ulna.
- Aumento do punho.
- Rosário raquítico (aumento das junções costocondrais).
- Deformidades esqueléticas em joelho, antebraço ou junções costocondrais, ou ainda hiperlordose, hipercifose ou escoliose da coluna vertebral.
- Demora no fechamento das fontanelas.
- Craniotabes (ossos do crânio amolecidos e com espessura diminuída).
- Sulcos de Harrison (sulcos presentes no bordo inferior do tórax, resultantes da tensão do diafragma nas costelas).

Além desses sinais e sintomas, os raquitismos hipocalcêmico e hipofosfatêmico apresentam sintomas específicos. O hipocalcêmico pode apresentar tetania, hipoplasia do esmalte dentário, diminuição do tônus muscular e aumento de infecções. Já o hipofosfatêmico tem como principal sintoma específico a ocorrência de abscessos dentários.

DIAGNÓSTICO

Em casos de deformidades localizadas (como geno varo e valgo, ver Capítulo 29), deve-se inicialmente realizar a exclusão diagnóstica de raquitismo também, pois algumas deformidades podem ocorrer antes de outras, especialmente de acordo com a fase de desenvolvimento, isto é, deambuladores apresentarão deformidades dos membros inferiores com mais frequência que dos membros superiores.

O diagnóstico do raquitismo se baseia na clínica, com presença dos sinais e sintomas mencionados anteriormente, nos dados laboratoriais e em achados radiológicos.

A avaliação laboratorial inicial de um paciente com suspeita de raquitismo deve incluir as seguintes dosagens: cálcio sérico (Ca sérico), fosfato sérico (P sérico), paratormônio (PTH), 25-hidroxivitamina D (25(OH)-D), cálcio e fósforo urinário (Ca e P urinário) e fosfatase alcalina (FA). É importante solicitar também dosagens de creatinina, ureia e enzimas hepáticas com o objetivo de excluir doença renal ou hepática como a causa do raquitismo.

Os resultados encontrados são variáveis de acordo com a causa do raquitismo, como mostra a Tabela 1. A FA encontra-se muito acima da referência para a idade, sendo importante no acompanhamento da atividade da doença. Uma FA baixa ou próxima ao limite inferior de normalidade para a idade deve chamar a atenção para a possibilidade de hipofosfatasia.

Solicitam-se radiografias de todos os ossos longos e escaniometria dos membros inferiores, por meio das quais se pode documentar o déficit de crescimen-

TABELA 1 Achados laboratoriais de acordo com a etiologia do raquitismo

Etiologia	Ca sérico	P sérico	PTH	25(OH) D[4]	FA	FA Ca urinário	P urinário
Carenciais							
Deficiência de vitamina D	N[1] ou B[2]	E[3]	E	B	E	B	E
Deficiência de Ca	N ou B	B	E	N	E	B	E
Deficiência de P	N	B	N ou B	N	E	E	B
Dependentes de vitamina D							
Tipo I	N ou B	B	E	N	E	B	E
Tipo II	N ou B	B	E	N	E	B	E
Resistentes à vitamina D							
Hipofosfatêmico ligado ao X	N	B	N	N	E	B	E

1. N: normal.
2. B: baixo.
3. E: elevado.
4. D: Deficiência quando as concentrações de 25-OH-D estão abaixo de 50 nmol/L (20 ng/mL), independentemente do método laboratorial empregado.

to e as deformidades esqueléticas características do raquitismo. Com a progressão da doença, podem-se observar sinais de escavações, cistos e desorganização da placa de crescimento. Em casos graves, podem ser visualizadas fraturas patológicas e pseudofraturas de Looser (linhas radioluscentes de 2-5 mm, com bordas escleróticas na margem cortical do osso). Diminuição do padrão trabecular e osteopenia também podem estar presentes.

CONDUTA

Prevenção

A Sociedade Brasileira de Pediatria (SBP) recomenda a suplementação oral profilática de vitamina D até os 24 meses de idade. Da primeira semana de vida até os 12 meses, recomenda-se a suplementação diária de 400 UI, e, dos 12-24 meses, a suplementação diária de 600 UI. Já o Ministério da Saúde recomenda a suplementação diária de vitamina D de 400 UI a partir de 2 meses de vida até a adolescência.

No caso de recém-nascido pré-termo, a suplementação só deve ser iniciada quando o peso for superior a 1.500 g. Recomenda-se também a exposição solar durante 30 minutos por semana para lactentes apenas com fralda, no primeiro ano de vida, ou 2 horas semanais em lactentes com vestimentas (apenas face e mãos expostas). O horário adequado para a exposição solar recomendado é antes das 10 h e após as 15 h. Crianças e adolescentes devem ter um consumo regular de alimentos que sejam fonte de vitamina D e ser estimulados à exposição solar nos horários adequados.

Encaminhamento

Uma vez diagnosticado o raquitismo, deve-se encaminhar o paciente ao pediatra de nível secundário com urgência para iniciar o tratamento adequado. As formas carenciais são feitas com reposição dos elementos faltantes, assim como as formas dependentes; por outro lado, as formas resistentes à vitamina D necessitam do uso de calcitriol.

Ao ortopedista, cabe a correção de deformidades, uma vez que a doença estiver tratada. No geral, o raquitismo dependente de vitamina D não necessita de correções cirúrgicas, ao contrário do hipofosfatêmico. Órteses não devem ser indicadas, pois não corrigem as deformidades.

Deformidade óssea não associada a raquitismo

Em caso de deformidades que não se enquadram no diagnóstico de raquitismo nem de osteogênese imperfeita, deve-se encaminhar o paciente a um serviço de ortopedia de nível secundário para avaliação.

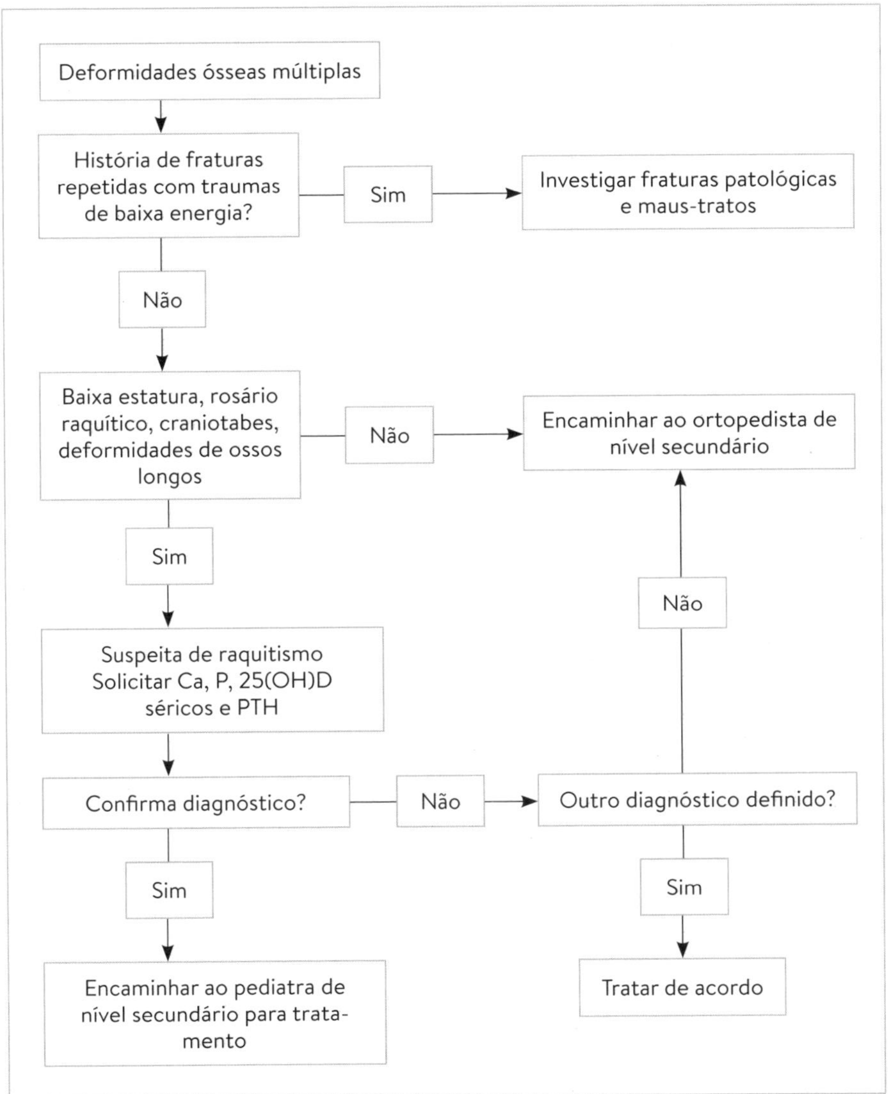

Figura 1 Condutas na avaliação de paciente com deformidades ósseas múltiplas.

27

Doenças e deformidades da coluna vertebral infantil

David Gonçalves Nordon

Classificação pelo CID-10	
G24.3	Torcicolo espasmódico
M40	Cifose e lordose
M41.0	Escoliose idiopática infantil
M41.1	Escoliose idiopática juvenil
M41.4	Escoliose neuromuscular
M41.9	Escoliose não especificada

DEFINIÇÃO

Alterações no eixo da coluna vertebral no plano coronal, sagital ou axial.

Cifose e lordose são as curvaturas naturais da coluna no plano sagital e se desenvolvem conforme o desenvolvimento da criança. Inicialmente, a coluna é cifótica como um todo; conforme o recém-nascido firma a cabeça, é gerada uma lordose cervical, compensada por uma cifose torácica. E, à medida que o lactente começa a se sentar, engatinhar e deambular, forma-se a lordose lombar, equilibrada pela cifose sacral.

A coluna é, assim, uma unidade estabilizadora axial do esqueleto, repleta de curvas delicadas e perfeitas, de modo a colocar o centro de gravidade do corpo na posição adequada para a marcha, ou seja, 5 cm à frente da segunda vértebra sacral. Qualquer desequilíbrio no plano sagital será prontamente equilibrado por uma alteração oposta em outro segmento da coluna vertebral ou por meio da báscula da bacia.

A escoliose, por outro lado, é utilizada para definir uma alteração da coluna vertebral predominantemente (mas não somente) no plano coronal. Normalmente ocorrem também deformidades rotacionais no plano axial, associadas a cifose ou lordose.

Não raramente a escoliose se associa também a uma curvatura compensatória em outro nível da coluna vertebral, visando a manter o equilíbrio corporal – por exemplo, uma escoliose compensatória em coluna lombar diante de uma escoliose primariamente torácica. Nesses casos, é de suma importância diferenciar uma curvatura estrutural, não corrigível, de uma curvatura não estrutural, ou corrigível, que pode ser avaliada pelo simples exame clínico e por radiografias confirmatórias.

Curvas no plano coronal são normais até um ângulo estabelecido de 10° (Figura 1) (o cálculo do ângulo de Cobb será discutido mais adiante). Acima disso, as curvas já são consideradas escolióticas, e se define o lado com base na direção para a qual a convexidade da curva desvia; ao exame clínico, no teste de Adams (discutido mais adiante no capítulo), a curva é para o lado onde está a giba. Uma curva acima de 10°, contudo, não necessariamente implica tratamento cirúrgico ou utilização de colete. Para isso, é necessária uma avaliação completa e sequencial do paciente.

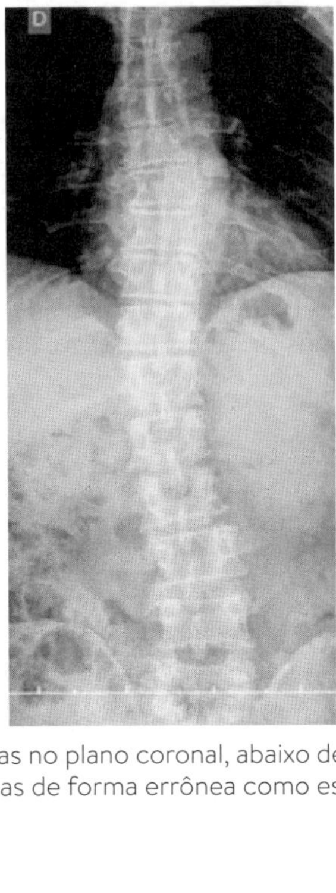

Figura 1 "Escoliose": curvaturas no plano coronal, abaixo de 10°, dentro do padrão de normalidade, porém diagnosticadas de forma errônea como escoliose.

A queixa de gibosidade e tortuosidade da coluna vertebral deve levar o generalista a buscar o diagnóstico diferencial de escolioses: uma queixa de dorso curvo precisa excluir a doença de Scheuermann; dores na coluna em crianças necessitam obrigatoriamente excluir infecções; e, por fim, contraturas musculares no pescoço (torcicolos), da síndrome de Grisel e do torcicolo congênito.

ESCOLIOSE IDIOPÁTICA

É uma escoliose primária.

Quadro clínico

O paciente com escoliose queixa-se de uma deformidade da coluna com aumento progressivo, notando-se rotação do tórax, desequilíbrio dos ombros e escápulas e rigidez de movimentos.

As duas questões mais preocupantes dos pacientes com diagnóstico ou suspeita de escoliose são:

1. Quanto progredirá a doença?; e
2. Se a sua dor na coluna é causada por ela.

A progressão da escoliose depende do tipo de escoliose (infantil, juvenil e do adolescente) e do momento em que o paciente é avaliado. Pacientes antes da maturação esquelética apresentarão uma progressão da curva escoliótica mais acentuada do que pacientes no fim da maturação ou com esqueleto já maduro; em geral, quando o paciente atinge a maturidade com uma curva principal inferior a 45°, não ocorrerá mais progressão importante.

A curva escoliótica também não provoca dor, a não ser se bastante acentuada (acima de 50°) pela contração muscular originada em decorrência da posição desconfortável em que todo o corpo deve permanecer por causa da curva. Pacientes com escolioses de graus inferiores apresentam incidência de dores na coluna semelhantes à da população em geral*.

---

*Há muitos estudos avaliando a prevalência de dor muscular na escoliose. A grande dificuldade nos estudos é saber o quanto da dor é meramente subjetivo, ou seja: será que o paciente não está referindo dor somente pela crença de que deveria ter dor, uma vez sabendo que tem escoliose? Outra falha dos estudos atuais é com relação à definição do diagnóstico de es-

Ao paciente que se apresenta no consultório com queixa de escoliose, deve-se perguntar inicialmente: qual o seu principal incômodo? Seria dor ou deformidade? Dor fala contra o diagnóstico de escoliose.

Diagnóstico

Uma vez realizada a anamnese completa, deve-se proceder ao exame clínico, para o qual o paciente deve permanecer com o tronco totalmente despido. Busca-se, nesse momento, com o paciente em ortostase e os braços ao longo do corpo, observar anteriormente deformidades visíveis do tórax e atrofias musculares. Muitas vezes é possível observar assimetria da pelve (avaliada por uma linha imaginária traçada entre as cristas ilíacas) e dos ombros, que pode ser causada por deformidades na coluna.

Em seguida, pede-se ao paciente que vire de lado e flita os ombros, deixando os braços paralelos ao solo, para ter uma visão completa da coluna vertebral. Dessa forma, podem-se observar alterações da lordose e cifose naturais da coluna – que são normais até 45°.

O exame posterior do paciente é o mais rico em detalhes para avaliação da escoliose; pode-se aproveitar esse momento para palpar a coluna vertebral, seguindo seu trajeto; buscar por contraturas musculares primárias ou secundárias; utilizar uma linha de prumo fixada na vértebra C7 (a mais proeminente da coluna cervicotorácica), que deve pender no meio da coluna sacral; e realizar o teste de Adams.

Para esse teste, pede-se ao paciente que flita o tronco de forma a tocar os pés, sem dobrar os joelhos. Não é necessário que a flexão do tronco ultrapasse o horizonte (ou seja, a metade superior do tronco não deve ficar mais baixa que a inferior). Pode facilitar ao examinador sentar-se em uma cadeira atrás do paciente para observar melhor as deformidades.

Nessa posição, a curva escoliótica é acentuada, e será possível observar a formação de uma giba para o lado em que está a convexidade da curva. Um medidor de nível (que atualmente existe na maioria dos *smartphones* sob a forma de aplicativo) pode ser usado para avaliar o ângulo da gibosidade. Embora não

---

coliose (apenas exame clínico, medida radiográfica etc.). De qualquer forma, alguns estudos demonstram prevalência duas vezes maior de dorsalgia em crianças com escoliose, sem diferença com relação a lombalgia, mas não associam ao grau de escoliose. Fica a discussão, mas a dor é certamente muscular.

faça parte do teste de Adams, pode-se aproveitar para observar o paciente lateralmente e avaliar o grau de correção de suas curvas cifóticas e lordóticas, avaliando se são estruturadas ou não. Em todas as posições é importante avaliar o arco de movimentos da coluna (Tabela 1).

Em seguida, pede-se ao paciente que se posicione em decúbito dorsal na mesa de exames; nesse momento, livre da discrepância de membros, é possível observar se eventuais alterações da pelve são causadas por curvas escolióticas; e, uma vez fixando a pelve, pode-se promover a inclinação lateral do tronco, avaliando a correção das curvas e diferenciando as curvaturas principais (geralmente estruturadas) das secundárias (em geral compensatórias e não estruturadas).

Mesmo a curva estruturada pode apresentar algum grau de flexibilidade e correção nessa avaliação e à radiografia, representando assim um bom prognóstico.

Em decúbito ventral, pode-se realizar a mesma avaliação e principalmente solicitar ao paciente que eleve o tronco na mesa, estendendo a coluna vertebral, sem usar os braços. Com isso, eventuais cifoses não estruturadas serão corrigidas, diferenciando-se da doença de Scheuermann.

É importante, especialmente em quadros de escoliose acentuada ou neuromuscular, realizar o exame neurológico completo, nível por nível, buscando alterações.

Avaliação radiográfica

Uma vez realizado o diagnóstico de escoliose, tanto para o diagnóstico definitivo como para o diferencial e o planejamento terapêutico, é necessário solicitar radiografias. Nem todos os lugares conseguem realizar radiografias panorâmicas de coluna, incluindo todos os segmentos da coluna vertebral em um só filme, o que é preferível. Essa situação pode ser contornada realizando as radiografias em filmes separados e juntando-os.

Devem-se solicitar radiografias panorâmicas de coluna total em incidência anteroposterior e perfil e com inclinações para avaliar as correções.

TABELA 1 Arco de movimentos da coluna vertebral por segmento

Coluna	Flexoextensão	Inclinação lateral	Rotação
Cervical	130°	45°	80°
Torácica	45°	45°	45°
Lombar	40-60°	20-35°	3-18°

É importante também solicitar uma radiografia de bacia AP para avaliar o grau de maturação esquelética (Risser). Ele é avaliado pelo grau de ossificação da apófise das cristas ilíacas, que progride de lateral para medial. Dividindo-se essa apófise em quartis, obtêm-se seis graus (Tabela 2).

Para o cálculo do grau de escoliose, faz-se o ângulo de Cobb na curva principal e nas secundárias tanto na radiografia em AP como nas com inclinações.

Para traçar o ângulo de Cobb, acha-se a vértebra central da curvatura; diferencia-se uma curva de outra a partir do "princípio das esferas": imagina-se uma esfera tangente a partir daquela vértebra central, e cada vértebra adjacente, como uma fatia de pizza, deve apontar para o seu centro. A partir do momento em que uma vértebra começa a apontar para outra direção (ou ela fica reta, apontando verticalmente, ou se direciona para uma segunda esfera, geralmente do outro lado da coluna), considera-se que acabou a curva escoliótica.

A partir das vértebras superiores e inferiores da curva escoliótica, pode-se definir seu nível (p. ex., T3 a T12). Traça-se uma linha paralela à placa terminal inferior da vértebra mais inferior, e outra linha paralela à placa terminal superior da vértebra superior. Ângulos retos a essas linhas são traçados, e se calcula o ângulo da intersecção dessas linhas, o que indica o ângulo de Cobb.

Realizando-se essa avaliação inclusive nas incidências com inclinações, pode-se estimar o grau de flexibilidade da curva a partir do quanto foi obtido de correção.

Classificação e conduta

A escoliose idiopática pode ser dividida em infantil, juvenil e do adolescente, conforme mostrado na Tabela 3. Essa é a divisão clássica da escoliose, mas, nos úl-

TABELA 2 Classificação de Risser de maturidade esquelética

Risser	Porcentagem de ossificação	Comentários
0	0	Diferenciar do grau V pela clínica (paciente ainda não iniciou crescimento/puberdade)
I	Até 25% (1° quartil lateral)	
II	25-50% (2 quartis)	
III	50-75% (3 quartis)	Crescimento basicamente concluído. Em geral: 2 anos após menarca, mamas bem desenvolvidas, pelos genitais triangulares e presentes nas axilas e face
IV	75-100% (4 quartis)	
V	Apófise fechada	Não é possível ver a separação pela fise

timos anos, há um movimento na direção de juntar os tipos juvenil e adolescente simplesmente em escoliose idiopática do adolescente, e considerar a infantil como congênita. Para fins didáticos, preferimos manter a classificação tradicional.

Na escoliose infantil, indicadores de resolução espontânea são: idade < 1 ano, ângulo de Cobb < 37° e ausência de curva compensatória. Por outro lado, idade > 1 ano, ângulo > 37° e presença de curva compensatória indicam progressão rápida.

Na escoliose juvenil, há um prognóstico pior do que na infantil por causa do risco de progressão. É indicado solicitar ressonância nuclear magnética de toda a coluna para avaliação em caso de progressão rápida (Tabela 3), curva para a esquerda (atípica), alteração neurológica ou dor.

A escoliose do adolescente é a mais comum, na maioria lordótica ou hipocifótica no nível torácico e geralmente não progressiva. Chama a atenção por ser muito mais comum em meninas. Progressão é considerada como um aumento de 5° entre duas visitas (geralmente com espaçamento de 4-6 meses), e há maior risco em

TABELA 3 Tipos de escoliose idiopática, características e perspectiva de progressão

Características/Tipo de escoliose	Infantil	Juvenil	Adolescente
Idade	0-3 anos	4-10 anos	> 10 anos
Incidência por sexo (m:f)	2:1	1:3-6	1:6
Lado da curva	Esquerda	Direita	Direita
Risco de alteração cardiopulmonar	Alto	Intermediário	Baixo
Risco de progressão	Ao diagnóstico: < 6 meses: baixo > 1 ano: alto	67%	23%
Grau de progressão	Gradual: 2-3°/ano Maligna: 10°/ano	Puberdade: 6°/ano Maligna: 10°/ano	1-2° durante a puberdade
Resolução	Pela idade: < 1 ano: 90% > 1 ano: 20%	20%	Raro
Curva na maturidade	Gradual: 70-90° Maligna: > 90°	Progressão na puberdade: 50-90° Maligna: > 90°	> 90° raro
Tratamento conservador	Reduz taxa de progressão, mas não impede	Curva < 25°: observação, radiografia 6/6 meses. Progressão 5-7°: órtese 25-40°: colete de Milwaukee/TLSO > 40°: cirurgia	Se menor que 40°, controle eficaz (80%)

meninas, pré-menarca, Risser 0, curvas grandes, curva dupla (maior que simples) e curva torácica (maior que lombar). Pacientes com mais de 40° de curva à maturidade esquelética (Risser V) apresentam risco de progressão de 1° por ano pelo resto da vida. Recomenda-se, assim, manter seguimento em adultos com curvas > 30°.

Nos casos de escoliose, a conduta do generalista inclui iniciar a investigação, encaminhar os casos que julgar necessário (casos confirmados de escoliose, dúvidas diagnósticas) e conhecer suficientemente a doença para poder orientar de forma adequada os responsáveis. Não é necessário ditar o tratamento – se com órtese, cirúrgico ou meramente observacional –, e sim encaminhar ao especialista. É importante também conhecer os casos com risco mais alto de progressão a fim de priorizar seu encaminhamento.

Há dois tipos de órtese utilizados atualmente: o colete de Milwaukee (há outros, como Boston, por exemplo), que é mais tradicional, e a TLSO, ou órtese toracolumbossacra. Ambos são feitos sob medida e devem ser utilizados 23 horas por dia até a maturidade esquelética (alguns estudos mais recentes já indicam que o tempo mínimo seria 16 horas por dia, mas a indicação clássica é de 23 horas), sendo o tratamento com órtese muito difícil.

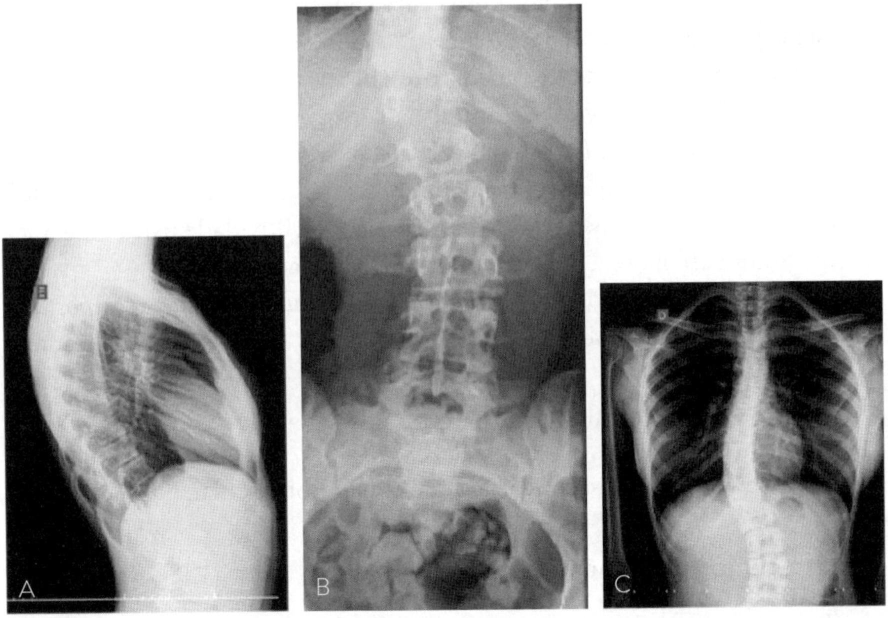

Figura 2 Escoliose idiopática juvenil em paciente do sexo feminino. Note a curva torácica primária à direita T8-L1, com hipocifose torácica. Ângulo de Cobb: 26°. A indisponibilidade de máquinas capazes de realizar a radiografia panorâmica faz com que muitas vezes o ortopedista tenha de trabalhar com filmes separados.

Por outro lado, o tratamento cirúrgico consiste em: utilização de hastes expansíveis (*growing rods*), utilizadas para crianças, que podem ser ajustadas conforme ela cresce; e a instrumentação, posterior e/ou anterior, que pode corrigir a curva da coluna, mas impede seu crescimento e seus movimentos.

Dúvidas comuns dos generalistas

- *Meu paciente tem um exame físico normal. Devo solicitar uma radiografia?* Se há suspeita de escoliose, a despeito do exame físico normal, sim, pois alterações de comprimento das pernas ou a própria posição do paciente durante o teste de Adams podem enganar a avaliação do médico.
- *A radiografia veio alterada, mas o meu paciente não apresenta alteração clínica. Como devo proceder?* É importante lembrar que o exame também pode dar falsos-positivos, em especial se o paciente não for posicionado adequadamente. Não somente, se houver discrepância de comprimento de membros e o paciente for posicionado em pé para a realização do exame, a inclinação da bacia pode falsear o resultado. Vale ressaltar, também, sobre laudos de exames: sempre que houver uma curva, mesmo que não tenha grau suficiente para ser escoliose, o radiologista tende a descrever como "curva escoliótica". O mais importante é medir o ângulo de Cobb e definir se é, ou não, uma escoliose. Na dúvida, encaminhe ao ortopedista pediátrico.
- *Existe alguma atividade física que melhore a escoliose?* Não. Escolioses leves, abaixo de 25 graus, apresentam algum potencial de melhora com RPG (Reeducação Postural Global), porém, não há uma atividade física específica que trate a escoliose, embora muitos falem de natação.
- *Mesmo não tendo escoliose, meu paciente apresenta uma alteração postural que o incomoda. O que posso fazer?* Nestes casos, a RPG é bem indicada.

ESCOLIOSE NEUROMUSCULAR

Trata-se de escoliose secundária a doença neuromuscular.

Quadro clínico e diagnóstico

Paciente com doença de base neuromuscular (paralisia cerebral, mielomeningocele, neurofibromatose, distrofia muscular de Duchenne, entre outras) que desenvolve progressivamente deformidade na coluna.

A avaliação e o diagnóstico da escoliose neuromuscular partem dos mesmos princípios da escoliose idiopática.

Conduta

É comum os pacientes já realizarem acompanhamento com um serviço especializado, geralmente de nível terciário, capaz de tratar das suas doenças de base. Se não o fazem, caberá ao generalista realizar o encaminhamento adequado.

Infelizmente, na grande maioria das doenças neuromusculares, o único tratamento possível para a escoliose é cirúrgico.

CIFOSE (OU DOENÇA) DE SCHEUERMANN

Hipercifose (< 50°), geralmente torácica, não redutível.

Quadro clínico

Doença incomum, que deve ser diferenciada da cifose postural principalmente por não ser redutível.

Envolve uma hipercifose da coluna torácica ou toracolombar, com aparecimento durante o estirão da puberdade. Acomete levemente mais meninos do que meninas dos 12 aos 17 anos de idade. Um fator de risco é o levantamento de peso. Não há etiologia definida.

Apresenta-se geralmente como dor, que piora com atividades físicas, e terminará com o fim do estirão do crescimento. Se houver acometimento lombar, pode ser de difícil diagnóstico, mas é uma causa de dor crônica lombar em atletas. Na avaliação clínica e radiográfica, é importante diferenciar da espondilolistese (ver Capítulo 12), que também ocorre em pacientes jovens, atletas e do sexo masculino.

Diagnóstico

É marcante no paciente com cifose de Scheuermann a presença de uma cifose torácica. Esta pode ser compensada com uma hiperlordose lombar e que não se corrige nem à inclinação anterior, nem à extensão do tronco. Durante o exame físico da coluna, como mencionado anteriormente, com o paciente em decúbito ventral, deve-se pedir a ele que eleve o tronco da mesa de exame por meio da extensão da coluna, sem usar os braços; em casos de cifoses posturais, haverá correção da deformidade. Por outro lado, na doença de Scheuermann, a deformidade será fixa. É muito comum apresentarem também contratura dos isquiotibiais, que pode ser avaliada com dois testes: no primeiro deles, o paciente sentado sobre a mesa de exame, um dos quadris abduzido e o joelho fletido (formando um "4"), deve tentar tocar o pé contralateral (que estará com a perna estendida) com a mão do mesmo lado; em caso de dor, o teste será positivo; no outro teste, o paciente, posicionado em decúbito dorsal e com um dos quadris fletido a 90°, tem o joelho progressivamente estendido; o ângulo que se formará então entre a perna e a coxa quando não se conseguir mais estender a perna, subtraído de 180, indicará o grau de contratura dos isquiotibiais. É frequente em pessoas saudáveis encontrar uma contratura de até 15 a 20 graus.

Exame radiográfico

As mesmas séries radiográficas da escoliose devem ser solicitadas, incluindo também e principalmente o perfil. Em sua forma típica, a doença apresenta três ou mais vértebras torácicas adjacentes com ângulo de cifose > 5° (ângulo calculado traçando-se uma linha de eixo horizontal no centro da vértebra na incidência em perfil, entre duas vértebras adjacentes; o cruzamento dessas linhas mostrará o ângulo cifótico entre elas). Pode haver também deformidade das placas terminais e nódulos de Schmorl (invaginações do disco intervertebral pela fragilidade das placas terminais mais bem vistas à tomografia ou RN).

Conduta

Uma vez que haja suspeita do diagnóstico de doença de Scheuermann, o generalista deve solicitar as radiografias adequadas, e, realizando o diagnóstico, ou ainda permanecendo em dúvida diagnóstica, deve encaminhar ao ortopedista.

Existem formas atípicas que não acometem três vértebras consecutivas, ou a curva é toracolombar com ápice lombar, ou ainda apenas lombar. Nesses casos, o principal auxílio ao diagnóstico é a irredutibilidade da curva.

Em geral, pacientes com curvas < 50° são acompanhados pelo ortopedista semestralmente com radiografias, e o tratamento é expectante se não houver progressão. São prescritos exercícios para manter o alongamento e a flexibilidade da coluna. Mas, caso haja progressão ou se a angulação for > 50°, pode ser prescrito um colete de Milwaukee. Acima de 70° de cifose, geralmente o tratamento é cirúrgico.

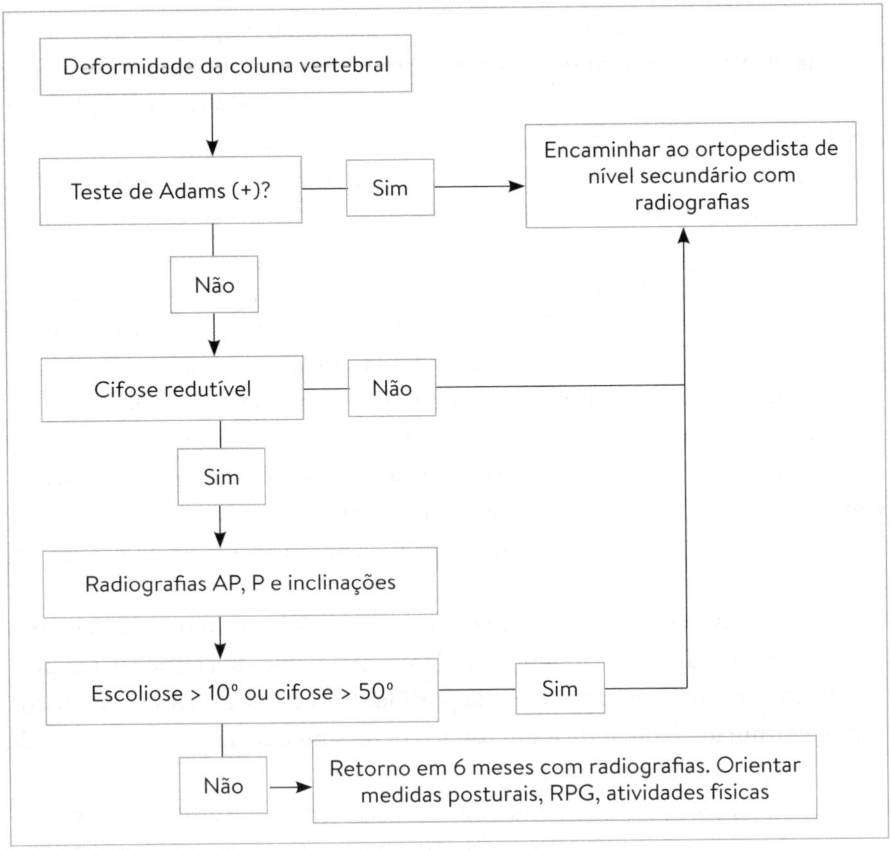

Figura 3 Condutas na avaliação de pacientes pediátricos com deformidade da coluna vertebral. AP: anteroposterior; P: perfil; RPG: Reeducação Postural Global.

TORCICOLO MUSCULAR CONGÊNITO

Define-se por ser uma contratura muscular do esternocleidomastóideo desde o nascimento.

Quadro clínico e diagnóstico

Realizando as consultas de puericultura de recém-nascidos, não será improvável um médico generalista encontrar uma criança com torcicolo congênito. Ele é mais comum em meninas, do lado direito, e geralmente indolor.

Os pais relatam o aparecimento de uma tumoração progressiva no pescoço da criança. Não há certeza sobre a causa efetiva do torcicolo congênito, mas se acredita que se deva a uma restrição de movimento intraútero, que pode levar a isquemia muscular e subsequente contratura. Há teorias, também, de uma síndrome compartimental do músculo, ou de sangramento, levando a essa fibrose.

De uma forma ou de outra, a criança se apresentará com o pescoço inclinado para o lado da contratura muscular e rodado para o outro lado, com restrição de movimentos pela contratura muscular. Geralmente é palpável também uma tumoração local (hematoma ou fibrose) olivar, não aderida aos planos, sobre o músculo esternocleidomastóideo, até o 3º mês de vida. O tumor aumenta progressivamente, estabiliza-se e depois involui, restando a fibrose na forma de uma corda.

O diagnóstico é clínico e pode ser diferenciado da síndrome de Grisel pela capacidade de ativa e passivamente **ultrapassar a linha média** em todos os movimentos do pescoço. O grau de contratura é variável, mas as crianças invariavelmente desenvolvem uma plagiocefalia pelo apoio excessivo da cabeça em apenas um ponto.

É importante ressaltar que, embora o termo seja "torcicolo muscular congênito", ele pode aparecer ao longo do desenvolvimento da criança. Uma postura viciosa, ou seja, uma preferência por manter a cabeça inclinada e rodada para determinado lado, indica um torcicolo, mesmo que não haja restrição de movimentos ou qualquer contratura evidente.

Há associação entre o torcicolo muscular congênito e a displasia do desenvolvimento do quadril (20% dos casos), de forma que, uma vez identificado o torcicolo, deve ser investigada também essa doença (ver Capítulo 28), conforme o protocolo usual. Não é necessário, contudo, manter a investigação ao longo da vida, se os exames físico e de imagem vierem normais.

Conduta

É importante que o generalista encaminhe o paciente ao ortopedista para avaliação; contudo, não se deve perder tempo com relação à reabilitação. O tratamento para o torcicolo muscular congênito envolve alongamento do músculo esternocleidomastóideo: deve-se girar o queixo em direção ao ombro do lado acometido e, em seguida, inclinar a cabeça para o lado oposto, lentamente ganhando alongamento. Não se deve realizar o alongamento de forma forçada, brusca ou exagerada; a criança deve preferencialmente estar relaxada, de modo que o banho é um bom momento para realizar o alongamento. Deve-se fazê-lo várias vezes por dia.

Pode-se usar também compressas quentes locais. É importante mudar a posição da criança no berço para evitar deformidades da cabeça e colocar objetos de seu interesse em posições que a forcem a mover o pescoço contra a posição do torcicolo. É importante encaminhar o paciente para tratamento com o fisioterapeuta (não o osteopata), pois há evidencias científicas de que, quanto mais cedo se inicia o tratamento fisioterápico, maior a chance de sucesso e mais rápido ele se concluirá. Crianças que iniciam o tratamento antes do primeiro mês de vida geralmente necessitam de não mais que 3 meses de tratamento; por outro lado, aqueles que iniciam após o sexto mês de vida necessitam, em média, de 18 meses de tratamento.

A plagiocefalia leve a moderada responde bem ao tratamento conservador com mudança de posição. Não há, ainda, evidências científicas do melhor tratamento para os casos graves, nos quais muitas vezes são indicados capacetes corretivos. De qualquer forma, em caso de plagiocefalia grave ou não responsiva ao tratamento conservador, deve-se encaminhar o paciente ao neurocirurgião.

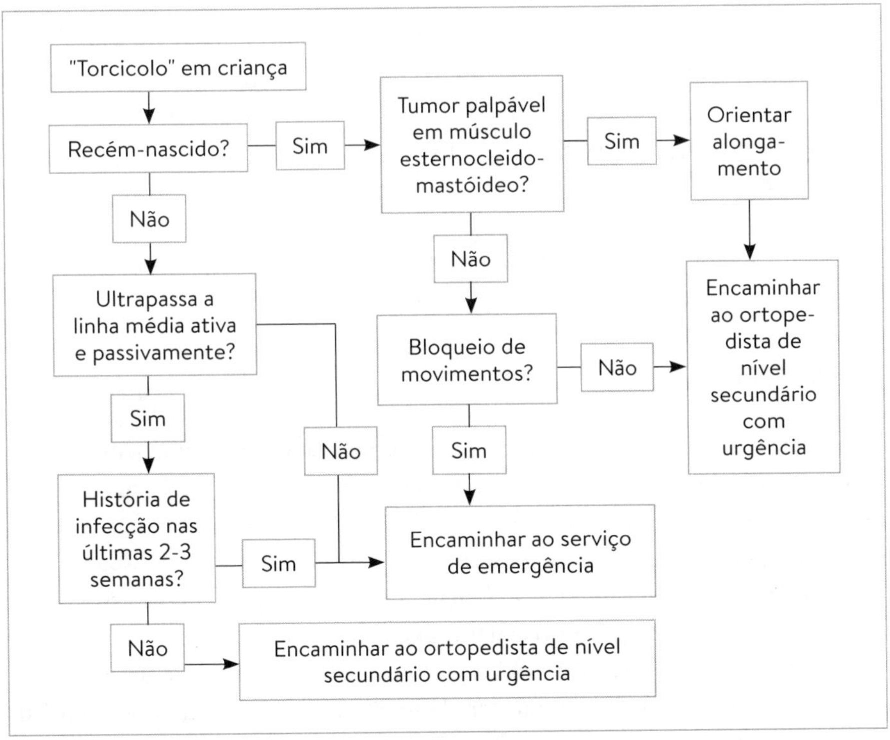

Figura 4 Condutas na avaliação de pacientes pediátricos com suspeita de torcicolo.

A maioria dos pacientes (90%) apresenta resolução do quadro até 1 ano de idade. Caso não haja melhora, ou seja, haja ainda perda de 30° ou mais de rotação, ou assimetria facial inaceitável, pode-se considerar tratamento cirúrgico.

Dúvidas comuns dos generalistas

- *Meu paciente apresenta apenas uma preferência postural. Devo me preocupar?* Atualmente, preferimos considerar que essa preferência é também um tipo de torcicolo congênito, havendo, assim, indicação de intervenção, ou seja, alongamentos.
- *Precisa haver alteração ao exame de imagem para diagnosticar o torcicolo?* Não, o diagnóstico é clínico.
- *Devo fazer fisioterapia em todos os casos?* Sim, nem que seja ao menos uma avaliação pelo fisioterapeuta para indicação de alongamentos. Em casos de UBS em que isso for dificultoso, uma vez que a fila para fisioterapia é geralmente grande e muitos locais não dispõem deste serviço, pode-se considerar o auxílio do NASF ou entrar em contato direto com a regulação e o local que presta este serviço para a UBS em questão.

SUBLUXAÇÃO ATLANTOAXIAL NÃO TRAUMÁTICA OU SÍNDROME DE GRISEL

Subluxação atraumática das vértebras C1 e C2, com rotação, anteriorização ou posteriorização.

Quadro clínico

Afecção que pode ser confundida com um simples torcicolo, ocorre como consequência de uma infecção das vias aéreas superiores, atingindo mais frequentemente a faixa etária de pré-adolescentes. Ao se apresentar, não há mais sinais de infecção ou febre, que costumam cessar de 2 a 3 semanas antes.

Com etiopatogenia ainda desconhecida, porém provavelmente associada a uma inflamação dos ligamentos atlantoaxiais decorrente da conexão entre os plexos venosos do pescoço e periodontais, ocorre uma subluxação das vértebras C1 e C2, que inclina a cabeça para um lado e a roda para o lado oposto (posição de Pardal, a mesma do torcicolo congênito). Os quadros leves geralmente se resolvem espontaneamente, com a melhora do processo inflamatório. Em casos mais graves, porém, é palpável um esternocleidomastóideo rígido do lado contralateral ao da inclinação, como se estivesse tentando corrigir a deformidade. Marcantemente, a criança não consegue mover a cabeça além da linha média.

A doença é autolimitada na maior parte dos casos.

Diagnóstico e conduta

O diagnóstico definitivo é realizado com radiografia (um perfil verdadeiro de crânio, pois o perfil da coluna cervical pode enganar no diagnóstico, devido à rotação) e tomografia. O tratamento depende do tempo de evolução da doença, e algumas vezes pode ser necessária internação hospitalar. Dessa forma, em caso de suspeita diagnóstica, o generalista deve encaminhar o paciente imediatamente a um serviço de emergência ortopédica.

DOR NA COLUNA VERTEBRAL E ESPONDILODISCITE

Dor localizada na coluna vertebral tanto nas estruturas ósseas quanto nas ligamentares ou musculares.

Quadro clínico

A dor na coluna vertebral não é uma queixa comum na criança, diferentemente do adulto, devendo ser vista com cautela*. Sinais que falam a favor de malignidade incluem febre, prostração, queda do estado geral, perda de peso e dor que acorda o paciente à noite.

Dores musculares em decorrência de vida sedentária e posturas inadequadas vêm se tornando mais comuns em crianças mais velhas, mas todas devem ser investigadas com atenção, especialmente no caso de crianças mais novas.

Na avaliação de uma criança com dor na coluna vertebral, é essencial excluir a espondilodiscite, uma infecção do disco intervertebral geralmente pro-

---

* Nota da terceira edição: este quadro vem mudando muito desde a primeira edição deste livro. A dor lombar na criança era, de fato, uma raridade no início do século XXI. Entretanto, com o aumento do sedentarismo, o uso indiscriminado de telas e o impacto causado pelo isolamento durante a pandemia de Covid-19, as crianças vêm apresentando muito mais dor lombar de origem muscular do que antes.

pagada por infecção do trato urinário, que pode ser subclínica por bastante tempo até seu diagnóstico. A criança pode apresentar sintomas inespecíficos, dores irradiadas e dificuldade para realizar determinados movimentos por causa da dor, comprometendo suas atividades e brincadeiras.

Diagnóstico e conduta

O diagnóstico de uma dor na coluna exigirá obrigatoriamente a realização de radiografias, exames laboratoriais com frequência e, não raro, exames de imagem mais complexos. Assim, crianças com dores agudas (até 1 semana) na coluna vertebral devem ser encaminhadas a um serviço de ortopedia de emergência.

Nos quadros mais prolongados (semanas a meses), contudo, a não ser que haja suspeita de infecção ou tumoração, situações em que o paciente também deve ser encaminhado ao serviço de emergência, pode-se realizar uma avaliação inicial do paciente com radiografias nas incidências anteroposterior, perfil e oblíquas. Na identificação de qualquer alteração vertebral, o paciente deve ser encaminhado imediatamente ao serviço de emergência (pois pode indicar infecção ou tumoração). Não havendo alterações, pode ser medicado com analgésicos e encaminhado com urgência para o serviço de ortopedia de nível secundário.

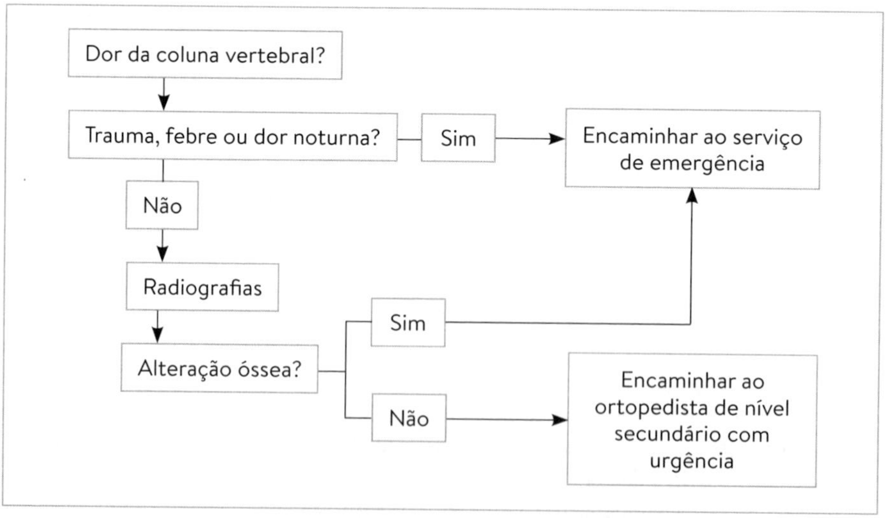

Figura 5 Condutas na avaliação de pacientes pediátricos com dor na coluna vertebral.

Dúvidas comuns dos generalistas

- *Meu paciente não apresenta nenhum sinal de alarme, apenas uma dor com características mecânicas. Devo solicitar exames de imagem?* Sim. Lembre-se que um dos *red flags*, ou sinais de alarme, de lombalgia é a idade inferior a 20 anos. Assim, mesmo que a dor tenha muita característica mecânica, deve-se solicitar uma radiografia para o diagnóstico.
- *Quais são as características que apontam para uma dor mecânica?* Dor relacionada aos esforços (piora com a atividade, melhoram com o repouso) ou a posições e ergonomia (a própria carteira escolar; há estudos que mostram que o mobiliário escolar é inadequado a qualquer criança); dor à palpação da musculatura paravertebral; encurtamento da musculatura posterior dos membros inferiores (jarrete).
- *Que fatores apontam para uma dor maligna?* Associação a febre; perda de peso; comprometimento do estado geral; outros sintomas consumptivos; refratariedade a analgesia; dor à palpação óssea; tumorações locais.

28

Displasia do desenvolvimento do quadril

David Gonçalves Nordon

Classificação pelo CID-10	
Q65.0	Luxação congênita do quadril unilateral
Q65.1	Luxação congênita do quadril bilateral
Q65.6	Quadril instável

DEFINIÇÃO

Displasia do desenvolvimento do quadril (DDQ) é um termo utilizado para descrever uma série de alterações no quadril da criança que podem surgir ao nascimento ou ao longo de seu desenvolvimento. Denota uma alteração na morfologia, organização, orientação anatômica ou no tamanho da cabeça do fêmur e/ou do acetábulo. Tem preferência em relação ao antigo termo "luxação congênita do quadril".

É importante considerar a existência da instabilidade do quadril, em que o quadril, embora reduzido e contido, é luxável. É também considerada parte do espectro da DDQ, embora possa haver melhora nas primeiras 6 semanas de vida.

Um quadril subluxado é aquele em que ainda há contato entre a cabeça femoral e o acetábulo; no quadril luxado, já não há mais contato ou congruência articular.

Do ponto de vista de saúde pública, é considerado portador de DDQ qualquer recém-nascido com teste de Ortolani positivo.

A DDQ também pode ser dividida em típica e teratológica (associada a outras doenças e malformações como mielodisplasia e artrogripose).

QUADRO CLÍNICO

Epidemiologia

Nove vezes mais comum em meninas, com história familiar positiva em 12 a 33% dos casos, sendo as chances de ocorrência 10 vezes maiores se os pais apresentarem DDQ, e 7 vezes se os irmãos apresentarem.

O quadril esquerdo é mais afetado (60%), o direito é afetado em 20% dos casos, e ambos nos outros 20%. No Brasil, temos um estudo que mostra uma prevalência de 1 a cada 20 bebês, quando avaliados por ultrassonografia, mas 1 a cada 100, quando avaliados pelo exame físico. Discutiremos isso mais à frente.

Etiologia

A principal causa para a DDQ é a alteração da movimentação normal do quadril dentro do útero. Dessa forma, pode ser dividida didaticamente em três possíveis grupos etiológicos:

1. Alteração do conteúdo:
   a. gemelares;
   b. pélvico;
   c. artrogipose (doença em que a acinesia fetal leva ao hipodesenvolvimento articular).
2. Alteração do continente:
   a. primogênito (pois o útero é menos flexível na primeira gestação);
   b. oligoâmnio (pois há menos espaço para o bebê se movimentar);
   c. alterações morfológicas uterinas.
3. Outros fatores:
   a. sexo feminino (alteração hormonal);
   b. história familiar;
   c. posição pós-natal.

Fatores de risco

- Sexo feminino.
- História familiar*.
- Primeiro filho.
- Gemelar.

- Apresentação pélvica (RR 14)*, com posição agripina (20%) e especialmente em flexão total e rotação externa do quadril (36%).
- Oligoâmnio*.
- Torcicolo congênito e metatarso aduto (comumente encontrados em pacientes com DDQ).
- Posição pós-natal: é observada maior incidência de DDQ em culturas nas quais os filhos são carregados pelos pais em "charutinhos"* – quando se enrola o bebê, de forma apertada, com as pernas juntas e estendidas – ou com carregadores não ergonômicos (de base mais estreita; a base do carregador deve ser larga o suficiente para apoiar a coxa até a fossa poplítea, como se estivesse na "posição de sapinho"). Temos estudos mostrando que, quanto mais tempo usando o charutinho (na amarração em que as pernas ficam presas juntas e esticadas), maior o risco de displasia.

Todos os itens apresentados são itens clássicos como fatores de risco para DDQ. Os itens com asterisco são os que apresentam, nos estudos mais atuais, indicação de investigação diagnóstica protocolar para DDQ. Discutiremos isso mais à frente.

Sintomas

Raramente os pais levarão o filho ao generalista em razão de algum sintoma específico; na maioria das vezes, o paciente é encaminhado diretamente da maternidade. Entretanto, ocasionalmente os pais podem alegar que a criança manca ou apresenta algum comprometimento do arco de movimentos do quadril, quando ela já é mais velha. Em crianças, não provoca dor, somente em adolescentes e adultos.

Achados clínicos

QUADRO 1 Achados do exame físico de acordo com a faixa etária

0-2 meses
Sinais sugestivos:
▪ Galeazzi positivo ▪ Projeção da linha de Klisic (do trocanter maior à espinha ilíaca anterossuperior – EIAS) abaixo do umbigo ▪ Ponta do trocanter maior acima da linha de Nélaton (linha traçada entre a EIAS e a tuberosidade isquiática)

(continua)

QUADRO 1 Achados do exame físico de acordo com a faixa etária (*continuação*)

Testes diagnósticos:

- Ortolani positivo
- Barlow positivo

3-12 meses

- Limitação da abdução a 90° de flexão (sinal de Hart)
- Galeazzi positivo
- Postura de rotação lateral do membro inferior com aparente encurtamento
- Mobilidade de pistão ou sinal de telescopagem
- Proeminência lateral do trocanter maior
- Ortolani – pode ser positivo (incomum) ou negativo (deformidade rígida, irredutível)
- Contratura em abdução contralateral

Após o início da marcha

- Lordose lombar excessiva
- Abdome protuberante
- Trocanter maior proeminente
- Marcha na ponta do pé
- Trendelenburg positivo
- Claudicação
- Contratura em adução do quadril com joelho valgo compensatório

Recém-nascido

- Teste de Ortolani: é realizado objetivando a redução de um quadril luxado e deve ser feito com atenção, pois é muitas vezes reproduzido de forma inadequada. Deve ser examinado um quadril por vez; e o paciente deve permanecer em decúbito dorsal horizontal, calmo e imóvel. Deixa-se o quadril a ser examinado a 90° de flexão, e o quadril esquerdo será avaliado com a mão direita (e vice-versa), enquanto a outra mão estabiliza a pelve e o outro quadril; apoia-se o polegar na face interna da coxa, a palma da mão no joelho e perna, e o indicador e dedo médio no trocanter maior. Na posição inicial em rotação neutra, deve-se realizar a abdução do quadril. O teste é positivo quando se sente um *clunk* da redução do quadril. O *clunk* é substancialmente diferente do *click* geralmente sentido; é a sensação de deslizamento do quadril, conforme é reduzido, com um estalo surdo. Outros estalidos podem ser sentidos, geralmente nos joelhos, ou até mesmo no quadril, sem significar, porém, um teste positivo. Em quadris irredutíveis e rígidos (especialmente após os 2-3 meses de idade), o teste é negativo. É essencial desenvolver a prática e experiência com esse teste para aquisição de maior acurácia diagnóstica. Um estudo que citamos anteriormente mostrou que, infelizmente, o teste de Ortolani só é positivo em 5% das displasias mais leves e 50% das mais graves, em recém-nascidos.

- Teste de Barlow: é o contrário do teste de Ortolani: com o quadril em flexão, adução discreta e rotação neutra, deve-se tentar luxar o quadril promovendo uma força vertical, de anterior para posterior, e com uma leve força lateralizante realizada com o polegar, sendo o teste positivo quando o quadril efetivamente luxa. Na 2ª fase do teste, o quadril será reduzido com abdução e leve força medializante realizada com os dedos indicador e médio sobre o trocanter maior (ou seja, o teste de Ortolani). Demonstra um quadril instável, mas não necessariamente luxado ou subluxado.
- Abdução limitada (sinal de Hart): a abdução de um recém-nascido é > 60° quando testada a 90° de flexão. Na DDQ, conforme a doença evolui, forma-se uma limitação da abdução (reduzindo a, geralmente, 40 graus), teste mais fidedigno após os 3 meses, quando não é mais possível realizar os testes de Ortolani e Barlow.
- Assimetria de pregas: embora geralmente descrita como um sinal fidedigno, **não há absolutamente qualquer relação da assimetria de pregas com DDQ**. Um estudo, inclusive, avaliou 584 pacientes de 4-12 meses encaminhados para avaliação por suspeita de DDQ. Dos que apresentavam apenas assimetria de pregas, nenhum tinha DDQ. Por outro lado, os que apresentam assimetria de pregas *e outro sinal* de DDQ, como Ortolani ou Hart positivos, apresentavam DDQ. Dessa forma, a assimetria de pregas é um sinal totalmente irrelevante e sem qualquer confiabilidade para o diagnóstico de DDQ.

Criança

- Teste de Galeazzi: pode ser realizado em crianças mais novas, porém é mais visível em crianças depois dos 3 meses de idade, ou com luxação franca. O objetivo do teste é comparar a altura dos joelhos, para identificar um quadril luxado; com a criança em decúbito dorsal, fletem-se os quadris a 90°. Idealmente, tiram-se os pés da mesa, para o comprimento das pernas não influenciar o resultado do exame. Deve-se, então, comparar a altura dos joelhos; do lado luxado, o joelho será mais baixo. Em casos bilaterais, pode não haver assimetria. É importante fazer o teste em uma superfície rígida e tomar muito cuidado para não rodar o paciente, pois é possível se falsear o teste.
- Discrepância de comprimento dos membros inferiores: em luxações unilaterais, o membro acometido aparentará ser menor.

- Sinal de Trendelenburg: sinal mais importante para o diagnóstico após o início da marcha. Com o paciente em posição ortostática e o examinador observando-o por trás, deve-se pedir que retire um dos pés do solo por meio da flexão do joelho. A musculatura abdutora do quadril para o qual a carga foi transferida (cujo pé permanece no chão), quando em bom funcionamento, deve manter a pelve nivelada. O sinal, portanto, é positivo quando a pelve se inclina para o lado cujo apoio do solo foi retirado, indicando uma fraqueza relativa da musculatura abdutora, por alteração do braço de alavanca do quadril, que ocorre pela luxação do quadril.
- Marcha de Trendelenburg: pela deficiência dos abdutores, o paciente apresentará uma claudicação gingada característica. Em caso de DDQ bilateral, é possível observar uma "marcha anserina".

Achados clínicos associados

- Metatarso varo.
- Pé calcâneo valgo: geralmente pela posição que ficou intraútero.
- Torcicolo congênito: igualmente, pode ocorrer por um fator comum à DDQ, como a posição intraútero ou oligodrâmnio.
- Plagiocefalia: pode se associar ao torcicolo congênito, a uma deformidade intraútero (por um fator comum à DDQ, como o oligodrâmnio, por exemplo), ou ao próprio tratamento da DDQ (uma vez que um fator para a plagiocefalia é permanecer muito em decúbito dorsal, o que ocorre durante o uso do suspensório de Pavlik).
- Luxação congênita dos joelhos (comumente presente nos casos de DDQ teratológica).

DIAGNÓSTICO

O diagnóstico da DDQ é suspeitado a partir do exame físico e confirmado com exames de imagem. O teste de Ortolani positivo, porém, já é indicativo de iniciar o tratamento.* As radiografias passam a ser úteis a partir dos 3-4 meses de idade; antes disso ainda não há formação óssea suficiente da cabeça para poder identificar

* É sempre importante reiterar: um teste de Ortolani positivo, ou seja, em que realmente se sentiu a redução do quadril, mas não quando se ouviu um "clique". Clique não é teste positivo e, portanto, não indica DDQ.

com segurança se o quadril está locado ou não. Nesse período de recém-nascido, é indicada a realização de USG dos quadris para casos suspeitos, e em protocolos de determinados serviços para casos com fatores de risco – sendo geralmente realizados na maternidade ou agendados para realização ambulatorial breve.

Pelas evidências atuais da literatura, deve-se indicar a realização de USG como triagem diagnóstica em:*

- Apresentações pélvicas.
- História familiar positiva.
- Oligoâmnio.
- Artrogripose.
- Exame físico alterado (exame confirmatório).
- Uso de charutinho.

Apesar de a incidência ser muito maior em meninas, o simples fato de ser do sexo feminino não indica a realização de exame ultrassonográfico.

A ultrassonografia é um exame que necessita de uma técnica adequada para sua realização. A técnica mais utilizada no Brasil é a descrita por Graf, que divide o quadril em 4 graus. O grau 1 (A ou B) é considerado como normal. O grau 2A+ é considerado um quadril imaturo que precisa apenas de acompanhamento, evoluindo bem na maioria dos casos. Os graus 2B, 2C, D, 3A, 3B e 4 necessitam de tratamento. O grau 2A-, por fim, é fruto de discussão aqui no Brasil, mas é a recomendação mais recente de Graf de se tratar o grau 2A-.

Desta forma, o exame necessita de:

- Um profissional habilitado para realizá-lo;
- Um instrumento adequado;

---

* Desde a primeira edição deste livro, até o momento da confecção da terceira edição, ainda há muita discussão sobre que pacientes devem realizar a ultrassonografia como triagem diagnóstica. Alguns países europeus advogam a favor de se realizar a ultrassonografia em todos os bebês; outros, porém, recomendam a realização apenas nos casos suspeitos, ou naqueles com alterações ao exame físico (no qual será um exame confirmatório, não uma triagem). Considerando-se os dados atuais brasileiros de que dispomos, e o fato de que o exame físico diagnostica apenas 20% dos casos de displasia do quadril, é da opinião deste autor que todos os pacientes devem fazer uma ultrassonografia para triagem diagnóstica em torno da quarta semana de vida. Isso, infelizmente, ainda é impossível do ponto de vista de saúde pública, haja vista a necessidade de expertise para realização da técnica e a consequente falta de profissionais habilitados.

- Um profissional habilitado para interpretá-lo.

É muito frequente a realização de exames inadequados, com erros de técnica, que podem levar o profissional a acreditar que o quadril está bom, quando não está (falso negativo).

Assim, a principal dica é: se não souber como interpretar o exame, ou não tiver à disposição algum colega que possa ajudar, encaminhe os casos para o ortopedista pediátrico com urgência.

Radiografia

Uma radiografia anteroposterior da bacia é suficiente para traçar as linhas necessárias para a avaliação de displasia e subluxação ou luxação do quadril (Figura 1). Isso pode ser feito pelo generalista, mas será feito especialmente pelo ortopedista pediátrico.

Na radiografia de bacia em incidência anteroposterior, deve-se inicialmente traçar a linha de Hilgenreiner, que passa na borda superior da cartilagem trirradiada (ponto central do acetábulo onde não se observa osso). É uma linha paralela que servirá de base para as medições.

A 2ª linha é a de Perkins, perpendicular à linha de Hilgenreiner, que passa tangenciando o teto do acetábulo (o fim da "sobrancelha").

Essa formação divide o acetábulo em quatro quadrantes; no quadril normal, a maior parte da cabeça do fêmur estará locada no quadrante inferomedial. Se não é possível observar a cabeça do fêmur, uma nova classificação proposta pelo

TABELA 1 Classificação de Graf: descrição e orientações

Tipo	Descrição	Orientações
1	Quadril normal	Estável, não luxa
2A	Posição concêntrica com imaturidade fisiológica	2A+ deve ser avaliado após um mês; 2A- necessita de tratamento (portanto, encaminhar ao ortopedista)
2B	Posição concêntrica com ossificação tardia (> 3 m)	Avaliação do ortopedista
2C	Posição concêntrica com acetábulo muito deficiente	
D	Subluxação	
3A/B	Pequeno grau de deslocamento	
4	Grande grau de deslocamento	

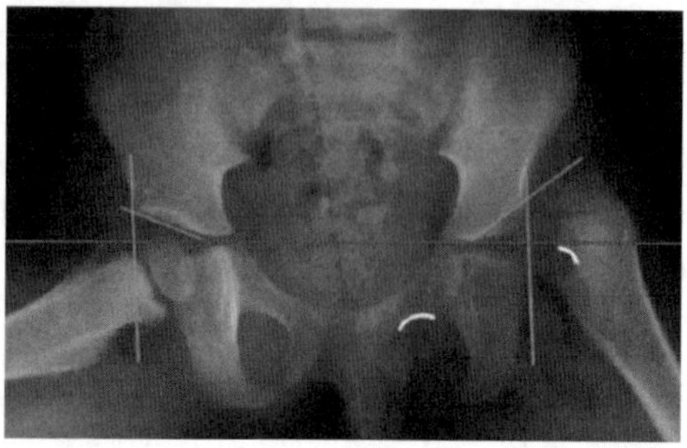

Figura 1 Linhas a serem traçadas e observadas no quadril para avaliação de displasia. Linha horizontal: linha de Hilgenreiner; linha vertical: linha de Perkins; linha diagonal: ângulo acetabular; arco branco: arcos de Shenton. Como o quadril direito está em perfil, não é possível traçar seu arco.

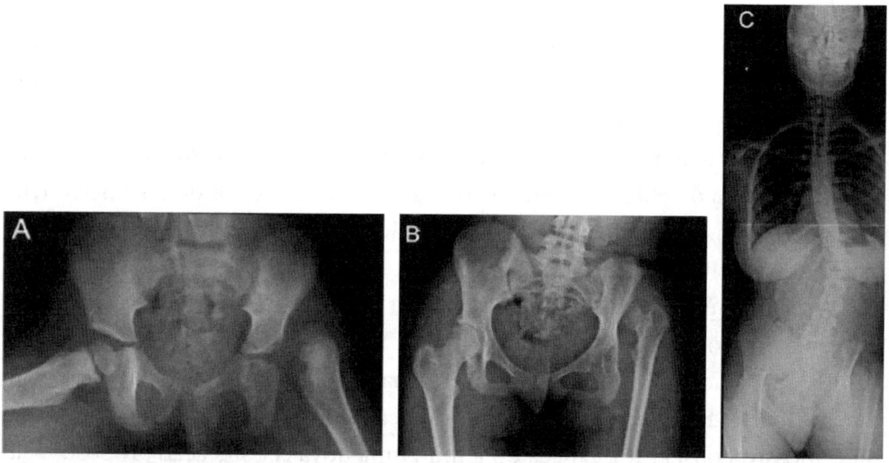

Figura 2 Paciente com tratamento negligenciado. DDQ ao diagnóstico, com 1 ano e 4 meses (A); aos 14 anos, sem tratamento (B); e escoliose compensatória da discrepância de comprimento dos membros inferiores (C).

International Hip Dysplasia Institute sugere usar o ponto médio da metáfise, que deve estar, quando locado, entre o 1º quadrante até a bissetriz do 2º quadrante.

Pode-se traçar também o índice acetabular por meio de uma linha que passa do centro do acetábulo e tangencia o teto acetabular. Sua angulação é feita com relação à linha de Hilgenreiner e, se superior a 29°, indica displasia do acetábulo. A congruência do quadril é essencial para um desenvolvimento adequado do índice acetabular, de forma que a tendência é que o ângulo piore, ou não se desenvolva adequadamente, ao longo do tempo.

Por fim, traçam-se os arcos Shenton, que vão da parede medial do fêmur e se completam com o traçado arciforme superior do forame obturatório ipsilateral. Sua quebra indica subluxação ou luxação do quadril ipsilateral.

Esse conhecimento se faz útil ao generalista na avaliação inicial de um paciente com suspeita de DDQ, que muitas vezes poderá vir ao consultório com o exame de imagem em mãos.

CONDUTA

O mais importante na DDQ é a suspeita diagnóstica. Por essa razão, o médico generalista, durante a realização das consultas de puericultura, deve sempre manter um olhar atento e examinar seus pacientes com os testes diagnósticos indicados anteriormente, ainda que já tenham sido negativos em avaliações anteriores. Um quadril instável pode evoluir para um quadril subluxado ou luxado; além disso, podem ter ocorrido erros nas avaliações anteriores.

A USG é o exame de escolha, e pode ser feito até depois de 1 ano de idade. Entretanto, a partir dos 4 meses a radiografia é um exame de fácil acesso e confiável.

A urgência no quadro é importante, pois a presteza na indicação do tratamento implica diretamente possibilidade de cura e diminuição de sequelas.

Uma vez realizados os exames, é indicado encaminhar o paciente ao ortopedista o mais rápido possível para avaliação.

Uso correto do suspensório de Pavlik*

O suspensório deve ser colocado inicialmente no tórax do paciente na altura dos mamilos. Em seguida, os pés são encaixados nos suportes, e a tira anterior, que controla a flexão, deve ser ajustada para que os quadris fiquem entre 90-110° de flexão (não devem ultrapassar 120°). A tira posterior controla a abdução, que não deve ser forçada, mas deve ser natural pela gravidade. Na realidade, os tirantes posteriores podem permitir que o recém-nascido realize adução, mas impedem que esta passe a linha média do corpo.

---

* A colocação do suspensório de Pavlik também requer algum treinamento (ainda que seja simples), uma vez que a colocação errada pode causar lesões na criança. Assim, caso o generalista em questão não saiba colocar o suspensório, o ideal é que encaminhe em caráter de urgência para o ortopedista pediátrico.

TABELA 2 Tratamento da DDQ de acordo com a faixa etária e conduta do médico generalista

Faixa etária	Tratamento ortopédico	Conduta do generalista
0-6 meses	▪ Suspensório de Pavlik – acompanhamento semanal. ▪ Na falha, redução incruenta ou cruenta e gesso pélvico-podálico.	▪ Suspeita diagnóstica. ▪ Encaminhamento com urgência. ▪ Acompanhamento semanal pela puericultura (a fim de evitar falhas de acompanhamento). ▪ Reencaminhamento sempre que necessário.
6 meses – marcha	▪ Redução incruenta ou cruenta +/− tenotomia dos adutores +/− osteotomia acetabular + gesso pélvico podálico.	▪ Suspeita diagnóstica. ▪ Encaminhamento com urgência. ▪ Acompanhamento pela puericultura conforme protocolo normal. ▪ Reencaminhamento sempre que necessário.
Idade da marcha	▪ Redução geralmente cruenta +/− osteotomia de encurtamento do fêmur +/− osteotomia acetabular + gesso pélvico podálico.	▪ Suspeita diagnóstica. ▪ Encaminhamento (urgência maior em pacientes < 5 anos). ▪ Acompanhamento pela puericultura conforme protocolo normal. ▪ Reencaminhamento sempre que necessário.

DÚVIDAS COMUNS DOS PAIS E PEDIATRAS

- *Fraldas duplas funcionam?* Não. Fraldas duplas não trazem qualquer benefício no tratamento da DDQ.
- *É necessário manter o suspensório o tempo todo?* Sim. O suspensório não deve ser retirado a não ser por uma pessoa habilitada a recolocá-lo.
- *O suspensório deve ser colocado por cima ou por baixo da roupa?* Por cima de um *body* leve.
- *Posso colocar calça por cima?* Não. A maior parte das calças não é larga o suficiente para conseguir vestir a criança sem aduzir os quadris, comprometendo o tratamento.
- *Posso tirar o suspensório para trocar a fralda?* Não. Ele só deve ser retirado por pessoa habilitada.

- *Como trocar o* body, *caso suje?* Existem diversos vídeos no YouTube explicando como se troca o *body* sem tirar o suspensório. Geralmente, procede-se assim: abre-se uma alça, retira-se o braço de dentro do *body* desta alça, recoloca-se a alça; depois, procede-se para o outro lado; por fim, retira-se o *body* por cima. Para recolocá-lo, é só fazer o procedimento reverso.
- *Preciso tirar o suspensório para exames de imagem?* Não. Há muito pouco metal para atrapalhar exames simples como radiografias ou ultrassonografias.
- *Preciso tirar o suspensório para examinar o paciente?* Não. A tira do tórax fica larga o suficiente para se realizar qualquer exame físico com o paciente.
- *Como proceder caso a retirada do suspensório seja mandatória?* Marque com uma caneta as posições das fitas de velcro, para que se possa recolocar na mesma posição, quando possível. Solicite também uma reavaliação pelo ortopedista o mais rápido possível.

COMPLICAÇÕES DO TRATAMENTO

Lesão do nervo femoral

Ocorre com a flexão excessiva do quadril, com o gesso ou com o suspensório de Pavlik. Observa-se perda da capacidade de flexão do quadril e extensão do joelho, sendo uma lesão gravíssima. Na suspeita, o generalista deve diminuir a flexão do quadril mantida pelo suspensório de Pavlik (para 90-120°) e encaminhar imediatamente ao ortopedista para avaliação.

Necrose avascular

Pode ocorrer por abdução excessiva e pode só aparecer após 1 ano de tratamento. É de competência do ortopedista.

Doença do suspensório de Pavlik

Foi observado que o uso excessivo do suspensório em flexão e abdução pode potencializar a displasia, especialmente com achatamento posterolateral do acetábulo, de forma que, se em 3-4 semanas o quadril ainda não estiver reduzido com o Pavlik, deve-se tentar redução incruenta e gesso pélvico-podálico. É um diagnóstico a ser realizado também pelo ortopedista.

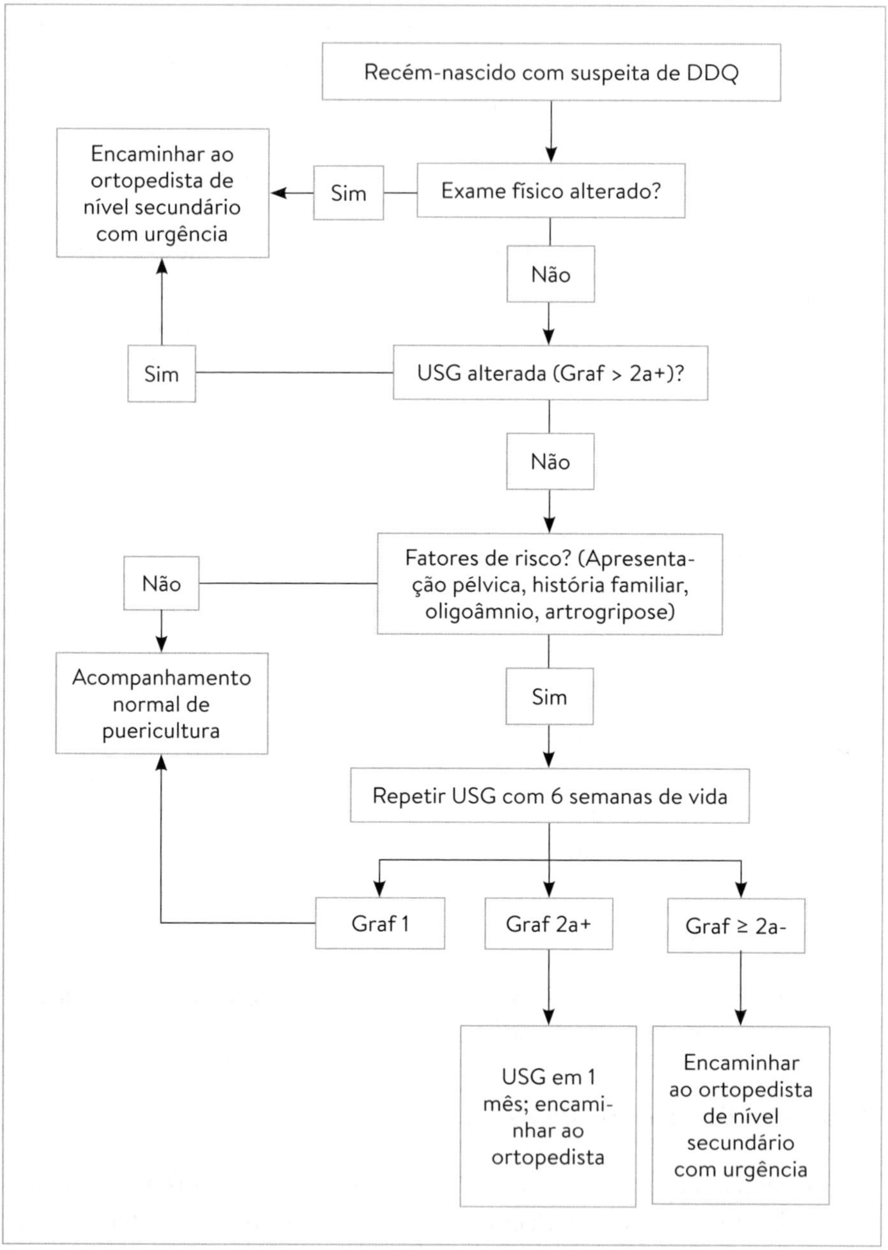

Figura 3 Condutas na avaliação de um recém-nascido com suspeita de DDQ.
DDQ: displasia do desenvolvimento do quadril; USG: ultrassonografia.

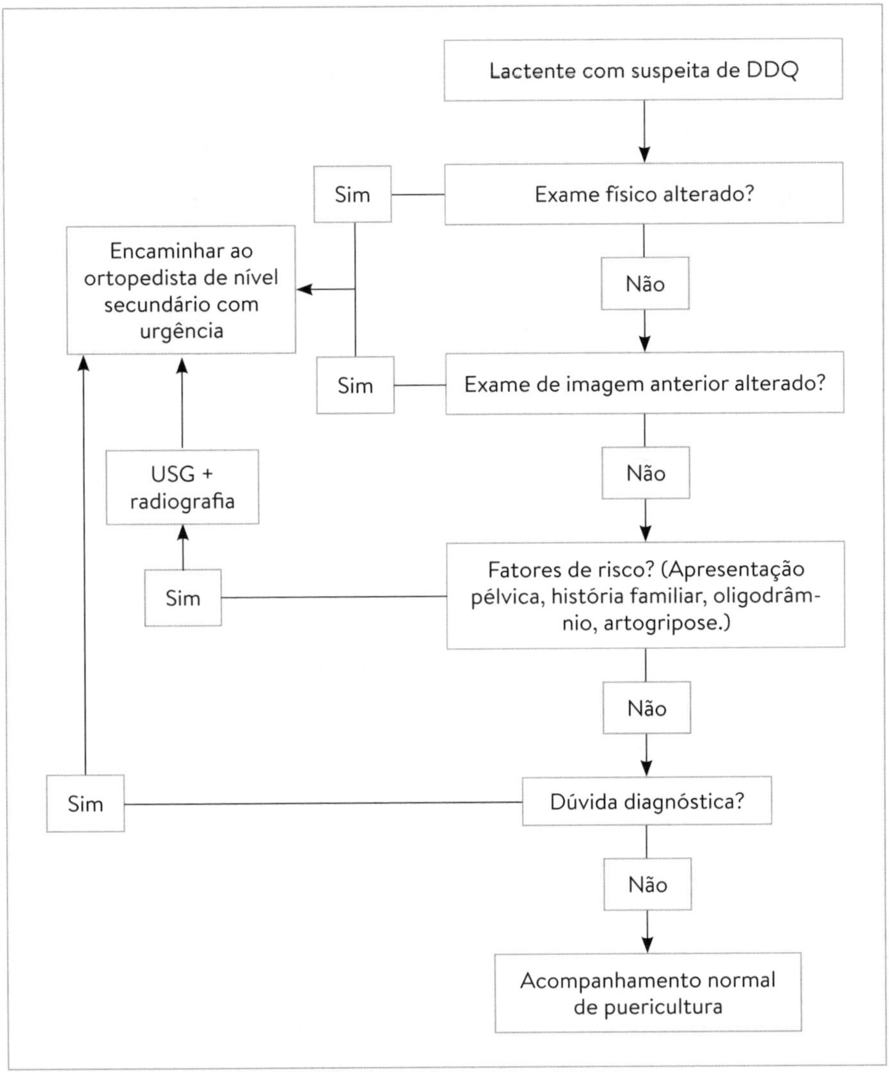

Figura 4 Condutas na avaliação de lactente com suspeita de DDQ.
DDQ: displasia do desenvolvimento do quadril; USG: ultrassonografia.

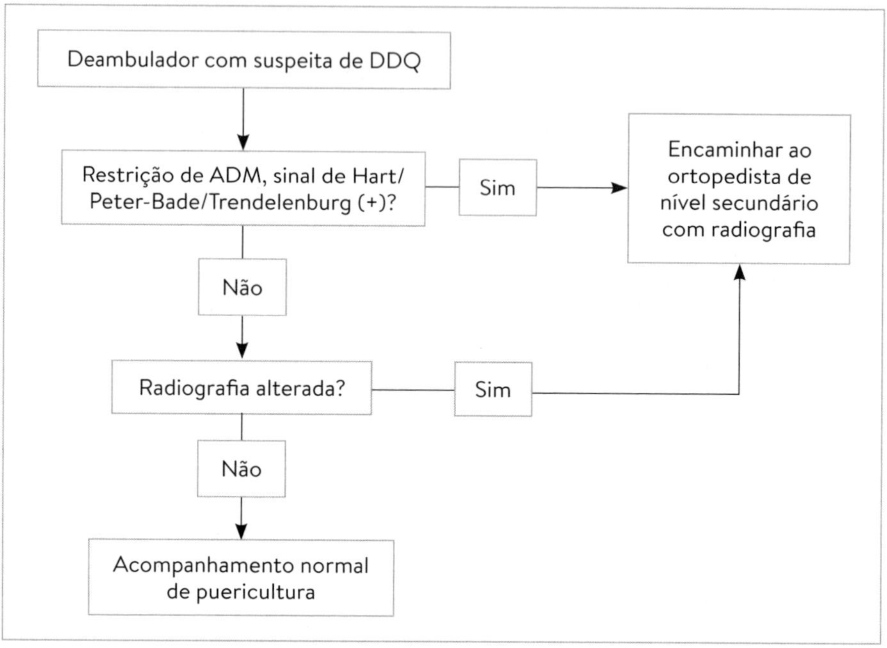

Figura 5 Condutas na avaliação de paciente deambulador com suspeita de DDQ. DDQ: displasia do desenvolvimento do quadril; ADM: amplitude de movimento.

29

Deformidades do joelho infantil

Camila Carvalho Guedes
David Gonçalves Nordon
Sabrina de Castro Boscariol

Classificação pelo CID-10	
M21.0	Deformidade em valgo, não classificada em outra parte
M21.1	Deformidade em varo, não classificada em outra parte
Q74.1	Malformação congênita do joelho

DEFINIÇÃO

As deformidades mais comuns do joelho na infância são divididas em:

- Varo: distalmente, a articulação do joelho aponta para a linha média; na prática, com o paciente em posição ortostática, o joelho "abre".
- Valgo: distalmente, a articulação do joelho se afasta da linha média; na prática, com o paciente em posição ortostática, o joelho "fecha".

Pode ser fisiológico (dentro da curva normal de desenvolvimento) ou patológico. O geno varo é fisiológico até os 2 anos de idade; após essa idade, ele é provavelmente patológico. O geno valgo, por outro lado, pode permanecer fisiologicamente até os 6 anos de idade, momento em que já deve estar com o valgismo natural de um adulto (a distância intermaleolar normal, com os joelhos juntos, deve ser de 2 cm).

O padrão brasileiro é de geno valgo. Ele geralmente é mais intenso em mulheres do que em homens, e em obesos.

QUADRO CLÍNICO

A principal queixa trazida pelos pais é o andar torto da criança e a deformidade dos joelhos. Algumas vezes, os pais podem associar a deformidade a dor; contudo, dor não é um sintoma comumente associado, exceto em casos de deformidade intensa com desgaste articular.

DIAGNÓSTICO

Na avaliação das deformidades do joelho, a criança tem de permanecer em posição ortostática, na qual se observam também alterações promovidas pela carga do corpo e em decúbito dorsal. As patelas têm de ser posicionadas de modo a apontarem para a frente, ou é possível incorrer em erro diagnóstico (as deformidades são tridimensionais, e um valgo de uma perna mal posicionada pode na realidade, ser um retrocurvo de tíbia proximal, por exemplo).

É importante notar que as crianças apresentam uma anteversão femoral aumentada; com isso, durante a marcha, para conseguir alocar a cabeça do fêmur de forma adequada no quadril, o membro inferior é rodado internamente como um todo, dando a impressão de se andar com o pé para dentro. Na retroversão femoral ocorre o oposto. Ambas consistem em condições fisiológicas que normalmente são corrigidas ao longo do desenvolvimento.

Devem-se aproximar os joelhos (no caso de geno valgo) ou os maléolos mediais (em geno varo) e medir a distância entre eles. Distâncias intercondilianas > 6 cm e intermaleolares > 8 cm podem ser consideradas anormais, independentemente da idade da criança. Tais medidas podem ser utilizadas comparativamente no acompanhamento a longo prazo para avaliar progressão e melhora do quadro.

Na avaliação de deformidades dos membros inferiores, é importante solicitar radiografias panorâmicas não só para documentar ângulos como também para avaliar a evolução de maneira objetiva. Podem-se medir os ângulos por meio da diáfise do fêmur e da tíbia na radiografia panorâmica de membros inferiores, e comparar com os dados do gráfico de Salenius e Vankka (Figura 2).

É importante buscar também os seguintes achados para o diagnóstico diferencial:

- Baixa estatura: analisada de acordo com as curvas de crescimento para sexo e idade, podendo estar relacionada a doenças como raquitismo, displasias etc.

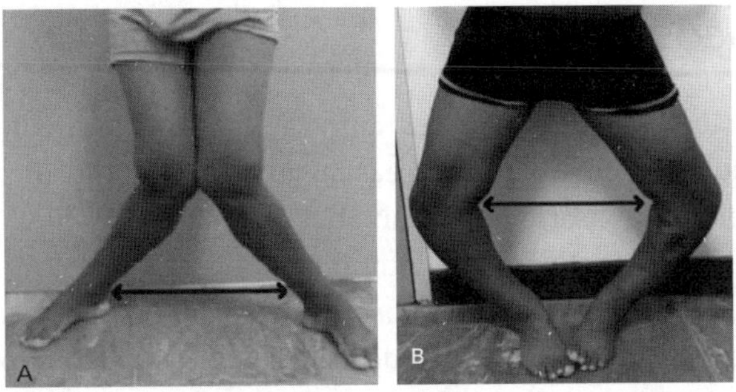

Figura 1 (A) Geno valgo – observe a distância intermaleolar; (B) geno varo – observe a distância intercondiliar.

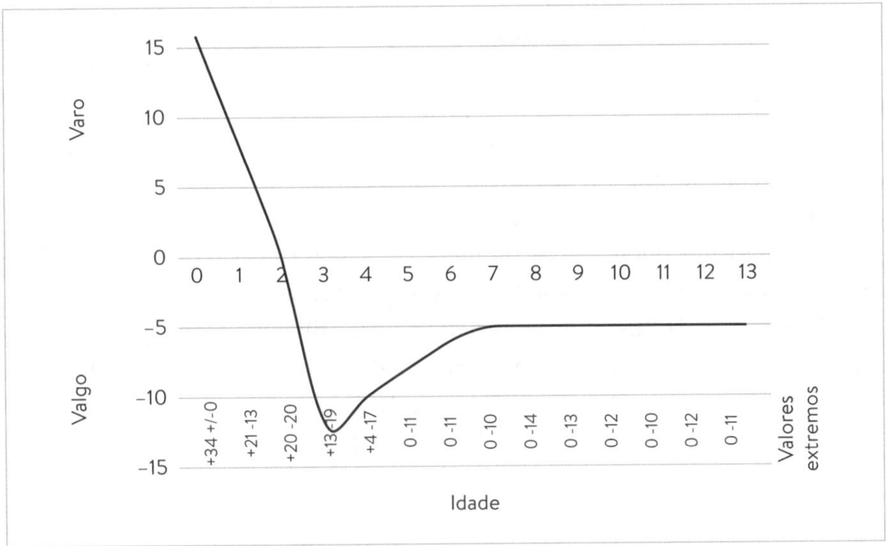

Figura 2 Gráfico de evolução do ângulo femorotibial ao longo do desenvolvimento da criança. Note o ápice do valgo aos 3 anos de idade.

- Obesidade: fator de risco para doenças causadoras de geno varo (p. ex., doença de Blount) e geno valgo idiopático.
- Deformidades unilaterais ou assimétricas: alterações fisiológicas são mais comumente simétricas.
- Criança com aparência sindrômica.
- Deformidade grave: distâncias intercondilianas > 6 cm e intermaleolares > 8 cm.
- Deformidade persistente.
- Deformidade com piora progressiva.

DIAGNÓSTICOS DIFERENCIAIS

O valgo não fisiológico pode ter tanto causa idiopática quanto condições patológicas, que incluem doenças ósseas metabólicas (raquitismo, osteodistrofia renal), interrupção fisária pós-traumática, tumores, infecções (p. ex., poliomielite), doenças reumatológicas, hemofilia, doenças genéticas (síndrome de Down, displasia óssea, neurofibromatose, síndrome de Marfan), displasia fibrocartilagínea focal. Para o diagnóstico diferencial, deve-se atentar para deformidades assimétricas, fortemente indicativas de doença implícita.

Causas patológicas de geno varo incluem doença óssea metabólica (raquitismo, hipofosfatasia), interrupção assimétrica do crescimento (trauma, infecção, tumor, doença de Blount), displasia óssea (nanismo, displasia metafisária), distúrbios congênitos e neuromusculares ou origem idiopática. Neste último caso, apesar da persistência do varo após os 2 anos de idade com angulação relevante, ele se corrige espontaneamente após 1-2 anos de progressão, e são radiologicamente normais. É de extrema importância que o varo fisiológico seja diferenciado do patológico para conduta correta.

No raquitismo, por exemplo, há alterações ósseas clássicas que incluem alargamento e esgarçamento em forma de trompete das metáfises e alargamento da fise. Já na doença de Blount, principal diagnóstico diferencial, a angulação é assimétrica, abrupta e aguda, o ângulo metadiafisário é > 11° e o desvio lateral é significativo, enquanto no arqueamento fisiológico a deformidade é leve e simétrica, o ângulo metadiafisário é < 11° e não há desvio lateral significativo.

CONDUTA

Constatado tratar-se de um desalinhamento fisiológico, o médico generalista deve orientar retornos periódicos (geralmente a cada 6 meses) para avaliar a progressão fisiológica do quadro. Além disso, os pais devem ser orientados com relação à benignidade do quadro e desencorajados quanto ao uso de órteses (as quais, além de não ter indícios de promoverem melhora satisfatória, frequentemente acarretam prejuízo psicológico à criança). Caso haja, em algum momento, dúvida diagnóstica ou mudança da progressão de fisiológica para patológica, o paciente deve ser encaminhado ao ortopedista do serviço secundário.

Por outro lado, diante de um desalinhamento patológico, o paciente deve ser encaminhado imediatamente ao ortopedista de nível secundário.

DÚVIDAS COMUNS DE PAIS E PEDIATRAS

- *Geno varo ou valgo causa dor?* Não. Essas deformidades geralmente não são intensas o suficiente para causar dor.
- *Há influência genética na angulação dos joelhos?* Sim. A tendência da criança é seguir o padrão familiar de desenvolvimento do alinhamento dos membros. Portanto, se os pais e tios apresentam geno varo, espera-se que siga esse mesmo padrão.
- *Há relação com pés planos?* Não uma relação direta. Contudo, geno valgo e pés planos são mais comuns em obesos e em crianças com frouxidão ligamentar.
- *As deformidades fazem a criança cair mais?* É possível. Em especial na fase de ápice do valgo, as crianças podem bater um joelho no outro e cair.
- *Sentar em W piora as deformidades?* Não. Não há qualquer estudo científico que comprove que sentar em W provoque qualquer deformidade ou acentue uma deformidade existente em crianças.*
- *Botas ortopédicas funcionam?* Nem botas, nem órteses, nem faixas ou qualquer outro apetrecho consegue modificar o desenvolvimento do alinhamento dos membros. As faixas, em específico, não só não ajudam, como ainda podem levar a necrose do quadril e não devem ser usadas.
- *Há alguma relação com o uso de fraldas?* Não. É apenas uma coincidência que a criança, na fase em que usa fraldas, tem geno varo, mas ele não é acentuado pelas fraldas, nem melhora porque a criança foi desfraldada.
- *Qual o tratamento?* Uma vez identificada uma alteração de alinhamento patológica, deve-se tratar a doença de base. A deformidade em si, quando não responde ao tratamento da doença de base (no raquitismo por deficiência de vitamina D, p. ex., a deformidade se corrige com a suplementação de vitamina D; no raquitismo hipofosfatêmico, porém, há necessidade de intervenção), é tratada com crescimento guiado através do controle das fises, ou osteotomias corretivas.

---

* Nota da terceira edição: no momento da confecção desta edição, o autor (Nordon) tem uma revisão sistemática no prelo na qual comprova que não há, absolutamente, qualquer evidência científica contra o sentar em W. Ademais, temos evidências concretas de que se sentar nesta posição não recruta musculatura de forma inadequada, nem leva à ocorrência de displasia do quadril.

TABELA 1 Diagnósticos diferenciais do geno valgo

Causa	Possíveis dicas para o diagnóstico
Valgo fisiológico	▪ Idade entre 2-5 anos ▪ Simétrico ▪ Bilateral ▪ Estatura normal ▪ Melhora conforme o crescimento ▪ Assintomático
Valgo patológico	▪ Baixa estatura ▪ Distância intermaleolar > 8 cm ▪ Posição: patelas voltadas para a frente e côndilos femorais encostados
	Evento pós-traumático
Fratura da tíbia proximal	História de fratura tibial proximal antes dos 10 anos de idade
Fratura da fise femoral distal	Histórico de fratura
	Condições sistêmicas/metabólicas
Mucopolissacaridose tipo IV	▪ Fácies grosseira ▪ Baixa estatura ▪ Rigidez articular ▪ Opacidade corneana ▪ Cifose lombar
Osteodistrofia renal	▪ Baixa estatura ▪ Palidez ▪ Polidipsia e poliúria ▪ Ureia e creatinina anormais
Raquitismo (com início durante valgo fisiológico: 2-4 anos de idade)	▪ Diminuição do cálcio ou fósforo séricos ▪ Aumento da fosfatase alcalina
Displasia esquelética	▪ Baixa estatura ▪ Membros e tronco curtos ▪ Malformações cardíacas ▪ Irregularidades epifisárias na radiografia
	Neoplasias
Exostose hereditária múltipla	Protuberâncias no fim de ossos longos, exostoses (saliências) em ossos longos
Displasia fibrocartilaginosa focal de metáfises femorais distais	Deformidade progressiva, unilateral, radioluscente, lesão bem circunscrita
Outras (hemofilia, artrite, entre outros)	História de inchaço no joelho, ardor, testes de flexão e abdução do joelho alterados

TABELA 2 Diagnósticos diferenciais do geno varo

Causa	Possíveis dicas para o diagnóstico
Varismo fisiológico	▪ Idade < 2 anos ▪ Simétrico ▪ Bilateral ▪ Envolve fêmur e tíbia ▪ Estatura normal ▪ Melhora conforme o crescimento ▪ Assintomático
Varismo patológico	▪ Baixa estatura ▪ Distância intercondiliana > 6 cm ▪ Posição: patelas apontando para a frente e maléolos mediais encostados um no outro
Doença de Blount	▪ Assimetria (porém até 50% pode ser bilateral) ▪ Piora progressiva ▪ Angulação focal da tíbia proximal ▪ Radiografia com abaulamento da região metafisária central
Rickettsia	▪ Nutricional ou por doença genética dominante ligada ao cromossomo X. Características: — retardo de crescimento — anormalidades múltiplas — pode haver aumento das metáfises e osteopenia
Displasia óssea	▪ Displasias múltiplas (não só joelhos) ▪ Baixa estatura ▪ Fácies sindrômica
	Crescimento assimétrico
Fratura	Antecedente pessoal de fratura
Pioartrite	Antecedente pessoal de infecção
Neoplasia	▪ Deformidade unilateral ▪ Piora progressiva ▪ Lesão: pode ser bem circunscrita ou sem margens definidas, além de ter ou não reação periosteal

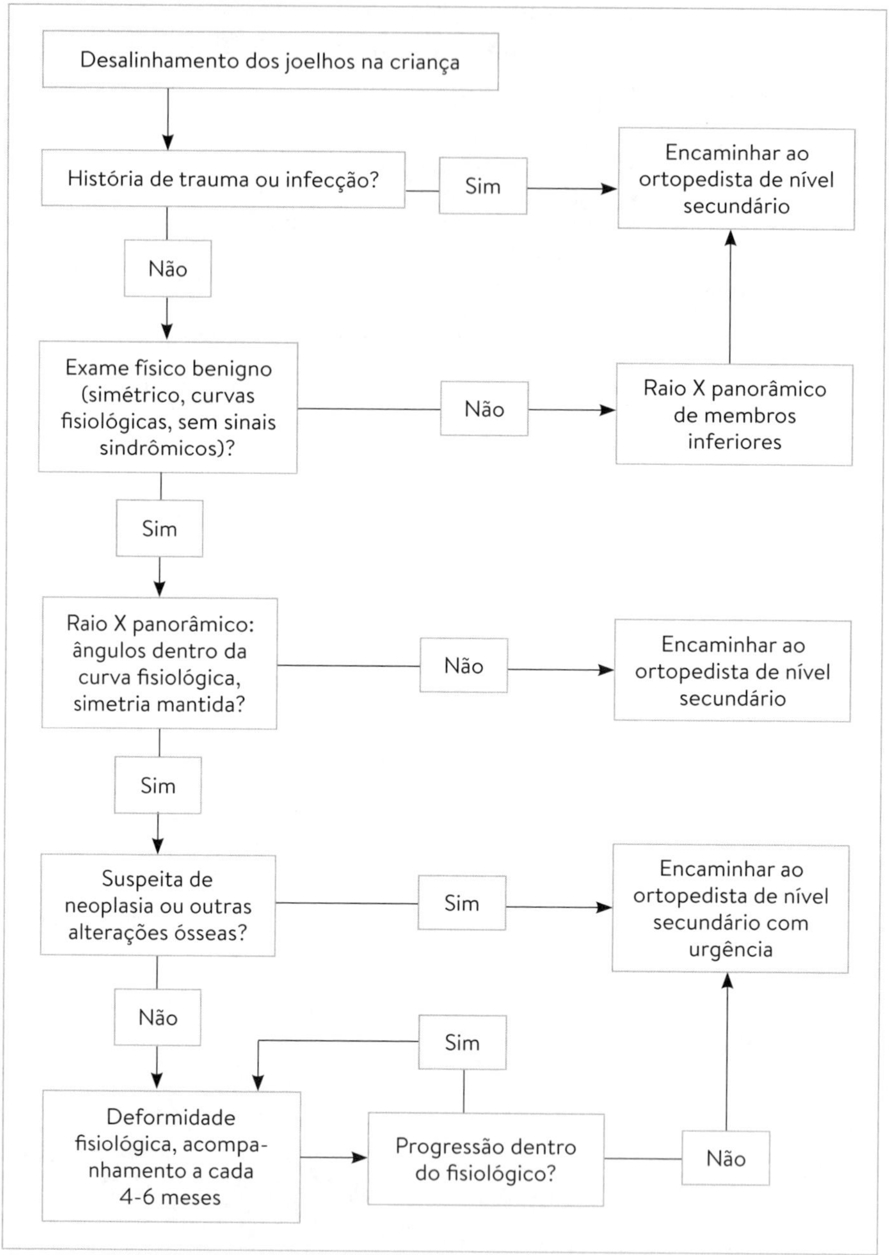

Figura 3 Condutas na avaliação de paciente com queixa de desalinhamento dos joelhos.

30

Deformidades do pé infantil

Ana Carolina Arabe Gomes da Silva
Carolina Tuma Khouri Siyoufi
David Gonçalves Nordon
Renato Staibano Gonçalves Fernandes
Warley Mitsugu Izumi Junior

Classificação pelo CID-10	
M21.4	Pé chato (plano) (adquirido)
Q66.0	Pé torto congênito
Q66.5	Pé chato congênito
Q66.7	Pé cavo

DEFINIÇÃO

A queixa de deformidades nos pés é recorrente em ortopedia pediátrica e, muitas vezes, causa angústia para a família, em especial no caso do pé plano, para o qual ainda é mantida a antiga (e errônea) ideia de que se devem usar botas ou sapatos especiais para correção da deformidade.

Invariavelmente o generalista se verá diante de caso semelhante, e caberá a ele conseguir diferenciar quais casos têm indicação de encaminhamento ao ortopedista para avaliação e quais não têm.

Do ponto de vista didático, é fácil para o médico generalista diferenciar uma deformidade de pé de outra: o pé plano apresenta-se "chato", enquanto o pé cavo apresenta uma elevação, um cavo maior do que o normal.

Há outras deformidades dos pés da criança, porém a mais marcante entre elas é a do pé torto congênito (PTC). Nesses casos, o paciente geralmente já é encaminhado da maternidade com o diagnóstico ou a suspeita diagnóstica. Entretanto, pelo fluxo de encaminhamento, é comum o paciente ter de ser reencaminhado pelo médico generalista para o serviço secundário (quando o paciente não é atendido na própria instituição que fez o parto). Nessa situação, caberá ao médico generalista realizar o diagnóstico correto (pois não raro o pé torto é na realidade posicional) e encaminhar o paciente adequadamente.

Na dúvida, cabe reiterar: é preferível que o generalista encaminhe ao ortopedista para se certificar do diagnóstico, pois o atraso no tratamento do PTC pode ser irremediável.

PÉ TORTO CONGÊNITO

O PTC é uma malformação do aparelho locomotor presente no nascimento, em que há deformidades caracterizadas por mau alinhamento complexo do pé envolvendo partes moles e ósseas, podendo ocorrer unilateral ou bilateralmente. Embora seu aparecimento seja um fator estressante para a família, o tratamento imediato resulta em prognóstico favorável e bom resultado funcional e estético.

Quadro clínico

Essencialmente, quatro principais alterações o definem: equinismo de retropé, varismo acentuado do calcâneo, adução do antepé e cavo plantar acentuado. Tais características apresentam um ou ambos os pés virados para dentro em relação aos membros inferiores. Pode aparecer como malformação isolada ou associada a outras doenças ou síndromes, como displasia do desenvolvimento do quadril, mielomeningocele, algumas alterações do tecido conjuntivo e artrogripose congênita múltipla. A mobilidade usualmente revela a gravidade do quadro: a deformidade pode ser fixa nos casos graves, apresentando o pé imobilidade quase total; já em casos mais benignos, o pé dispõe de relativa mobilidade, mas a criança encontra dificuldade de eversão e flexão dorsal.

Diagnóstico

Apesar de sérias complicações, o PTC é uma doença de fácil diagnóstico por possuir aspectos bem característicos. No pré-natal, o PTC pode ser observado por ultrassonografia transabdominal, especialmente entre a 12ª e a 39ª se-

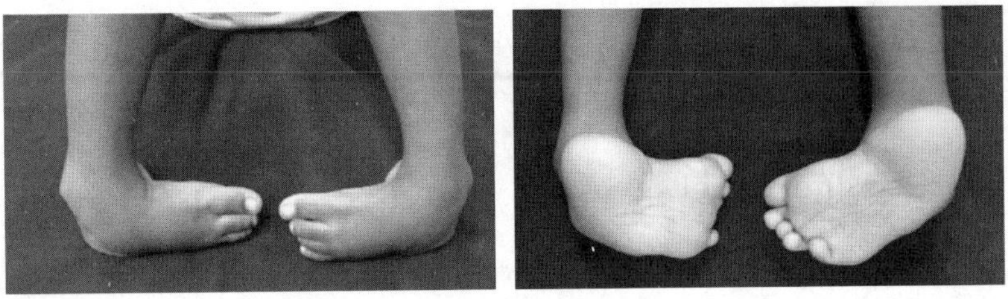

Figura 1 Pé torto congênito. Observe a protrusão da cabeça do tálus na face lateral do pé e as deformidades CAVE (cavo, aduto, varo, equino).

manas, sendo em média na 22ª semana. Na janela em que se avalia a perna, ao se fazer um corte sagital da perna (portanto, vendo a tíbia de perfil), o pé aparecerá em um corte coronal (portanto, em AP). Quando não detectado previamente, é identificado na sala de parto; e, se negligenciado, pode ser facilmente diagnosticado em consultas na atenção primária.

No exame físico, podem-se constatar algumas alterações sugestivas da doença. Identificadas, deve-se encaminhar para o especialista para completa avaliação.

Ao exame físico, os pés devem ser examinados, anotando-se sua configuração, a extensão da deformidade e o grau de mobilidade, assim como o possível grau de correção. Deve-se avaliar a eficácia dos músculos responsáveis pela eversão e pela flexão dorsal.

Como relatado, existem doenças associadas ao quadro de PTC, portanto também é importante a avaliação clínica completa, especialmente de articulações e coluna vertebral.

QUADRO 1 Alterações patológicas encontradas no pé torto congênito
Deformidades fixas e não redutíveis
Pé menor com borda medial côncava e borda lateral convexa
Equino em nível de tornozelo
Varo do calcâneo
Cavo e supinação do antepé e mediopé
Adução do antepé
Rotação interna da tíbia
Atrofia da panturrilha

O uso de exame radiológico (radiografia, ultrassonografia ou qualquer outro) não tem valor diagnóstico do PTC, que é puramente clínico.

Diagnóstico diferencial

- Pé torto postural: nessa situação, o pé apresenta-se em equinovaro, porém é flexível, não apresenta sulcos cutâneos e pode ser manipulado passivamente para a posição neutra, apresentando assim deformidades brandas. Em geral, o pé torto postural melhora espontaneamente nos primeiros meses de vida.
- Metatarso varo congênito: esta é uma alteração muito comum do pé, que consideramos basicamente como uma variação da normalidade. O pé metatarso varo (ou aduto) apresenta uma forma de feijão, pois os metatarsos apontam em direção à linha média, sem alterações do retropé ou mediopé. O pé é geralmente totalmente flexível. O metatarso aduto pode ser considerado flexível, quando é corrigível passivamente, ou rígido, quando não é corrigível, o que é muito raro. De qualquer forma, esta alteração não demanda tratamento: a maioria dos casos apresenta melhora espontânea. Os casos rígidos, com dor, são tratados com procedimentos cirúrgicos.

Conduta

Na suspeita diagnóstica de PTC, ou de qualquer outra deformidade do tipo (postural, metatarso varo, entre outros), o paciente deve ser encaminhado ao ortopedista com urgência para iniciar o tratamento.

DÚVIDAS COMUNS DOS PAIS E PEDIATRAS

- *Como é feito o tratamento do PTC?* Por meio de gessos sequenciais, que envolvem da coxa ao pé. Depois, geralmente é feito um corte no tendão de Aquiles, um novo gesso por 3 semanas, e a partir daí é utilizada a órtese de Dennis-Browne, até os 4 anos de idade.
- *É preciso fazer o tratamento imediatamente após o nascimento?* Não. Estudos mostram que não há aumento na quantidade de gessos necessários para correção, se o tratamento é iniciado antes de 15 semanas de vida. Entretan-

to, sabemos que, quanto mais rápido iniciado o tratamento, mais fácil é a manipulação para a realização dos gestos.

- *Como posso ter certeza da diferença entre pé torto congênito e postural?* Ocasionalmente, vemo-nos diante de casos duvidosos, que podem ser pés tortos posturais graves ou pés tortos congênitos leves. É sempre mais seguro optar pelo pior diagnóstico e tratar como se fosse um pé torto congênito. O pé torto postural é, normalmente, flexível. Quando unilateral, uma comparação entre as duas pernas facilitará o diagnóstico: no pé torto congênito, do joelho para baixo, a perna e o pé serão mais curtos e finos do que do lado saudável. Quando bilateral, resta comparar se as pernas e pés são proporcionais ao resto do corpo. De qualquer forma, o pé torto postural tem de melhorar espontaneamente nos primeiros meses de vida. Uma boa métrica é se utilizar destas quinze semanas que falamos; se, em três meses, a deformidade não estiver totalmente resolvida, é melhor encaminhar o paciente para tratamento.
- *Botas e sapatos invertidos auxiliam nestas deformidades dos pés?* Não, em nenhuma delas. Nem pé torto congênito, nem postural, nem metatarso varo.
- *Tenho mesmo de usar a órtese pelo tempo prescrito pelo médico?* Sim. Sabemos que o uso incorreto da órtese aumenta o risco de necessitar de nova cirurgia (não é nem recidiva de que estamos falando, é de cirurgia, que é bem mais grave) em mais de 180 vezes. Assim, o uso da órtese é essencial. O protocolo padrão é: 23 horas por dia por 3 meses, depois 14 a 16 horas por dia até os 4 anos de idade.
- *O PTC deixa alguma sequela para a criança?* Não. Se tratado adequadamente, a criança terá um pé flexível e indolor.
- *A criança tem algum direito a benefício?* Sim. Nestes casos, direcione a família para a assistente social da UBS, pois cada localidade do Brasil tem suas burocracias e benefícios específicos.
- *O tratamento de PTC atrasa o desenvolvimento da criança?* Em parte. Temos estudos internacionais que mostram um atraso de até dois meses na aquisição da marcha. Atualmente (durante a elaboração da terceira edição), estamos conduzindo uma pesquisa pela PUC-SP e pelo IOT-HCFMUSP, e nossa impressão inicial é de que, apesar disso, o desenvolvimento da marcha ainda ocorre dentro do tempo esperado considerado como fisiológico, ainda que um pouco mais tardio que seus pares saudáveis.

PÉ PLANO

O pé plano é definido como diminuição do arco longitudinal do pé, causando a impressão de tocar ou ficar mais próximo ao chão que o normal. É mais bem avaliado após os 2 anos de idade em razão da presença da gordura do pé do recém-nascido até essa idade, dando a impressão de pé chato, mas especialmente porque o arco do pé só começa a se desenvolver a partir dos dois anos de idade, concluindo sua formação em torno dos dez anos. Deve ser diferenciado de flexível e rígido.

Quadro clínico

O pé plano flexível não é doloroso. Quando a criança apresenta dor ao longo do tempo, deve-se chamar a atenção para o diagnóstico de coalizão tarsal (descrito mais adiante), ou por uma sobrecarga do tendão do músculo tibial posterior.

Do ponto de vista clínico, observa-se alteração do eixo perna-calcâneo, com posição em valgo do calcanhar juntamente com protrusão medial do tornozelo (essa é a queixa mais comum dos pais). O antepé (metatarsos e falanges) costuma estar pronados (ou seja, inclinados em direção ao chão) e levemente abduzido (afastando-se da linha média), entretanto se observa supinação com relação ao retropé (tálus e calcâneo), porque o retropé aponta mais para fora (valgo). A superfície do calcâneo apresenta-se medialmente inclinada, e o tálus fica inclinado de forma plantar, medialmente inclinado, com a cabeça em proeminência medial. Ocorre subluxação entre o talo e o navicular, com alinhamento na coluna desfeito. Pode gerar, em alguns casos, subluxação entre o navicular e o cuneiforme.

Ao exame físico, o paciente é avaliado quando está sentado e de pé, com os pés descalços. Seu calçado também é avaliado a fim de se constatar assimetria ou não das solas. O exame tem início com a observação da marcha do paciente e segue para o exame musculoesquelético generalizado, principalmente dos perfis rotacionais das pernas.

A inspeção dos pés é realizada com o paciente de pé, de frente e de costas para o médico a fim de se avaliar o membro na posição anterior e posterior. Na posição posterior, pode-se revelar o calcanhar valgo ou o "sinal de muitos dedos" (*too many toes sign*). Normalmente, apenas o quinto dedo e metade do quarto seriam vistos pelo examinador quando o paciente está de costas, inclusive sob carga; entretanto, na presença de pé plano, mais dedos são vistos em virtude da rotação externa global e da abdução do pé.

Possíveis achados seriam deformidades rotacionais ou angulares dos quadris, joelhos, tornozelos ou pés, que pioram quando submetidos à carga, o que poderia explicar a presença de dor nesses pacientes.

Deve-se avaliar se o tendão de Aquiles se encontra retraído, o que geralmente provoca dor no pé e na perna, com desvio em valgo do calcâneo. É a principal causa de dor em pacientes com pés planos flexíveis.

Para correção do pé plano, podem ser empregadas as seguintes manobras:

- Teste de Jack: com o paciente em posição ortostática, estende-se passivamente o hálux – deve ocorrer formação do arco longitudinal pelo efeito molinete do pé.
- Elevação na ponta dos pés: quando a criança fica na ponta dos pés, pela ativação da musculatura do tornozelo e intrínseca do pé, o calcâneo variza (aponta para dentro) e o arco do pé se forma novamente.

Se essas manobras se mostrarem negativas, está caracterizado um pé plano rígido. Se elas se mostrarem positivas, temos um pé plano flexível, que, atualmente, é considerado como uma variação da normalidade e não necessita de qualquer tratamento.

Diagnóstico

O diagnóstico é clínico, não sendo necessário o uso de radiografias dos pés. Estas são usadas para auxiliar o médico quando o paciente apresenta dores não características, flexibilidade diminuída e principalmente para planejamento cirúrgico. São necessárias as projeções anteroposterior (com carga), lateral e oblíqua. Na suspeita de coalizão tarsal (descrita adiante), uma tomografia pode ser solicitada.

COALIZÃO TARSAL

A união anormal de dois ou mais ossos do tarso, uma das principais causas de pé plano rígido.

As mais recorrentes são as do tipo calcaneonavicular e talocalcaneana.

Quadro clínico

Dor geralmente difusa pelo pé e de início insidioso, que frequentemente ocorre depois da ossificação entre 8 e 12 anos de idade quando calcaneonavicular e entre 12 e 16 quando talocalcaneana. Essa dor piora com atividade física e melhora com repouso. Há dificuldade ao caminhar sobre superfícies irregulares e sensação incômoda de aperto na panturrilha. O médico deve estar atento a histórias de danos em pés ou tornozelos que não melhoram com tratamento, podendo ser uma coalizão tarsal não diagnosticada.

É realizada a comparação de ambos os membros inferiores no exame físico, embora a coalizão possa ser bilateral. A mobilidade da articulação subtalar encontra-se diminuída (ou seja, o teste da elevação na ponta dos pés se apresenta negativo), com redução do grau de inversão e eversão na mobilização passiva. A marcha apresenta-se antálgica, com diminuição do tempo de apoio da região acometida.

O diagnóstico é feito por meio de radiografias simples nas projeções anteroposterior, perfil e oblíqua, em que se observa a continuidade dos ossos tarsais ou então alguns sinais indicativos de coalizão. O padrão-ouro seria a TC, que fornece uma visão mais detalhada, com posição e tamanho da coalizão, além de auxiliar na abordagem cirúrgica de cada caso.

Conduta

O pé plano flexível indolor pode ser acompanhado pelo médico generalista, com retornos periódicos para avaliação da formação do arco plantar. O tempo de formação do arco plantar é até 10 anos de idade.

No caso de pé plano doloroso ou rígido, o paciente deve ser encaminhado ao ortopedista de nível de atenção secundário.

DÚVIDAS COMUNS DOS PAIS E PEDIATRAS

- *Pé plano causa dor?* Normalmente, não. Quando há, de fato, dor, é preciso identificar a sua localização e origem. Dores no mediopé podem se associar à coalizão tarsal. Quando usando calçados inadequados e com carga excessiva, pode haver sobrecarga do tendão tibial posterior, que passa pela parte interna da perna. Geralmente, a criança sente uma dor inespecífica nesta região, que melhora ao se fazer a inversão do pé (que puxa o tendão tibial posterior, refazendo o arco plantar) e piora ao se fazer esta inversão contra resistência. Na maior parte das vezes, a queixa melhora significativamente com o uso de calçados para pisada pronada.

- *Pé plano é hereditário?* Sim. A principal causa de pé plano é genética, e essa condição é hereditária. De fato, isso é muito mais importante que qualquer outro fator extrínseco.
- *Andar descalço ajuda a tratar o pé plano?* Embora haja estudos que mostrem que andar descalço aumenta a musculatura do pé e o arco longitudinal do pé (contudo, não de forma evidente para diferenciar de um pé plano ou não), o estímulo para a formação do arco ainda é predominantemente genético. Assim, andar descalço tem seus benefícios claros para a criança (como ganho de equilíbrio, sensibilidade, destreza etc.) e deve ser estimulado, mas não tem qualquer relação com pés planos.
- *É preciso algum calçado especial para pés planos?* Não. Contudo, tênis para pisada pronada são mais confortáveis de se usar por modificar a biomecânica da pisada.
- *Botas ortopédicas ou palmilhas funcionam?* Não. A formação do arco longitudinal do pé depende da genética do paciente. O pé plano é considerado atualmente uma característica da pessoa. Não há nenhuma intervenção que leve à formação do arco, da mesma forma que não se consegue modificar a cor do olho de uma pessoa.
- *Exercícios funcionam?* Não temos nenhuma evidência científica de que exercícios funcionem para formar novamente o arco do pé. O único estudo parcialmente positivo que temos mostrou que a intervenção funciona, porém, não conseguiu definir o protocolo, nem o tempo de tratamento, ou seja: não é confiável. Exercícios de elevação na ponta dos pés, porém, que estimulam o tendão tibial posterior e fortalecem a musculatura extrínseca e intrínseca do pé, no geral ajudam nos sintomas de sobrecarga do tendão tibial posterior e podem ser indicados para crianças que tenham dor nesta região.

PÉ CAVO

O pé cavo é uma deformidade da elevação do arco longitudinal plantar. Essa mudança no arco pode acontecer por alterações no antepé ou no retropé, isoladas ou concomitantes.

- Pé cavo varo: muitas vezes utilizado como sinônimo de pé cavo pelos ortopedistas, é a forma mais frequente, ocorrendo em 2/3 das apresentações de pé cavo; os dedos em garra são o sinal mais comum. Está associado a doenças neurológicas, mas pode ocorrer idiopaticamente. Apresenta aumento do arco longitudinal e varismo do retropé.
- Pé cavo congênito: é raro e capaz de correção espontânea.
- Pé calcaneocavo: é mais comumente associado a poliomielite. O tríceps sural não é funcionante e, às custas de tibial anterior e fibulares funcionantes, o pé adquire cavo aumentado e se fixa em posição de apoio no calcâneo.

Quadro clínico

A incidência do pé cavo é desconhecida, porém se sabe que é mais raro que o pé plano, apresentando maior dor e tendendo a aparecer entre 8 e 12 anos de idade em crianças. Há ampla quantidade de apresentações cabíveis a pacientes com pé cavo, sendo proporcionais à extensão da lesão. Um paciente que tenha o pé cavo pode apresentar, entre outros sintomas, dor lateral pelo aumento da pressão local, calosidades plantares e dor em metatarsos, além de histórico de entorses de tornozelo de repetição. Cabe lembrar que outros sintomas associa-

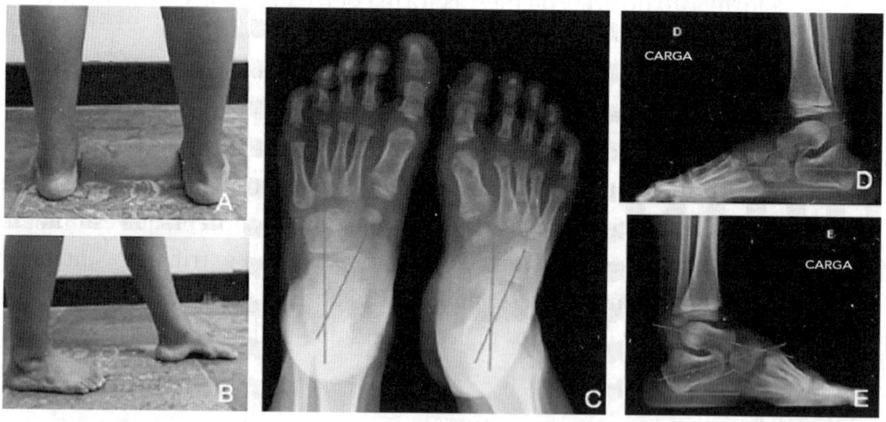

Figura 2 Pé cavo varo aduto à esquerda. (A) Pé esquerdo varo em comparação com o direito; (B) elevação do arco plantar; (C) diminuição do ângulo de Kite (linhas); (D) e (E) aumento do *pitch* do calcâneo (linhas sob calcâneo).

dos podem estar presentes, como fraqueza e fadiga associadas a doenças neuromusculares.

Diferentemente do pé plano, o pé cavo apresenta maior incidência de dor.

Diagnóstico

O pé cavo pode ser primário ou secundário. Portanto, na avaliação, é importante excluir doenças de base que possam provocá-lo: sequelas de traumas, doença de Charcot-Marie-Tooth, poliomielite, ataxia de Friedrich, entre outras.

Deve-se avaliar as deformidades do pé apresentadas, a mobilidade articular, definindo se o pé é rígido ou flexível, e a funcionalidade dos principais músculos (tibial anterior, tibial posterior, fibulares, extensores dos dedos), documentando seu grau de força.

As radiografias podem auxiliar no diagnóstico por meio de linhas e ângulos que podem ser traçados. São, contudo, úteis sobretudo ao especialista.

Conduta

O paciente com pé cavo deve ser encaminhado ao ortopedista do nível de atenção secundário para avaliação, dada a sua associação a doenças e síndromes.

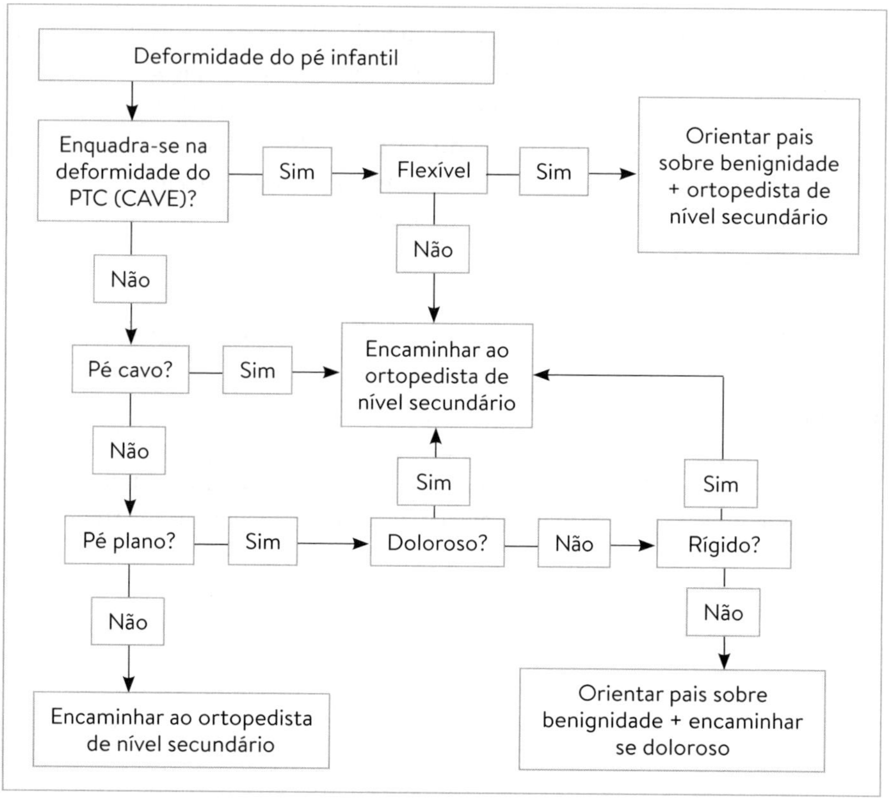

Figura 3 Condutas na avaliação de pacientes infantis com deformidades nos pés. CAVE: cavo, aduto, varo, equino; PTC: pé torto congênito.

31

A criança claudicante

David Gonçalves Nordon
Juliana Bara

Classificação pelo CID-10	
M67.3	Sinovite
M08.0	Artrite reumatoide juvenil
M93.0	Epifisiólise
M91.1	Doença de Legg-Calvé-Perthes
M93.8	Doença de Osgood-Schlatter
M23.1	Menisco discoide
M92.6	Osteocondrose juvenil do tarso (Köhler – navicular; Sever – calcâneo)
M92.7	Osteocondrose juvenil dos metatarsos (Freiberg – segundo; Iselin – quinto)

DEFINIÇÃO

O termo claudicação se refere à dificuldade de caminhar, geralmente por dor ou desconforto nos músculos durante a utilização dos membros inferiores.

Os médicos em geral estão mais acostumados a tratar a claudicação intermitente, causada principalmente por comprometimento vascular dos membros inferiores. Outra causa frequente em idosos é a claudicação neurogênica, causada por compressão das raízes espinhais por uma estenose lombar (Capítulo 13 – Dor crônica não articular dos membros inferiores). Entretanto, na criança, os fatores etiológicos são bastante distintos dos adultos, e o termo claudicação é utilizado como sinônimo de manquejar.

ETIOLOGIA E APRESENTAÇÃO CLÍNICA

A claudicação se apresenta como um manquejar, que pode afetar uma ou as duas pernas. Tal manquejar pode ser associado a dor, febre e ao comprometimento da mobilidade articular, ou não. Cada um desses fatores leva a um pensamento etiológico diferente.

Febre

O fator mais importante, quando se avalia uma criança com claudicação, é buscar por febre, que pontuará um quadro infeccioso. Na pioartrite (discutida no Capítulo 7 – Dor articular aguda não traumática), haverá febre, toxemia, comprometimento da mobilidade articular (com edema, hiperemia, calor e bloqueio articular da articulação afetada).

Uma febre baixa, embora menos comum, também pode ocorrer em casos de sinovite transitória (Capítulo 24 – Dor do quadril e joelho infantis), osteomielite e tumores ósseos (Capítulo 23 – Dor de ossos longos não traumática). A sinovite transitória se apresenta de forma muito semelhante à pioartrite, porém muito mais leve. A criança apresenta alguma dor articular, pouca ou nenhuma restrição de movimento, sem comprometimento funcional, com melhora espontânea em até três semanas, e geralmente após um quadro infeccioso (i.e., não ocorre na vigência de uma infecção, o que pode ocorrer na pioartrite).

A osteomielite se apresenta como um quadro de febre, dor subaguda e dor à palpação da região metafisária do osso, o local mais frequentemente acometido por infecções. Ocasionalmente, pode estar associada à pioartrite.

Os quadros de tumores são mais específicos e incomuns. Tumores como o sarcoma de Ewing podem se apresentar com febre e dor, acometendo, geralmente, a região do joelho. Nestes casos, haverá aumento de volume, sem necessariamente comprometer a articulação (ele afeta o osso metafisário periarticular; no caso do joelho, a tíbia proximal ou o fêmur distal).

Nos casos de suspeita de infecção, ou após um trauma agudo, deve-se encaminhar o paciente imediatamente para o pronto-socorro para avaliação.

Dor

A dor ajudará a identificar o local causal da claudicação. Quando a dor é descrita como no quadril, ou na região da coxa (às vezes irradiada até o joelho), é necessário sempre avaliar tanto o quadril quanto o joelho como fontes de dor. Cada patologia terá a sua característica:

- Doença de Perthes (Capítulo 24 – Dor do quadril e joelho infantis): afeta principalmente meninos, entre 4 e 8 anos de idade (pode afetar crianças mais velhas; se afeta crianças mais novas, tem-se a displasia de Meyer). O quadro clínico é principalmente de claudicação, com dor insidiosa.
- Epifisiólise (Capítulo 24 – Dor do quadril e joelho infantis): esta é uma doença característica de adolescentes, geralmente entre 10 e 16 anos de idade, principalmente meninos e obesos. Ao contrário da doença de Perthes, que apresenta mais claudicação que dor, na epifisiólise há mais dor que claudicação.
- Dor multiarticular (Capítulo 33 – Dores articulares crônicas na infância): a dor multiarticular, geralmente associada à rigidez matinal, é mais característica da artrite reumatoide juvenil. Vale ressaltar que esta doença raramente afeta os quadris, ocorrendo nos membros inferiores, mais frequentemente nos joelhos.
- Doença de Osgood-Schlatter (Capítulo 24 – Dor do quadril e joelho infantis): a osteocondrite da tuberosidade anterior da tíbia se apresenta com uma dor mais restrita a esta estrutura anatômica, e geralmente só causa claudicação após esforço físico, comumente associada à dor.
- Menisco discoide: apresenta-se como um clique no joelho, que pode ou não estar associado à dor. A sua confirmação diagnóstica é feita por meio de ressonância magnética e o tratamento é, na maioria das vezes, conservador com fisioterapia. Deve-se encaminhar o paciente ao ortopedista para confirmação diagnóstica e indicação do tratamento, podendo-se adiantar o pedido de exame.

A dor também pode afetar os pés. Neste caso, a estrutura anatômica que se associar à dor ao exame físico apontará para o diagnóstico:

- Dor no calcanhar: doença de Sever (Capítulo 25 – Dor do pé infantil e crescimento assimétrico dos membros). A criança evita apoiar o calcanhar no chão, ou sente dor ao fazê-lo.
- Dor na base do quinto metatarso: doença de Iselin (Capítulo 25 – Dor do pé infantil e crescimento assimétrico dos membros). A criança evita pisar com a lateral do pé, ou evita fazê-lo.
- Dor no dorso do pé: doença de Köhler (Capítulo 25 – Dor do pé infantil e crescimento assimétrico dos membros). A criança apoia na borda lateral do

pé, ou na ponta dos pés, para evitar carga no navicular, ou sente dor ao apoiar o pé inteiro.

- Dor na cabeça do segundo metatarso (mas pode afetar outros): doença de Freiberg (Capítulo 25 – Dor do pé infantil e crescimento assimétrico dos membros). A criança sente dor no peito do pé.
- Dor em estruturas tendíneas: ao redor do maléolo lateral, geralmente trata-se de uma tendinite dos fibulares, muito associada à pisada supinada (Capítulo 8 – Dor subaguda dos membros inferiores relacionada a atividades físicas); do maléolo medial, tendinite do tibial posterior, muito associada a pés planos (Capítulo 30 – Deformidades do pé infantil).

Claudicação sem dor

A claudicação sem dor é muito menos comum e, geralmente, está relacionada a um encurtamento real ou relativo, que pode ser avaliado pelo teste de Galeazzi e pela medida dos membros.

- Teste de Galeazzi: com a criança em decúbito dorsal, fletem-se os quadris a 90°, tirando os pés da maca. Deve-se comparar a altura dos côndilos femorais, que estará mais baixo do lado acometido.
- Medida do comprimento real: é feita da espinha ilíaca anterossuperior ao maléolo medial.
- Medida do comprimento aparente: feita do umbigo ao maléolo medial.

Tal encurtamento se associa aos seguintes possíveis diagnósticos:

- Displasia do desenvolvimento do quadril: neste caso, a claudicação ocorre nos casos em que o quadril está luxado. O membro inferior acometido se torna mais curto (embora tenha, efetivamente, o mesmo comprimento anatômico), e a criança claudica. Se a doença acometer os dois lados, a criança terá uma marcha com um rebolado. Considerando-se que a displasia do quadril afeta até 5% da população brasileira, e o diagnóstico por exame físico capta apenas 20% destes casos, é altamente provável encontrar um caso de displasia negligenciada como causa de claudicação sem dor. Outras alterações relevantes ao exame físico são apresentadas no capítulo específico (Capítulo 28 – Displasia do desenvolvimento do quadril).

- Defeitos longitudinais dos membros: são malformações que levam ao encurtamento do membro. Dentre elas, temos:
  - Defeito femoral focal: malformação do fêmur, que pode ser discretamente mais curto a inexistente.
  - Hemimelia fibular: defeito de formação da fíbula, que pode ser mais curta ou inexistente. Pelo encurtamento, há um desvio em valgo da perna, com ápice anteromedial. Os raios laterais (dedos e metatarsos laterais) podem não estar formados.
  - Hemimelia tibial: defeito de formação da tíbia, que pode também ser mais curta. É muito mais rara que a hemimelia fibular. Os raios mediais (dedos e metatarsos) podem não estar formados e o defeito é anterolateral, levando a um desvio em varo.
  - Pseudoartrose congênita de tíbia: leva ao enfraquecimento, deformidade e fratura da tíbia. No geral, a perna não é mais curta, mas a sua deformidade, secundária ou não à fratura, leva à claudicação.
- Coxa vara: nesta doença, o fêmur proximal apresenta-se mais varo (o ângulo colo-diafisário apresenta-se diminuído, aproximando-se mais de um "L" invertido). Com isso, o eixo de alavanca do fêmur se altera, levando à claudicação por insuficiência do glúteo médio, como no sinal de Trendelenburg.

DIAGNÓSTICO E CONDUTA

Uma vez definida a suspeita diagnóstica, as doenças são abordadas de acordo: usualmente, na investigação do quadril, deve-se investigar também os joelhos, portanto, solicitam-se exames conforme Tabela 1.

TABELA 1 Métodos diagnósticos para criança claudicante

Suspeita diagnóstica	Exame	Conduta
Pioartrite	Radiografia da articulação acometida, ultrassonografia, hemograma, PCR,VHS	Esta avaliação deve ser feita no pronto-socorro, portanto, encaminhar o paciente à suspeita.
Sinovite transitória	Não há exame confirmatório. Em casos claros, não é necessário solicitar.	Reavaliação em 48 horas, sintomáticos.

(continua)

TABELA 1 Métodos diagnósticos para criança claudicante (*continuação*)

Suspeita diagnóstica	Exame	Conduta
Osteomielite	Radiografia, hemograma, VHS, PCR.	Esta avaliação também deve ser feita no pronto-socorro.
Doença de Perthes	Radiografia de bacia AP.	Encaminhar ao ortopedista pediátrico.
Epifisiólise do quadril	Radiografia de bacia AP.	Esta avaliação deve ser feita no pronto-socorro, portanto, encaminhar o paciente à suspeita.
Dor multiarticular	Radiografia da articulação acometida para excluir causas ortopédicas.	Encaminhar ao reumatologista pediátrico para avaliação adequada; analgésicos.
Doença de Osgood-Schlatter	Radiografia do joelho AP + P, bilateral para comparação.	Analgésico, evitar atividades com chutes.
Menisco discoide	Ressonância magnética.	Encaminhar ao ortopedista pediátrico.
Osteocondrites dos pés	Radiografia dos pés (bilateral para comparação) AP + Perfil + Oblíquo.	Tratamento geralmente sintomático
Displasia do desenvolvimento do quadril	Radiografia da bacia AP	Encaminhar ao ortopedista pediátrico.
Defeitos longitudinais	Radiografia panorâmica ortostática dos membros inferiores.	Encaminhar ao ortopedista pediátrico.
Coxa vara	Radiografia da bacia AP.	Encaminhar ao ortopedista pediátrico.

DÚVIDAS COMUNS DOS PAIS E PEDIATRAS

- *Devo encaminhar ao pronto-socorro toda criança com febre e claudicação?* Sim. Quando avaliamos pelos critérios de Kocher, há 40% de chance de se tratar de pioartrite. Não somente, outra opção não tão incomum é a osteomielite. Casos benignos, como de sinovite transitória, raramente se apresentam com febre.
- *A criança pode claudicar por um tumor?* Sim, embora essa não seja, nem de longe, a causa mais frequente.
- *Não tenho ideia de qual pode ser o diagnóstico. O que fazer?* Se, mesmo por meio da história e exame físico você ainda estiver em dúvida de qual é o diagnóstico, peça uma radiografia de bacia e dos joelhos. Com isso, é possível excluir a grande maioria dos diagnósticos diferenciais que citamos aqui, restando apenas a sinovite transitória, uma doença reumatológica inicial, uma infecção inicial, ou um menisco discoide.
- *Como ter certeza de qual é a origem da claudicação?* O exame físico é o que permite definir se a criança claudica por dor no quadril, joelho, tornozelo ou pé.

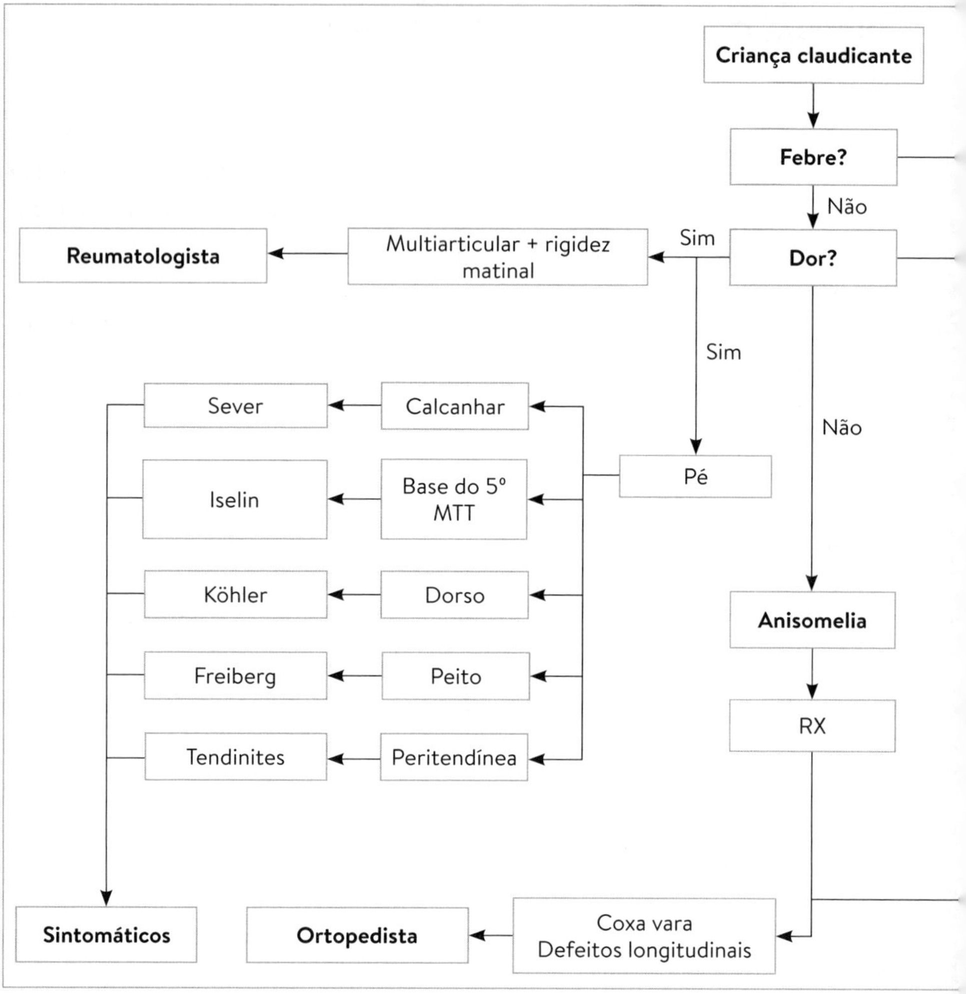
Criança claudicante
Febre?
Não
Dor?
Sim
Multiarticular + rigidez matinal
Reumatologista
Sim
Não
Pé
Calcanhar
Sever
Base do 5º MTT
Iselin
Dorso
Köhler
Peito
Freiberg
Peritendínea
Tendinites
Sintomáticos
Anisomelia
RX
Coxa vara
Defeitos longitudinais
Ortopedista

Figura 1

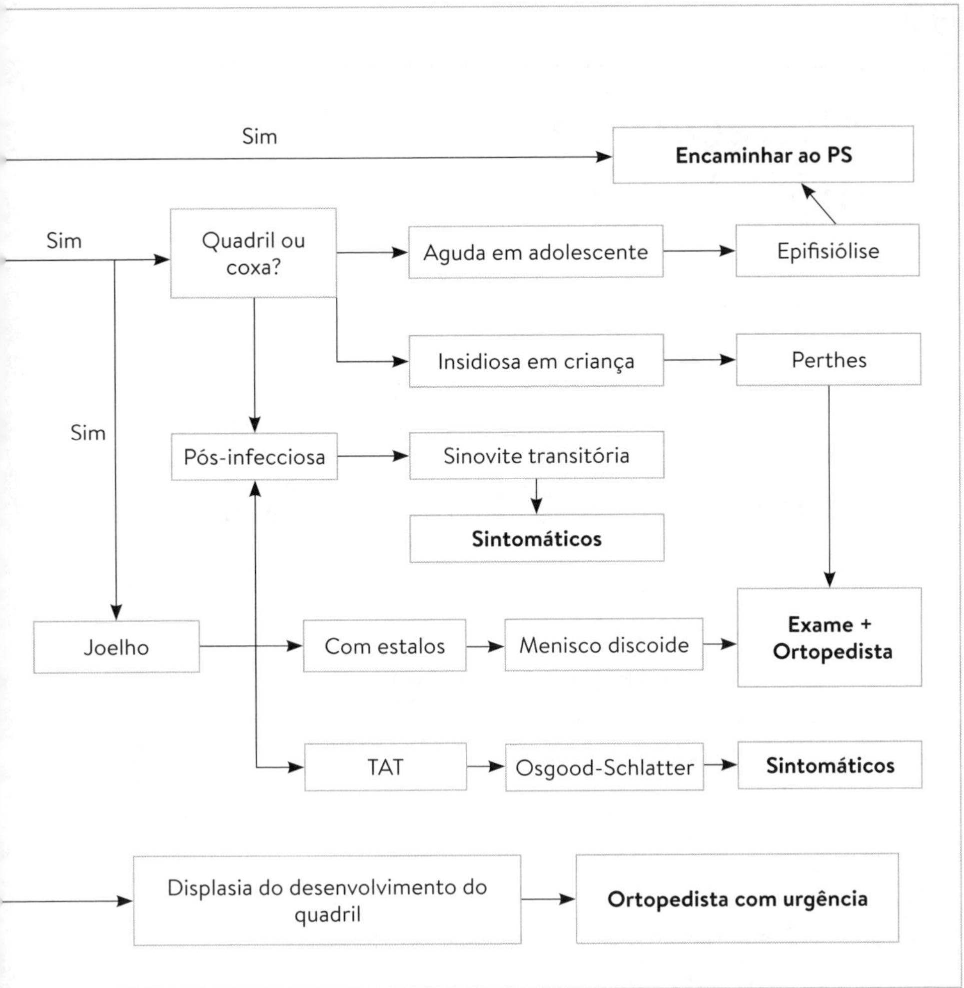
Sim
Encaminhar ao PS
Sim
Quadril ou coxa?
Aguda em adolescente
Epifisiólise
Insidiosa em criança
Perthes
Sim
Pós-infecciosa
Sinovite transitória
Sintomáticos
Joelho
Com estalos
Menisco discoide
Exame + Ortopedista
TAT
Osgood-Schlatter
Sintomáticos
Displasia do desenvolvimento do quadril
Ortopedista com urgência

32

Alterações da marcha da criança (pisada torta)

David Gonçalves Nordon
Mariana Bahdur

Classificação pelo CID-10	
Q660	Pé torto equinovaro
Q661	Pé torto calcaneovaro
Q662	Metatarso varo
Q663	Outras deformidades congênitas dos pés em varo
Q664	Pé torto calcaneovalgo
Q665	Pé chato congênito
Q666	Outras deformidades congênitas dos pés em valgo
Q667	Pé cavo
Q668	Outras deformidades congênitas do pé
Q669	Deformidade congênita não especificada do pé
R26	Alteração da marcha

DEFINIÇÃO

A expressão "pisada torta" não é uma terminologia médica específica, mas é usada normalmente para descrever um padrão de marcha anormal ou desalinhado. Ela pode ser causada por diferentes condições ou problemas nos pés, tornozelos, pernas e até mesmo quadris. Essas condições resultam em uma forma de andar desequilibrada.

É uma das queixas mais comuns no consultório.

CONCEITOS BÁSICOS

Muito embora tenhamos a impressão de que caminhar é uma atividade simples, tão automatizada que está em todos nós, adultos, ela é um processo extremamente complexo, fruto de milhões de anos de evolução, que requer o movimento conjunto do corpo e quase todas as suas articulações, com o objetivo de despender o mínimo possível de energia.

A criança inicia sua jornada do caminhar com passos incertos, uma base alargada e, muitas vezes, puxando demais os pés para dentro ou para fora. Com o passar do tempo, este caminhar se acerta, mas a criança só adquirirá um padrão de marcha similar ao do adulto na idade de 7 a 9 anos. Até lá, quedas e movimentos "estranhos" são bastante comuns.

A marcha é composta por uma fase de balanço (60% da marcha) e de apoio (40%). A fase de apoio é composta pelo apoio do calcâneo, apoio do pé como um todo, desprendimento do calcâneo e desprendimento dos dedos, ao que chamamos normalmente de três rolamentos. A fase de balanço inclui aceleração, balanço e desaceleração. Para tudo isso ocorrer, os joelhos têm de fletir e estender, assim como os quadris, e os tornozelos têm de dorsifletir e fletir plantarmente. O tronco oscila para cima e para baixo, para um lado e para o outro, e os braços balançam de forma contrária às pernas, com o intuito e conter o balanço do tronco e poupar energia.

Qualquer alteração neste sistema tão complexo pode levar a alterações de marcha.

TIPOS DE ALTERAÇÕES DA PISADA

Não é objetivo deste capítulo discorrer longamente sobre as alterações neurológicas da marcha. Desta forma, vamos nos ater às alterações ortopédicas e mecânicas dos membros inferiores.

A pisada pode se apresentar de várias maneiras, tais quais:

1. Neutra: o apoio ocorre igualmente entre as bordas lateral e medial dos pés, geralmente com maior pressão na cabeça dos metatarsos centrais.
2. Supinada: caracterizada pelo apoio na face lateral dos pés, geralmente é associada ao pé cavo. Leva a um desgaste maior do lado de fora do calçado e é mais associada a dores do que à pronada. Pode sobrecarregar os tendões fibulares.

3. Pronada: caracterizada pelo apoio na face medial do pé, geralmente associada ao pé plano. Leva a um desgaste do lado de dentro do calçado e pode sobrecarregar o tendão tibial posterior. É o tipo de pisada universal em crianças abaixo de dois anos de idade, uma vez que o arco plantar ainda está em formação e é muito flexível.
4. *Intoeing*: é a marcha com os pés rodados para dentro. Importante notar: é normal algum grau de *intoeing* e *outtoeing* (pés para fora).
   O *intoeing* é fisiológico, causado pela anteversão femoral aumentada na criança. Como o colo do fêmur aponta, em geral, 40 graus para anterior ao nascimento, e deve atingir 15 graus até os 10 anos de idade, esse padrão de marcha tende a melhorar com o tempo.
   O acetábulo tem uma orientação de 15 graus para anterior, em média. Dada a diferença entre o colo do fêmur e o acetábulo, fisiologicamente o corpo promove a rotação interna do membro, para transformar os 40 graus do colo em 15 graus. Esta é a causa mais comum de *intoeing*; entretanto, ele também pode ocorrer por metatarso aduto, ou uma torção tibial interna (que é rara).
5. *Outtoeing*: o princípio do *outtoeing* é o reverso do *intoeing* – os pés apontam para fora, geralmente por uma anteversão femoral diminuída. Ele é mais comum em pacientes obesos ou com sobrepeso.
6. Marcha em equino: é a marcha na ponta dos pés. A criança, ao nascimento, tem uma ativação conjunta da musculatura, que facilita esta marcha em equino. Ao longo do desenvolvimento, tal ativação é inibida pela poda neuronal. Contudo, em algumas crianças (em torno de 12%), isso permanece fisiologicamente, levando ao hábito da marcha em equino idiopática. Metade dos casos apresenta resolução até os cinco anos de idade. Outras causas da marcha em equino são doenças neurológicas, como paralisia cerebral, distrofia muscular de Duchenne, transtorno do espectro autista.

QUADRO CLÍNICO E DIAGNÓSTICO

Em grande parte dos casos em que a família se queixa de pisada torta, as alterações são totalmente fisiológicas.

O quadro clínico geralmente não é relacionado à dor (neste caso, confira o Capítulo 31 – A Criança Claudicante). Avalia-se a criança conforme ela entra no consultório; depois, preferencialmente, apenas de fraldas (ou roupa de baixo), sem calçados, caminhando e depois correndo, para ver a sua destreza.

Durante a marcha, é possível observar o tipo de pisada do pé (se neutra, supinada ou pronada, *intoeing* ou *outtoeing*) e, ao término da avaliação, deve-se solicitar que a criança fique parada, para fazer a adequada avaliação do pé, explicada anteriormente neste livro. Com isso, pode-se observar o arco do pé, definindo-se se é um pé neutro, plano ou cavo.

A anteversão femoral pode, também, ser avaliada, embora requeira um pouco de prática. Com o paciente em decúbito ventral, palpa-se o trocânter maior do fêmur. Fletindo-se a perna, deve-se rodar o quadril (geralmente para dentro, ou seja, a perna apontará para fora), até se sentir que o trocânter maior está paralelo à maca de exame (é o ponto em que ele fica mais protuberante; em crianças mais magras, é possível se palpar perfeitamente o trocânter e sentir a sua horizontalização). O ângulo criado entre a perna e uma linha perpendicular à maca indica o grau de anteversão femoral.

Tal ângulo ajuda a explicar a origem do *intoeing*, que, na maioria das vezes, é o quadril. Por outro lado, o exame dos pés também permite buscar o metatarso aduto, que pode ser uma causa (isolada ou associada) de *intoeing*.

Os casos de *intoeing* fisiológico geralmente corrigem durante a corrida, pois é necessária uma posição neutra para o adequado impulsionamento do corpo.

Na marcha em equino, por sua vez, devemos, primeiramente, observar se a criança consegue por si só apoiar o pé no chão (o que já indica benignidade). Se não, deve-se solicitar que o faça; se não conseguir, temos um provável caso de contratura tendínea. Assim, deve-se solicitar que a criança se deite em decúbito dorsal, e devemos avaliar a amplitude de movimento do tornozelo. Mantendo-se o joelho estendido, deve-se dorsifletir o pé e calcular o ângulo formado entre o pé e a perna. O usual é se conseguir uma dorsfilexão de 15 graus ou mais. Abaixo disso, já é um grau de contratura. Tal contratura pode se dever a uma doença neurológica subjacente, ou ser simplesmente uma consequência de andar demais na ponta dos pés.

Em quadros neurológicos, geralmente se observam espasticidade e/ou alteração de reflexos, e o equino pode ser irredutível.

Em geral, o diagnóstico é clínico e não são necessários exames complementares.

Casos com suspeita de alteração neurológica necessitam de encaminhamento ao neurologista pediátrico, que pode solicitar um exame como tomografia de crânio, por exemplo.

Casos de pé cavo ou plano rígidos podem se associar à coalizão tarsal (Capítulo 30 – Deformidades do pé infantil) e, se esta for a suspeita, o diagnóstico é usualmente feito com radiografias e tomografia dos pés.

CONDUTA

A conduta e o tratamento da pisada torta dependem da causa subjacente e da gravidade da condição. É importante ressaltar que cada caso é único, e o tratamento deve ser individualizado com base na causa subjacente e nas necessidades específicas de cada pessoa. As opções de tratamento envolvem:

1. Observação e monitoramento: indicados para a maioria dos casos, que são fisiológicos. A criança tende a evoluir bem, com correção da pronação excessiva, do *intoeing* e dos passos incertos.
2. Exercícios de fortalecimento e alongamento/fisioterapia: a fisioterapia é indicada para os casos de:

a. *Intoeing*: quando há incômodo do paciente ou da família. É muito comum a família se incomodar do ponto de vista estético com a marcha.
b. Marcha em equino: tanto de forma preventiva, como de tratamento. Nos casos em que a criança tem o hábito de andar na ponta dos pés, mas ainda não apresenta contratura do tendão de Aquiles, é recomendado que faça alongamentos do tríceps sural de forma preventiva. O treino de marcha, feito pelo fisioterapeuta, depende da aderência e contribuição da criança, sendo possível, normalmente, apenas após os cinco anos de idade. Se a criança já apresenta contratura do tendão de Aquiles, consideramos a fisioterapia como terapêutica.

3. Órteses e dispositivos de apoio: são raramente indicadas. A órtese antiequino é mais utilizada em pacientes com doenças neurológicas, como paralisia cerebral, mas há discussões atualmente sobre sua utilidade. O equino idiopático ocasionalmente é tratado com gesso e, às vezes, toxina botulínica. Crianças com síndrome de Down, que apresentam hipotonia e hiperfrouxidão ligamentar, podem se beneficiar de palmilhas. Os casos de variações fisiológicas, porém, não necessitam de qualquer intervenção.
4. Calçados adequados: escolher o calçado conforme a pisada: neutro, supinado ou pronado.
5. Tratamento cirúrgico: tem indicações muito restritas, conforme a patologia:

a. *Intoeing*: se persistir após os 10 anos de idade e tiver impacto funcional, pode ser feita uma osteotomia derrotativa de fêmur. Isso é conduta de exceção em crianças neurotípicas.
b. Marcha em equino: o alongamento do tendão de Aquiles é indicado unicamente quando o tratamento conservador falhou, e o paciente apresenta con-

tratura do tendão com incapacidade de dorsifletir o pé. O alongamento de tendão objetiva manter o pé em uma dorsiflexão de 0 a -5 graus, ou seja, não permitirá que a criança efetivamente dorsiflita o pé, pois, nestes casos, ela perderá força de alavanca nos joelhos e terá uma marcha em agachamento. Em casos neurológicos, como em paralisia cerebral, ou em casos de pés tortos congênitos, o alongamento é indicado com mais frequência.

DÚVIDAS COMUNS DOS PAIS E PEDIATRAS

- *Sentar em W faz mal?* Não. Não temos evidências científicas de que se sentar em W leve a qualquer deformidade óssea, articular ou muscular.
- *Devo pesquisar transtorno do espectro autista (TEA) em crianças que andam na ponta dos pés?* A princípio, não. Embora a marcha em equino seja uma característica comum do TEA, se o único motivo para se suspeitar dele é a marcha em equino, certamente não é TEA (que depende de três pilares para seu diagnóstico, o comprometimento do desenvolvimento, de fala e social).
- *A criança pode fazer balé?* Sim! Embora haja muita preocupação que o balé promova marcha em equino, o controle motor, a coordenação e a flexibilidade promovidas por ele são extremamente benéficas.
- *Botas ajudam?* Não. As botas ortopédicas não promovem nenhuma correção de deformidades. Botas comuns, com cano mais alto, podem dar alguma confiança maior a pacientes com hiperfrouxidão, por exemplo. Na marcha em equino, apesar de parecer uma boa opção, muitas vezes a criança fica na ponta dos pés mesmo dentro da bota e termina por machucar o pé.
- *Qual calçado devo usar na marcha em equino?* O ideal é um calçado de solado baixo, reto. Apesar de parecer que um salto no calcanhar será mais confortável, ele estimula o encurtamento e a manutenção da marcha em equino.

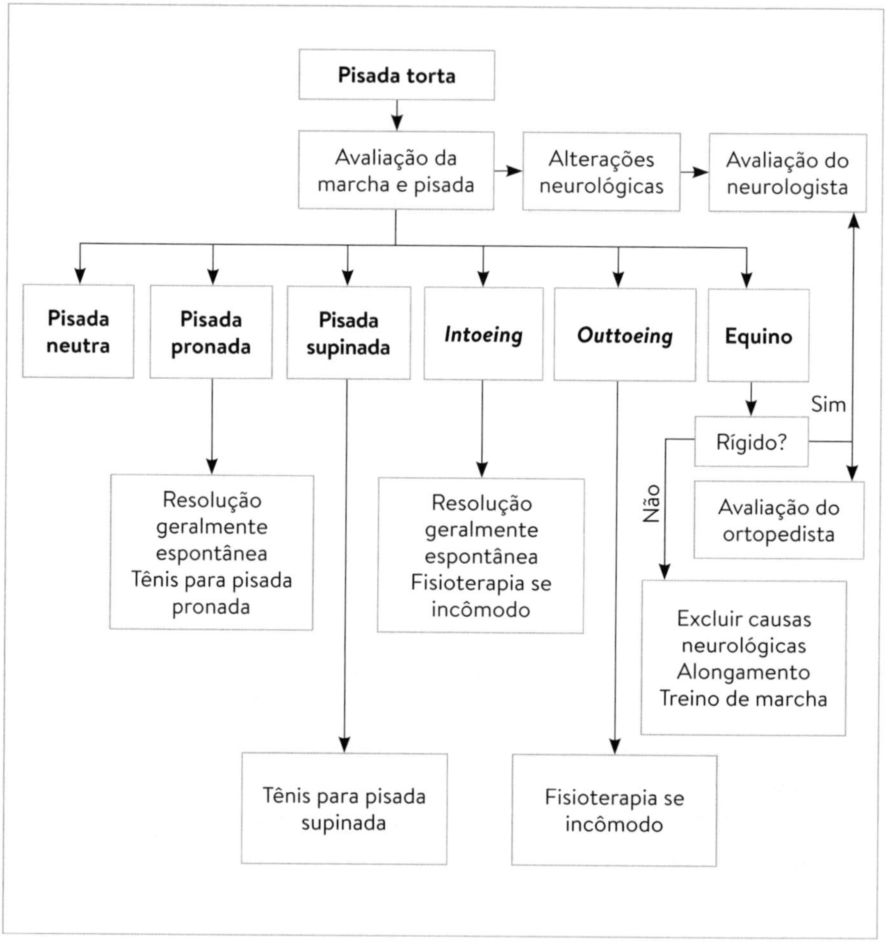
Pisada torta
Avaliação da marcha e pisada
Alterações neurológicas
Avaliação do neurologista
Pisada neutra
Pisada pronada
Pisada supinada
Intoeing
Outtoeing
Equino
Sim
Rígido?
Não
Avaliação do ortopedista
Resolução geralmente espontânea
Tênis para pisada pronada
Resolução geralmente espontânea
Fisioterapia se incômodo
Excluir causas neurológicas
Alongamento
Treino de marcha
Tênis para pisada supinada
Fisioterapia se incômodo

Figura 1

33

Dores articulares crônicas na infância

Beatriz Marie Ghiotto
David Gonçalves Nordon

Classificação pelo CID-10	
M08	Artrite reumatoide juvenil
M35.7	Síndrome da hipermobilidade articular

INTRODUÇÃO

A articulação é a superfície por meio da qual dois ossos se conectam e, em geral, se movimentam. É composta, assim, por dois ossos, duas superfícies articulares (a cartilagem), uma cápsula articular (que sela a articulação), o líquido articular (ou sinovial) e possivelmente ligamentos estabilizadores (por exemplo, os ligamentos cruzados do joelho).

Sendo assim, a dor articular pode advir de qualquer uma dessas estruturas, com algumas ressalvas:

- O osso em si não dói, mas, sim, o periósteo que o reveste.
- A cartilagem é avascular e aneural. Desta forma, a dor do desgaste articular é oriunda da lesão do osso subcondral, este, sim, vascularizado e com receptores de dor.
- A cápsula é inervada e, quando distendida, pode doer.

Já falamos anteriormente da avaliação da dor articular aguda em crianças nos capítulos de dor do quadril e do joelho (Capítulo 24) e sobre criança claudicante (Capítulo 31). Neste capítulo, endereçaremos a dor articular crônica, ou seja, com duração superior a 6 semanas, que é um desafio diagnóstico na pediatria.

AVALIAÇÃO CLÍNICA

Para se iniciar o rastreio das possíveis causas de dores articulares é fundamental a realização de uma anamnese direcionada ao sistema osteoarticular com a coleta do histórico de traumas, antecedentes familiares e antecedentes pessoais, enfatizando doenças e queixas ortopédicas e/ou reumatológicas e a realização de um exame físico geral e osteomuscular direcionado às articulações afetadas.

Características semiológicas que devem ser interrogadas

Duração dos sintomas

Permite classificar a dor em aguda ou crônica, possibilitando afastar ou aproximar etiologias. As doenças reumatológicas necessitam de ao menos seis semanas de dor sustentada para o seu diagnóstico. Na ortopedia, é incomum que uma dor dure tanto tempo sem um diagnóstico, embora isso, por vezes, ocorra na osteocondrite dissecante e na doença de Perthes (diretamente devido ao desconhecimento dos médicos sobre tais doenças).

Número de articulações acometidas

Permite analisar causas sistêmicas, locorregionais e locais, assim como a progressão e o padrão de acometimento de novas articulações no processo. As doenças reumatológicas no geral acometem várias articulações, ao contrário das ortopédicas, que, na grande maioria das vezes, acometem apenas uma articulação. Exceção se faz aos casos de displasia do quadril, doença de Perthes (ainda que raramente) e epifisiólise (em um terço dos casos, porém, com apresentação aguda).

Tipo de articulações acometidas

Possibilita buscar padrões de lesão: se grandes articulações ou pequenas articulações.

Presença de sinais inflamatórios

Característica das doenças reumatológicas. Do ponto de vista ortopédico, sinais inflamatórios são oriundos principalmente de traumas ou infecções. Um diagnóstico de exceção é a sinovite transitória. Ocasionalmente, tumores podem simular ou causar sinais inflamatórios, porém, raramente afetam a articulação em si, preferindo a metáfise periarticular.

Sintomas sistêmicos concomitantes

Febre, alterações cutâneas e de fâneros, alteração de peso, alterações do trato gastrointestinal, sangramentos. Tais sintomas são muito mais comuns em doenças reumatológicas do que ortopédicas, em que o acometimento é, geralmente, exclusivo do aparelho locomotor. A exceção à regra é o sarcoma de Ewing, que pode dar febre, e a pioartrite, que pode causar toxemia e febre.

Histórico de rigidez matinal

É um dos sinais mais importantes para a diferenciação de dores reumatológicas e não reumatológicas. Rigidez matinal pode ocorrer principalmente na sinovite transitória, mas ela é, ainda assim, de rápida resolução, ao contrário das dores reumatológicas, em que a rigidez pode durar mais de uma hora.

Presença de dores noturnas

Excetuando-se traumas e infecções, poucas patologias ortopédicas causam dores persistentes, inclusive noturnas. O osteoma osteoide, tumor benigno, tem por característica causar dores à noite; a dor do crescimento, por sua vez, é caracteristicamente noturna e esporádica. Desta forma, uma dor persistente e noturna aponta para um diagnóstico reumatológico.

Aparecimento de inchaço

Inchaços articulares agudos devem chamar atenção para infecção e traumas. Inchaços crônicos, por sua vez, para tumores, além de doenças reumatológicas.

Ao exame físico, deve-se avaliar a articulação sem qualquer cobertura; testar sua amplitude de movimentos, ativa e passivamente; palpar tanto a linha articular, como suas estruturas periarticulares, e o osso proximal e o distal. Buscam-se sinais flogísticos, e a comparação com a articulação contralateral é sempre importante. Em crianças, não se espera um desgaste articular, ao contrário dos adultos, exceto em casos de sequelas de doenças (como osteonecrose, séptica ou asséptica, traumas, ou displasia do quadril não tratada), de forma que uma rigidez articular deve sempre chamar a atenção.

DIAGNÓSTICO DIFERENCIAL

A partir da coleta dos dados obtidos na anamnese e da realização do exame físico, deve-se ser possível inserir a queixa em um ou mais dos principais grupos etiológicos para dores articulares: trauma, lesão mecânica, doença infecciosa, doença inflamatória, neoplásica ou idiopática. Na Tabela 1, são apresentados os principais diagnósticos diferenciais das dores articulares.

TABELA 1 Diagnósticos diferenciais das dores articulares

Artralgia multiarticular		Artralgia monoarticular	
Presença de febre	Ausência de febre	Presença de febre	Ausência de febre
Sepse Doenças reumáticas Reações adversas à vacina Artrite reativa (incomum) Sarcoidose Doença inflamatória intestinal Neoplasias (alterações periarticulares)	Doenças reumáticas Hipermobilidade Dores de crescimento Doenças autoimunes Síndrome de Guillain-Barré Fibromialgia Dor psicogênica Neoplasias	Artrite séptica Osteomielite Infecção de corpo estranho Artrite traumática Hemoglobinopatias Artrite reativa Sarcoidose Sinovite tóxica Neoplasias	Trauma Necrose avascular Dor psicogênica Sinovite Desgastes mecânicos (secundário a outras doenças) Neoplasias

Hipermobilidade articular

A hipermobilidade articular é um diagnóstico importante e muito frequente na clínica diária. As crianças apresentam naturalmente uma frouxidão articular, mas a hipermobilidade ultrapassa os limites usuais.

Sua avaliação é feita por meio do escore de Beighton (Quadro 1).

QUADRO 1 Escore de Beighton

Sinal	Pontuação
Consegue inclinar-se para frente com os joelhos estendidos e encostas as palmas das mãos no chão	1 ponto
Consegue hiperestender os cotovelos além de 10 graus (ativamente)	1 ponto para cada lado

(continua)

QUADRO 1 Escore de Beighton *(continuação)*

Sinal	Pontuação
Consegue hiperestender os joelhos além de 10 graus (ativamente)	1 ponto para cada lado
Consegue estender o quinto dedo da mão além de 90 graus (passivamente)	1 ponto para cada lado
Consegue encostar o polegar no antebraço (passivamente)	1 ponto para cada lado
Total possível:	**9 pontos**

Um escore de Beighton acima de 3 pontos indica hipermobilidade articular. Quando esta hipermobilidade articular se associa à dor, temos uma síndrome da hipermobilidade articular. Esta dor geralmente se relaciona aos esforços, é articular e melhora com analgésicos simples e outras medidas não farmacológicas. No geral, a tendência da frouxidão ligamentar é de diminuir conforme envelhecemos, mas exercícios de fortalecimento muscular podem ajudar, ao transferir a carga articular para o músculo, em vez dos ossos e articulações.

CONDUTAS

Por meio da Tabela 1 é possível enquadrar a queixa do paciente em um ou outro possível diagnóstico diferencial.

Casos de suspeita de tumor, trauma ou infecção devem ser encaminhados ao serviço de emergência.

Padrões monoarticulares devem ser avaliados como uma provável patologia ortopédica, de acordo com a queixa, conforme demonstrado no Capítulo 31 (A criança claudicante). Usualmente, os métodos diagnósticos são uma radiografia e, menos frequentemente, uma ultrassonografia.

Padrões multiarticulares, por sua vez, com duração além de seis semanas, devem ser considerados como possíveis doenças reumatológicas. Desta forma, para o generalista, deve-se fazer o encaminhamento ao reumatologista, além de tratar a dor de forma conservadora (com analgésicos simples). Pode-se adiantar a investigação sorológica com a solicitação de hemograma, velocidade de hemossedimentação, proteína C-reativa, FAN e fator reumatoide, e complementar com uma radiografia das articulações acometidas (e de seus pares, mesmo que não apresentem sintomas). O especialista, por sua vez, poderá solicitar outros exames e fechar o diagnóstico dentre as várias doenças reumatológicas existentes.

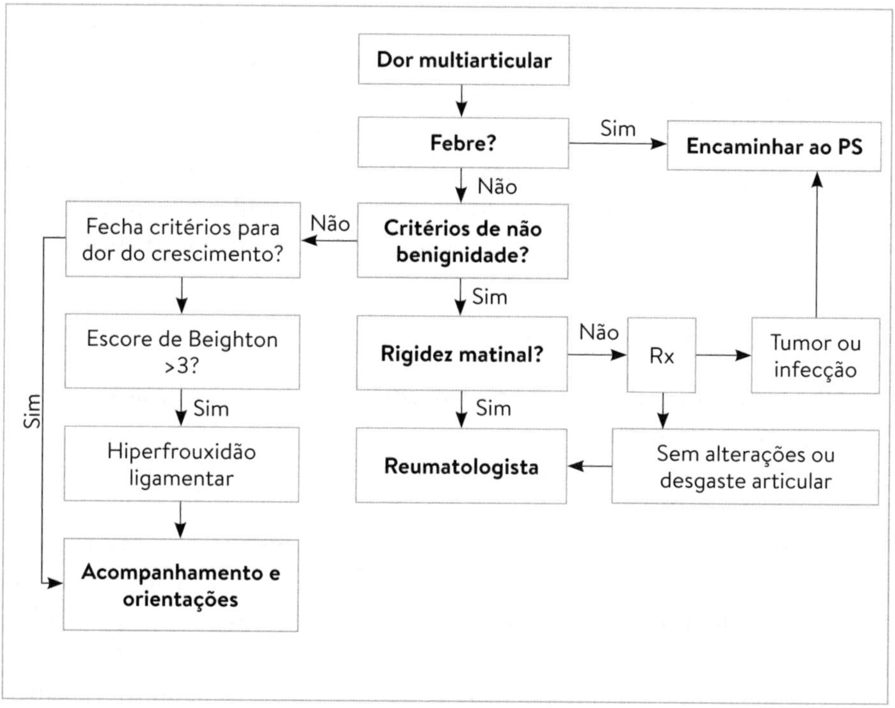

Figura 1 Fluxograma para atendimento na atenção primária.

34

Edema apendicular em crianças

David Gonçalves Nordon

Classificação pelo CID-10	
R60.0	Edema localizado
R6.1	Edema generalizado

DEFINIÇÃO

Edema é o termo médico para inchaço decorrente de acúmulo de volume de líquido intersticial. O foco deste capítulo será o edema apendicular, ou seja, dos membros, mais relacionado à ortopedia.

FISIOPATOLOGIA DO EDEMA

O edema ocorre normalmente por alterações sistêmicas. Dentre elas, tem-se:

- aumento da pressão hidrostática por retenção de sódio, ou por obstrução das vias urinárias;
- diminuição da pressão oncótica;
- aumento da permeabilidade capilar;
- disfunção ou obstrução linfática.

Do ponto de vista ortopédico, quando o edema ocorre, a causa geralmente é mecânica: ou obstrução de vasos linfáticos (por uma sequela de trauma, tumor ou pós-cirúrgico), ou por um processo inflamatório após um trauma ou como consequência de um tumor.

DIAGNÓSTICO ETIOLÓGICO

Para o diagnóstico do edema, anamneses e exame físico são essenciais, geralmente direcionados para a principal suspeita em questão. A seguir, as principais etiologias para o edema, para conhecimento diferencial.

Cardiopatia

Na cardiopatia, geralmente por disfunção do ventrículo direito, ocorre acúmulo da pré-carga, gerando, assim, edema difuso, que pode resultar em hipertensão portal, esplenomegalia, varizes e edema de membros inferiores. Para se pensar em uma cardiopatia é necessário ter uma história compatível. Normalmente, o paciente virá com um diagnóstico feito por meio de uma ultrassonografia gestacional ou na maternidade, mas, ocasionalmente, o generalista pode se deparar com um caso novo. Nessas ocasiões, chamam a atenção a dispneia, taquicardia, arritmias, alterações das bulhas cardíacas e o descanso em posição de cócoras.

Injúria hepática

Sendo o fígado responsável pela produção de proteínas que mantêm a pressão oncótica do sangue, pode ocorrer edema, principalmente do abdome (ascite). A compressão da veia porta pode levar a edema de membros inferiores e à esplenomegalia. Em crianças, alterações hepáticas se relacionam principalmente a síndromes genéticas, de formas que outras alterações do exame físico chamarão a atenção. Outro fator, também possível, é hepatite viral, embora a cobertura vacinal tenha auxiliado no controle dessas doenças. Por fim, sinais que chamam a atenção para a injúria hepática são icterícia, esteatorreia e dor abdominal.

Injúria renal

Ocorrendo lesão nos rins, haverá dificuldade de controle dos eletrólitos e excreção urinária. Chamam atenção, neste caso, a história de infecção recente, as alterações da urina (cor de Coca-Cola) e as alterações de pressão, além do edema em si. Os principais diagnósticos são as síndromes nefrótica e nefríticas.

Doenças endocrinológicas

Dentre estes, temos o edema (não tão intenso) relacionado ao hipotiroidismo, que na criança é congenitamente avaliado pelo teste do pezinho e o edema cushingoide, relacionado ao uso de corticoides, dentre outros. Vale ressaltar, do ponto de vista ortopédico, que o uso prolongado de corticoides pode levar a osteopenia e osteoporose, com subsequentes fraturas. Alterações endocrinológicas também se relacionam muito com a epifisiólise.

Desnutrição

Os quadros graves de desnutrição cursam com edema; entretanto, nestes casos, a suspeita se dará pelas alterações de crescimento e pelo aspecto clínico da criança.

Uso de medicamentos

Embora as crianças raramente usem estes medicamentos, vale a pena listar alguns deles:

- bloqueadores de canal de cálcio;
- clonidina;
- hidralazina;
- minoxidil;
- corticosteroides;
- estrógenos;
- pioglitazona.

Angioedema

Pode ser por uma reação alérgica ou por fatores hereditários. Esta doença, que afeta 1 a cada 50 mil pessoas no Brasil, pode levar a edemas em várias localizações, inclusive na glote.

Vasculares

A púrpura de Henoch-Schönlein acomete, geralmente, crianças abaixo de 7 anos, após uma infecção (normalmente de vias aéreas superiores). Além das púrpuras características, pode gerar edemas, edemas articulares e artralgias. Hemangiomas também podem gerar edemas, assim como as varizes características da síndrome de Klippel-Trénaunay-Weber.

Linfedema

A obstrução do sistema linfático leva a edema localizado. Geralmente, ocorre de forma secundária a um trauma ou ao tratamento de câncer (incomum, portanto, em crianças). Contudo, pode haver um linfedema congênito, no qual a criança já nasce com a alteração. No caso, observa-se normalmente um edema difuso, desde o nascimento.

Picadas de insetos e cobras

Nestes casos, haverá a lesão característica associada ao edema local. O diagnóstico é usualmente bem claro.

ETIOLOGIAS ORTOPÉDICAS PARA EDEMA APENDICULAR

Trauma

É a causa mais comum. Entorses geralmente provocam um edema articular ou periarticular, geralmente doloroso e ocasionalmente com equimose. Fraturas, por sua vez, formam edema conforme a força do trauma, podem chegar até o ponto de uma síndrome compartimental aguda. Distensões musculares podem também gerar um edema localizado e dor no músculo acometido.

Tumores

Os tumores ortopédicos no geral não provocam um edema, a não ser que estejam comprimindo um vaso linfático. Normalmente, apresentam-se como massas, dolorosas ou não, não compressíveis, geralmente próximo aos joelhos ou ombros.

Cistos

Os cistos sinoviais geram um edema constrito, relacionado especificamente ao líquido intracapsular e ao local onde se encontram. Tal edema varia ao longo do dia e conforme a utilização do membro acometido.

Infecções

Infecções articulares normalmente apresentam-se como edema articular e são discutidas no Capítulo 7 (Dor articular aguda não traumática). Osteomielite é, também, uma causa de edema localizado, porém geralmente na região metafisária, associado à dor à palpação, sinais flogísticos variáveis (de discretos a intensos) e febre (que é geralmente baixa ou até mesmo ausente). Infecções de pele, por fim, podem acometer membros e são geralmente tratadas com antibioticoterapia. É importante ter atenção, nestes casos, pelo risco de aprofundamento da infecção e subsequentes pioartrite ou osteomielite secundárias.

Doenças reumatológicas

O edema articular não relacionado a trauma é discutido no Capítulo 14 (Dor articular crônica).

CONDUTAS

Diagnósticos provavelmente ortopédicos

Os traumas, tumores e infecções devem ser avaliados no ambiente hospitalar (pronto-socorro), devendo o generalista, portanto, encaminhar o paciente ao serviço terciário.

Cistos sinoviais, como já discutido anteriormente, podem ser investigados por meio de ultrassonografia e, via de regra, só são removidos se causarem incômodo ao paciente.

As doenças reumatológicas são discutidas em seu capítulo específico, assim como o edema articular relacionado a outras doenças ortopédicas.

Diagnósticos não ortopédicos

Nestes casos, o edema é geralmente sistêmico e, conforme a etiologia suspeitada, o médico deve agir de acordo com: perfil hepático, avaliação cardíaca, avaliação renal etc. Tais condutas específicas estão além do escopo deste livro, que visa a direcionar as condutas para a diferenciação diagnóstica e para o tratamento de doenças ortopédicas. Uma orientação geral, porém, é apresentada no nosso fluxograma de condutas (Figura 1).

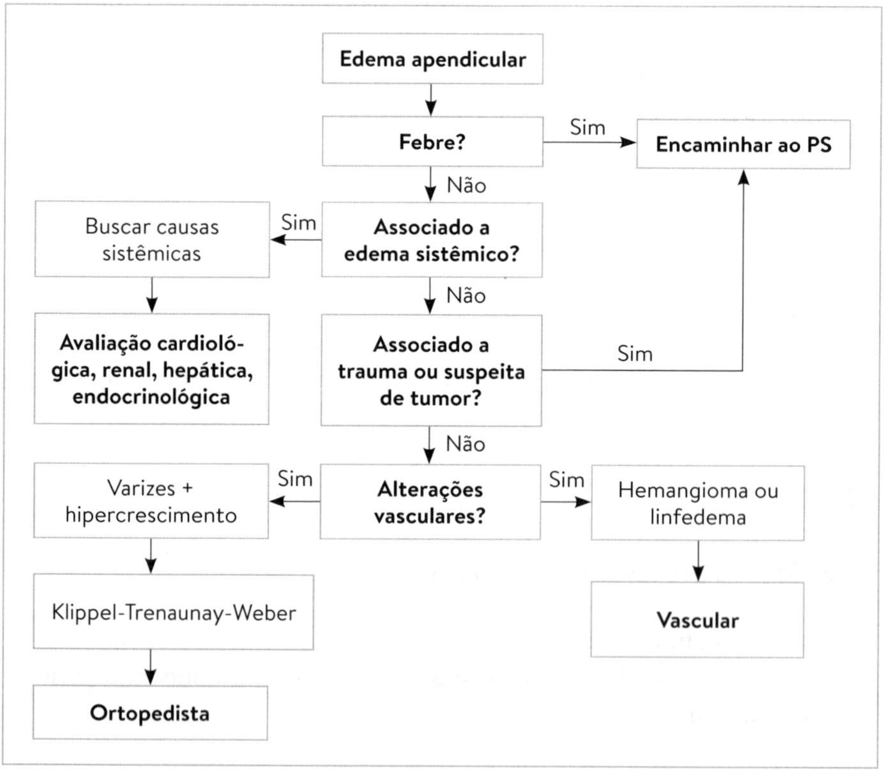

Figura 1 Edema apendicular.

35

Quedas em crianças

David Gonçalves Nordon
Vinicius Barone

Classificação pelo CID-10	
M21.0	Geno valgo
M21.1	Geno varo
R26	Alteração da marcha

INTRODUÇÃO

Quedas são um dos acontecimentos mais comuns da infância. É literalmente impossível que uma criança aprenda a andar, correr e pular sem nunca ter caído.

Assim, embora haja grande preocupação dos pais, cabe ao médico conseguir diferenciar os quadros fisiológicos (a maioria esmagadora) dos quadros patológicos.

FISIOLOGIA DO DESENVOLVIMENTO INFANTIL

Como já discutido anteriormente, a criança desenvolve o padrão de marcha do adulto entre os 7 e os 9 anos de idade. Até lá, ela terá uma marcha relativamente titubeante e desequilibrada, com pés mais afastados, apoios incertos e alguma descoordenação. A cabeça, proporcionalmente maior e mais pesada, certamente atrapalha, e qualquer irregularidade no terreno ajuda a criança a cair.

Não somente, a criança aprende a andar em uma idade em que os joelhos se encontram varos. Na sequência, eles avançam para o neutro, fase em que normalmente os pais relatam que a criança está andando melhor, para depois chegarem ao ápice do valgo, entre 3 e 4 anos de idade, quando é comum pais reclamarem que a criança voltou a cair. Geralmente, o motivo da queda é o contato entre um joelho e outro, atrapalhando a marcha.

Crianças um pouco mais gordas, com coxas mais roliças, podem ter também dificuldade em caminhar, uma vez que, para conseguir dar o passo, precisam fazer uma circundução do quadril.

Por fim, cabe lembrar que o sistema de equilíbrio da criança amadurece verdadeiramente entre os 6 e os 12 anos de idade, ou seja: a primeira infância é um terreno fértil para quedas.

ETIOLOGIA DAS QUEDAS

A manutenção do equilíbrio depende de um tripé: primeiramente, funcionamento do sistema nervoso central (cerebelo e sistema vestibular); em segundo lugar, funcionamento do sistema proprioceptivo (sensibilidade periférica e medula espinhal); por fim, funcionamento da visão.

Sendo assim, para uma criança que cai além do esperado, as causas devem-se encontrar em um destes três tripés.

Embora pareça que uma causa ortopédica está por trás das quedas, isso raramente é verdade. Das doenças ortopédicas, basicamente apenas a alteração da marcha, seja por uma anisomelia (membro mais curto), seja por uma marcha em equino, pode levar a quedas. Entretanto, é muito comum que a criança se adapte e consiga caminhar, mesmo que tenha algum comprometimento mecânico.

INVESTIGAÇÃO DAS QUEDAS EM CRIANÇAS

Muito embora a grande maioria dos casos de quedas em crianças seja realmente fisiológica, é essencial seguir alguns passos para a correta investigação da queixa.

Anamnese

Peça aos pais que detalhem em que circunstâncias ocorrem essas quedas. Se tiverem vídeos para exemplificar, melhor. Peça que detalhem, também, a frequência destas quedas, e se a criança tem alguma alteração motora ou do desenvolvimento neuropsicomotor.

Exame físico

A ideia do exame físico é buscar identificar as alterações do tripé. Assim, solicitar à criança que caminhe poderá mostrar se há alguma alteração dos movimentos (espasticidade, distonia, dismetria); pedir que faça a pinça, pegue objetos, toque o nariz mostrará a sua destreza e capacidade de controles motores finos, nos quais o cerebelo está intimamente envolvido; solicitar que fique apoiada em um pé só, com os olhos fechados, mostrará sua integração do sistema vestibular (que, note, **não está totalmente amadurecido antes dos 6 anos de idade** e, portanto, muitas vezes virá alterado). Um exame neurológico completo auxiliará a identificar alterações motoras relacionadas à paralisia cerebral, por exemplo, ou alterações de tônus (pacientes com hipotonia podem apresentar atraso do desenvolvimento motor e, também, mais dificuldade de coordenação), corroboradas por uma frouxidão ligamentar. Por fim, a avaliação da visão é essencial, para se certificar de que a criança não está caindo por não conseguir enxergar adequadamente.

DIAGNÓSTICO

A maioria dos casos terá um exame físico totalmente normal, dando, assim, o diagnóstico de quedas fisiológicas, ou seja, esperadas para a idade.

Porém, caso se identifique alguma alteração neurológica, recomenda-se a solicitação de exames de imagem e avaliação pelo neurologista.

Alterações da marcha, como a marcha em equino, são tratadas no capítulo respectivo [Capítulo 32 – Alterações da marcha em crianças (pisada torta)].

O diagnóstico da acuidade visual é feito por meio do teste de Snell, mas, caso este não esteja disponível, deve-se encaminhar a criança ao oftalmologista para diagnóstico.

Por fim, é importante lembrar: histórias de quedas recorrentes com traumas incompatíveis com a história contada devem chamar a atenção para maus-tratos (Capítulo 22 – Maus-tratos).

DÚVIDAS COMUNS DOS PAIS E PEDIATRAS

- *Pés planos causam quedas?* Não. Não há qualquer evidência de que os pés planos provoquem mais quedas do que o esperado para a criança. Vale lembrar que o planismo é universal até os dois anos de idade, a partir de quando começam a se formar os arcos dos pés. Crianças mais flexíveis (com hiperfrouxidão e hipotonia) podem ter um planismo mais acentuado, mas o que pode lhes comprometer o equilíbrio é mais a alteração de base, do que as alterações do arco do pé.
- *Displasia do quadril causa quedas?* Não, e também não atrasa a marcha. Contudo, uma displasia negligenciada pode levar a uma marcha bamboleante e aumento da lordose, que chamam a atenção.
- *Doenças ortopédicas causam quedas?* No geral, não; são apenas quadros de exceção, como discutimos anteriormente.
- *O que posso fazer para a criança melhorar sua destreza?* Estimular as brincadeiras ao ar livre, tanto em parquinhos, quanto na natureza. Escalar árvores, pedras, muros, brinquedos; andar descalça, para que sinta o chão e adquira a tão importante propriocepção; uso de bicicletas de treino (aquelas sem pedais, nem rodinhas), antes das bicicletas de rodinha; brincadeiras usuais de criança (amarelinha, pular corda etc.). Lembre-se: a brincadeira é a preparação da criança para a vida adulta. Quanto mais ela brincar, maior serão suas destreza e habilidade na vida adulta.

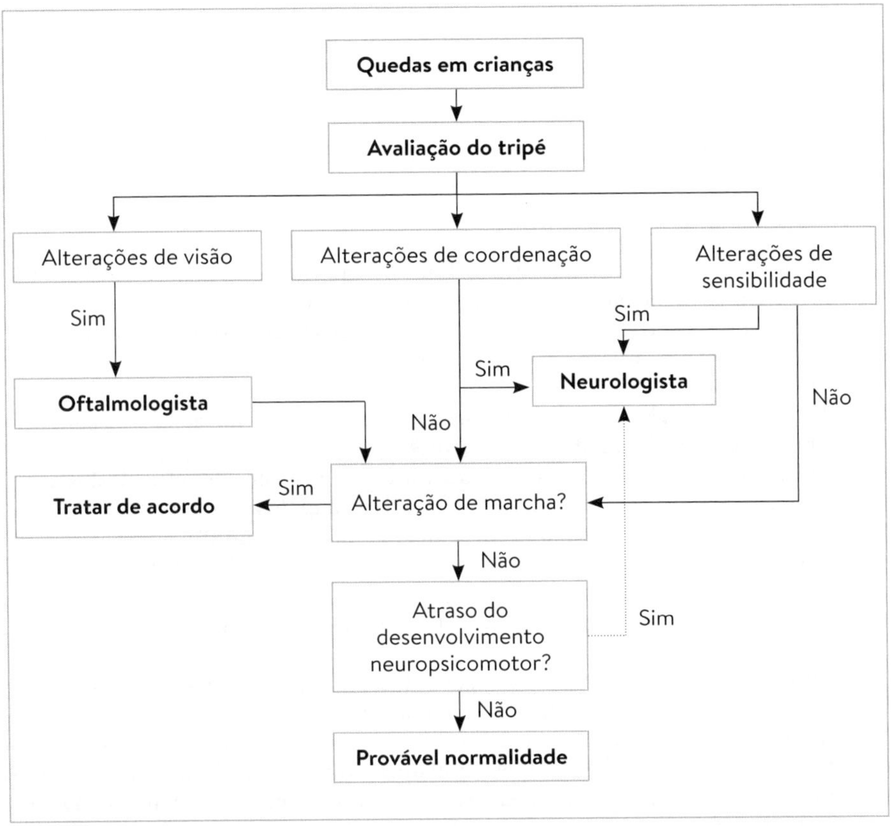

Figura 1 Quedas em crianças.

Bibliografia

1. Abrams AS; Committee on Nutrition. Calcium and vitamin D requirements of enterally fed preterm infants. Pediatrics. 2013;131(5):e1676-83.
2. Abreu MF, Braga FA. Ultra-som pulsátil e ondas de choque extra corpóreo no tratamento da exostose calcanear: uma revisão de literatura. Rev Científ Fac Educ Meio Amb. 2011;2(2):113-43.
3. Alexandre NMC, Moraes MAA. Modelo de avaliação físico-funcional da coluna vertebral. Rev Latino-Am Enfermagem. 2001;9(2):67-75.
4. Alfieri FM, Vatri S, Oliveira NC. Osteoartrite de joelho e estilo de vida: revisão da literatura. EFDeportes.com. 2015;(206). Disponível em: http://www.efdeportes.com/efd206/osteoartrite-de-joelho-e-estilo-de-vida.htm. Acesso em: 6 jun. 2016.
5. Aligne C, Barral X. Rehabilitation of patients with thoracic outlet syndrome. Ann Vasc Surg. 1992;6(4):381-9.
6. Alimena LJM, Hebert S. Ortopedia: exames e diagnóstico – consulta rápida. Porto Alegre: Artmed; 2011.
7. Alkan BM, Fidan F, Tosun A, Ardiçoglu O. Quality of life and self-reported disability in patients with knee osteoarthritis. Mod Rheumatol. 2014;24(1):166-71.
8. Altman R, Asch E, Bloch D, Bole G, Borenstein D, Brandt K, et al. Development of criteria for the classification and reporting of osteoarthritis. Classification of osteoarthritis of the knee. Diagnostic and Therapeutic Criteria Committee of the American Rheumatism Association. Arthritis Rheum. 1986;29:1039-49.
9. American Academy of Orthopaedic Surgeons. Management of osteoarthritis of the knee (non- arthroplasty) evidence-based clinical practice guideline. Rosemont, IL: American Academy of Orthopaedic Surgeons; 2021. Disponível em: https://www.aaos.org/oak3cpg.
10. American Academy of Pain Medicine. MTUS Chronic Pain Medical Treatment Guidelines. Chicago (IL): American Academy of Pain Medicine; 2009.
11. American Academy of Pediatrics. Fat-soluble vitamins. In: Kleinman RE, Greer FR (eds.). Pediatric nutrition. Elk Grove Village (IL): American Academy of Pediatrics; 2014. p. 495-516.

12. Andersson GB. Epidemiologic aspects on low back pain in industry. Spine. 1981;6:53-60.
13. Andrade RP, Correa Filho MRC, Queiroz BC. Lesões do manguito rotador. Rev Bras Ortop. 2004;39(11/12):621-36.
14. Araujo AGS, Oliveira L, Liberatori MF. Protocolo fisioterapêutico no tratamento da lombalgia. Cinergis. 2012;13(4):56-63.
15. Araujo Júnior E, Simioni C, Nardozza LMM, Moron AF. Diagnóstico pré-natal da síndrome de Beckwith-Wiedemann pela ultrassonografia bidimensional e tridimensional. Radiol Bras. 2013 Nov/Dez;46(6):379-81.
16. Assouline-Dayan Y, Chang C, Greenspan A, Shoenfeld Y, Gershwin ME. Pathogenesis and natural history of osteonecrosis. Sem Arthritis Rheum. 2002;32(2):94-124.
17. Atlas SJ, Deyo RA. Evaluating and managing acute low back pain in the primary care setting. J Gen Intern Med. 2001;16(2):120-31.
18. Aufranc OE, Jones WN, Bierbaum BE. Gas gangrene complicating fracture of the tibia. JAMA. 1969;209(13):2045-7.
19. Balbachevsky D, Belloti JC, Martins CV, Fernandes HJ, Faloppa F, Reis FB. Como são tratadas as fraturas expostas da tíbia no Brasil? Estudo transversal. Acta Ortop Bras. 2005;13(5):229-32.
20. Barbosa CM, Nakamura C, Terreri MT, Lee ML, Petrilli AS, Hilario MO. Musculoskeletal manifestations as the onset of acute leukemias in childhood. J Pediatr (Rio J). 2002;78:481-4.
21. Barros Filho TE, Camargo OP. Ortopedia e traumatologia para graduação – FMUSP. Rio de Janeiro: Revinter; 2010.
22. Barros Filho TE, Lech O. Exame físico em ortopedia. São Paulo: Sarvier; 2002.
23. Battié MC, Bigos SJ, Fisher LD, Hansson TH, Jones ME, Wortley MD. Isometric lifting strength as a predictor os industrial back pain reports. Spine. 1989;14:851.
24. Battié MC, Bigos SJ, Fisher LD, Hansson TH, Nachemson AL, Spengler DM, et al. A prospective study of the role of cardiovascular risk factors and fitness in industrial back pain complaints. Spine. 1989;14:141-7.
25. Bauer K, Mosca VS, Zionts LE. What's new in pediatric flatfoot? J Pediatr Orthopaed. 2015;1-5.
26. Bayerl W, Fischer K. The pronator teres syndrome. Clinical aspects, pathogenesis and therapy of a non-traumatic median nerve compression syndrome in the space of the elbow joint. Handchirurgie. 1980;11(2):91-8.
27. Beighton PH, Grahame R, Bird H. Hypermobility of joints. 2nd ed. London: Springer-Verlag; 1989.
28. Berman B, Langevin HM, Witt CM, Dubner R. Acupuncture for chronic low back pain. N Engl J Med. 2010;363(5):454-61.
29. Bertol P. Doença de Legg-Calvé-Perthes. Rev Bras Ortop. 2004;39(10):543-54.
30. Beukelman T, Patkar NM, Saag KG, Tolleson-Rinehart S, Cron RQ, DeWitt EM, et al. 2011 American College of Rheumatology recommendations for the treatment of juvenile idiopathic arthritis: initiation and safety monitoring of therapeutic agents for the treatment of arthritis and systemic features. Arthritis Care & Research. 2011;63(4):465-82.
31. Beutler A, Stephens MB. General principles of fracture management: bone healing and fracture description. UpToDate. Alphen aan den Rijn (NE): Wolters Kluver; 2014. Disponível em: http://www.uptodate.com/contents/general-principles-of-fracture-management-bone-healing-and-fracture-description. Acesso em: 16 abr. 2016.

32. Biering-Sorensen F. A one-year prospective study of low back trouble in a general population: the prognostic value of the low back history and physical measuraments [Dissertação]. Copenhagen: University of Copenhagen; 1983.
33. Biering-Sorensen F. A prospective study of low back pain in a general population. III. Medical service – work consequence. Scand J Rehabil Med. 1983;15(2):89-96.
34. Biering-Sorensen F. A prospective study of low back pain in a general population. I. Occurance, recurence and aetiology. Scand J Rehabil Med. 1983;15:71-9.
35. Boone S, Gelberman RH. The management of cubital tunnel syndrome. J Hand Surg Am. 2015;40(9):1897-904; quiz 1904.
36. Borenstein DG, Wiesel SW, Boden SD (eds.). Low back pain, medical diagnosis and comprehensive management. 2. ed. Philadelphia: Saunders; 1995.
37. Bradford DS, Moe JH, Montalvo FJ, Winter RB. Scheuermann's kyphosis and roundback deformity: results of the Milwaukee brace treatment. J Bone Joint Surg Am. 1974;56 (4):740-8.
38. Bradley JP, Elkousy H. Decision making: operative versus nonoperative treatment of acromioclavicular joint injuries. Clin Sports Med. 2003;22:277-90.
39. Brandão CMA, Camargos BM, Zerbini CA, Plaper PG, Mendonça LMC, Albergaria B-H, et al. 2008 official positions of the Brazilian society for clinical densitometry – SBDens. Arq Bras Endocrinol Metab. 2009;53(1):107-12.
40. Brasil. Ministério da Saúde. Portaria n. 224, de 26 de março de 2014. Aprova o Protocolo Clínico e Diretrizes Terapêuticas da Osteoporose. Brasília, DF: Diário Oficial da União; 2014.
41. Brasil. Ministério da Saúde. Portaria n. 1.306, de 22 de novembro de 2013. Aprova o Protocolo Clínico e Diretrizes Terapêuticas da Osteogênese imperfeita. Disponível em: http://bvsms.saude.gov.br/bvs/saudelegis/sas/2013/prt1306_22_11_2013.html.
42. Brasil. Ministério da Saúde. Portaria n. 209, de 23 de abril de 2010. Protocolo Clínico e Diretrizes Terapêuticas Raquitismo e Osteomalacia. Disponível em: http://bvsms.saude.gov.br/bvs/saudelegis/sas/2010/prt0209 _23_04_2010.html.
43. Brasil. Ministério da Saúde. Relação Nacional de Medicamentos Essenciais: RENAME 2014. 9. ed. Rev Atual. Brasília (DF): Ministério da Saúde; 2015. Disponível em: http://portalsaude.saude.gov.br/images/pdf/2015/julho/30/Rename-2014-v2.pdf. Acesso em: 24 abr. 2016.
44. Brasil. Ministério da Saúde. Secretaria de Atenção Básica à Saúde. Acolhimento à demanda espontânea: queixas mais comuns na Atenção Básica. Brasília (DF): Ministério da Saúde; 2012. (Cadernos de Atenção Básica, n. 28).
45. Brasil. Ministério da Saúde. Secretaria de Atenção Básica à Saúde. Estratégias para o cuidado da pessoa com doença crônica: Diabetes mellitus. Brasília (DF): Ministério da Saúde; 2013. (Cadernos de Atenção Básica, n. 36).
46. Brazil AV, Ximenes AC, Radu AS, Fernades AR, Appel C, Maçaneiro CH, et al. Diagnóstico e tratamento das lombalgias e lombociatalgias. Rev Bras Reumatol. 2004; 44(6):419-25.
47. Broadhurst C, Rhodes AML, Harper P, Perry DC, Clarke NMP, Aarvold A. What is the incidence of late detection of developmental dysplasia of the hip in England? Bone Joint J 2019;101-B:281-7.
48. Brukner P, Khan K. Clinical sports medicine. 3rd ed. North Ryde: McGraw-Hill; 2006.
49. Buckley R, Calhoun JH. General principles of fracture care treatment & management. Medscape.

50. Buzinaro EF, Almeida RNA, Mazeto GMFS. Biodisponibilidade do cálcio dietético. Arq Bras Endocrinol Metab. 2006;50(5):852-61.
51. Cady LD, Bischoff DP, O'Connell ER, Thomas PC, Allan JH. Strenght and fitness and subsequent back injuries in firefighters. J Occup Med. 1985;27:110.
52. Caiafa JS, Castro AA, Fidelis C, Santos VP, Silva ES, Sitrângulo Jr. CJ, et al. Atenção integral ao portador de pé diabético. J Vasc Bras. 2011;10(4 supl. 2):1-32.
53. Campos Júnior D, Burns DAR, Lopez FA. Tratado de pediatria. 3. ed. Barueri: Manole; 2014.
54. Canavese F, Samba A, Rousset M. Pathological fractures in children: diagnosis and treatment options. Orthop Traumatol Surg Res. 2016;102(1 Suppl):S149-59.
55. Cardozo RT, Silva, LG, Bragante LA, Rocua MA. Tratamento das fraturas diafisárias da tíbia com fixador externo comparado com a haste intramedular bloqueada. Rev Bras Ortop. 2013;48(2):137-44.
56. Carey JL, Grimm NL. Treatment algorithm for osteochondritis dissecans of the knee. Ortop Clin N Am. 2015;46:141-6.
57. Carr JB, Yang S, Lather LA. Pediatric pes planus: a state-of-the-art review. Pediatrics. 2015;137(3):e20151230.
58. Carvalho MAP, Bértolo MB, Lanna CCD. Reumatologia: diagnóstico e tratamento. 4. ed. Rio de Janeiro: Guanabara-Koogan; 2014.
59. Carvalho R, Sarmento M, Martins S, Monteiro J. Luxação simples do cotovelo associada à lesão ligamentar interna e externa. Rev Port Ortop Traum. 2013;21(1):85-9.
60. Chaves LGCM, Gonçalves TJM, Bitencourt AGV, Rstom RA, Pereira T R, Velludo SF. Avaliação da composição corporal pela densitometria de corpo inteiro: o que os radiologistas precisam saber. Radiologia Brasileira. 2022;55(5):305-11.
61. Chiodo AE, Alvarez DJ, Graziano GP, Haig AJ, Van Harrison R, Park P, et al. UMHS Low Back Pain Guideline Update, 2010. Disponível em: http://www.med.umich.edu/1info/FHP/practiceguides/back/back.pdf. Acesso em: 30 maio 2016.
62. Cho MR, Lee S, Song SK. A review of sarcopenia pathophysiology, diagnosis, treatment and future direction. Journal of Korean Medical Science. 2022;37(18).
63. Choi PS. Dr. Pil coluna vertebral: material científico. Disponível em: http://www.drpil.com.br/material-cientifico/. Acesso em: 20 maio 2016.
64. Chou R. Diagnosis and treatment of low back pain: a Joint Clinical Practice Guideline from the American College of Physicians and the American Pain Society. Ann Intern Med. 2007;147(7):478-91.
65. Chou R. Pharmacological management of low back pain. Drugs. 2010;70(4):387-402.
66. Cohen M, Ferretti M, Marcondes FB, Amaro JT, Ejnisman B. Tendinopatia patelar. Rev Bras Ortop. 2008;43(8):309-18.
67. Coimbra IB, Pastor EH, Greve JMD, Puccinelli MLC, Fuller R, Cavalcanti FS et al. Osteoartrite (artrose): tratamento. Rev Bras Reumatol. 2004;44(6):450-3.
68. Coimbra IB, Pastor EH, Maria J, Greve DA. Consenso Brasileiro para o Tratamento da Osteoartrite (Artrose). Rev Bras Reumatol. 2002;42:371-4.
69. Coimbra IB, Rossi E. Doenças articulares degenerativas. In: Freitas EV, Py L (eds.). Tratado de geriatria e gerontologia. 3. ed. Rio de Janeiro: Guanabara Koogan; 2013. p. 1231-7.
70. Costa CSR. Incidência de pé cavo, pé plano e pé normal em crianças com idade escolar entre 8 e 11 anos em um colégio particular de Salvador-BA [Monografia]. Salvador:

Curso de Fisioterapia, Ciências Biológicas, Faculdade Ibes; 2009. Disponível em: http://www.ibes.edu.br/aluno/arquivos/artigo_caio_costa.pdf. Acesso em: 12 abr. 2016.

71. Craviari T, Pettifor JM, Thacher TD, Meisner C, Arnaud J, Fischer PR. Rickets Convergence Group Rickets: an overview and future directions, with special reference to Bangladesh. A summary of the Rickets Convergence Group meeting, Dhaka, 26-27 January 2006. J Health Popul Nutr. 2008;26:112-21.
72. Cross WW 3rd, Swiontkowski MF. Treatment principles in the management of open fractures. Indian J Orthop. 2008;42(4):377-86.
73. Cruz-Jentoft AJ, Sayer AA. Sarcopenia. Lancet. 2019;393(10191):2636-46.
74. Cutolo M, Berenbaum F, Hochberg M, Punzi L, Reginster JY. Commentary on recent therapeutic guidelines for osteoarthritis. Sem Arthritis Rheum. 2015;44:611-7.
75. D'Alessandro M, Dow K. Investigating the need for routine ultrasound screening to detect developmental dysplasia of the hip in infants born with breech presentation. Paediatrics & Child Health. 2018:1-6.
76. Dalton HJ, Slovis T, Helfer RE, Comstock J, Scheurer S, Riolo S. Undiagnosed abuse in children younger than 3 years with femoral fracture. Am J Dis Child. 1990;144(8):875-8.
77. Dandy DJ, Edwards D. Essential Orthopaedics and trauma. 5. ed. Philadelphia: Elsevier; 2013.
78. Darcy CA, McGee S. Carpal Tunnel Syndrome, JAMA, June 21st, 2000;283(23):3110-8
79. Darlow B, Dean S, Perry M, Mathieson F, Baxter GD, Dowell A. Acute low back pain management in general practice: uncertainty and conflicting certainties. Fam Pract. 2014;31(6):723-32.
80. de Campos GC, Lourenço RA, Molina MCB. Mortality, sarcopenic obesity, and sarcopenia: Frailty in Brazilian Older People Study – FIBRA – RJ. Revista de Saude Publica. 2021;55.
81. de Carvalho V, Pontes B. Sarcopenia: rastreio, diagnóstico e manejo clínico. Journal of Hospital Sciences. 2022;2(1).
82. De Smet AA, Graf BK. Meniscal abnormalities: exploration of a new terminology. Radiology. 2002;223(3):798-9.
83. Delfino HLA, Herrero CSPF. Protocolo clínico e de regulação para lombalgia. In: Santos JF (coord.). Protocolos clínicos e de regulação: acesso à rede de saúde. Rio de Janeiro: Elsevier; 2012. p. 713-20.
84. Depukat P, Mizia E. Anatomy of guyon's canal: a systematic review. Folia Med Cracov. 2014;54(2):81-6.
85. Desai MJ, Saini V, Saini S. Myofascial pain syndrome: a treatment review. Pain Ther. 2013;2(1):21-36.
86. Deyo RA, Bass JE. Lifestyle and low back pain. Spine. 1989;14:501.
87. Deyo RA, Bass JE. Lifestyles and low back pain: the influence of smoking, exercise, and obesity. Spine (Phila Pa 1976). 1989;14(5):501-6.
88. Dhillon RJS, Hasni S. Pathogenesis and management of sarcopenia. Clinics in Geriatric Medicine. 2017;33(1):17-26.
89. Dickson RA. Conservative treatment for idiopathic scoliosis. J Bone Joint Surg. 1985;67B(2):176-81.
90. Dobbs MB, Gurnett CA. Update on clubfoot: etiology and treatment. Clin Orthop Relat Res. 2009.

91. Dreisinger TE. McKenzie therapy for mechanical low back pain [Internet]. Spine Health, 2007. Disponível em: http://www.spine-health.com/wellness/exercise/mckenzie-therapy-mechanical-low-back-pain. Acesso em: 12 mar. 2016.
92. Drumond JMN. Tumores ósseos benignos e lesões ósseas pseudotumorais: tratamento atual e novas tendências. Rev Bras Ortop. 2009;44(5):386-90.
93. Duarte G, Saraiva D, Mendes R. Doença de Freiberg em adolescente praticante federada de basquetebol. Rev Med Desport Informa. 2012;3(4):4-6.
94. Dulay GS, Cooper C, Dennison EM. Knee pain, knee injury, knee osteoarthritis & work. Best Pract Res Clin Rheumatol. 2015;29:454-61.
95. Duthey B. Priority Medicines for Europe and the World: a public health approach to innovation. WHO Background Paper 6.24: low back pain. Genève: WHO; 2013. Disponível em: http://www.who.int/medicines/areas/priority_medicines/BP6_24LBP.pdf. Acesso em: 15 mar. 2016.
96. Ejnisman L, Philipon MJ, Lertwanich P. Femoroacetabular impingement: the femoral side. Clin Sports Med. 2011;30:369-77.
97. Elliott M, Johnson DL. Management of medial-sided knee injuries. Sports Med Update. 2015;38(3):180-4.
98. Elshewy MT. Calcific tendinitis of the rotator cuff. World J Orthop. 2016;7(1):55-60.
99. Espandar R, Mortazavi SMJ, Baghdadi T. Angular deformities of the lower limb in children. Asian J. Sports Med. 2010;1(1):46-53.
100. Falótico GG, Torquato DF, Roim TC, Takata ET, Pochini AC, Ejnisman B. Dor glútea em atletas: como investigar e tratar? Rev Bras Ortop. 2015;50(4):462-8.
101. Falótico GG, Yanagishita CMA, Wever AAN, Pecci Neto L, Takata ET. Proximal iliotibial band syndrome: case report. Ver Bras Ortop. 2013;48(4):374-6.
102. Fanelli GC, Orcutt DR, Edson CJ. The multiple-ligament injured knee: evaluation, treatment and results. Arthroscopy. 2005;21(4):471-86.
103. Fellet AJ, Barbosa LF, Soares GF. Osteoartrite: como diagnosticar e tratar. Rev Bras Med. 2014;71(12):59-67.
104. Felson DT. Osteoartrite. In: Fauci JLAS, Longo DL, Kasper DL, Jameson JL (eds.). Medicina Interna de Harrison. 18. ed. Rio de Janeiro: McGraw Hill; 2012. p. 2828-6
105. Fernandes HJA, Saad EA, Reis FB. Osteossínteses com hastes intramedulares em crianças. Rev Bras Ortop. 2009;44(5):380-5.
106. Fernandes TL, Pedrinelli A, Hernandez AJ. Dor na coxa e na perna. In: Nobrega A (ed.). Manual de medicina do esporte. São Paulo: Atheneu; 2009.
107. Ferreira RC. Talalgias: fascite plantar. Rev Bras Ortop. 2014;49(3):213-7.
108. Firestein GS (ed.). Kelley's textbook of rheumatology. 8. ed. New York: Saunders-Elsevier; 2008.
109. Flores D, Marquez J, Garza M, Espinoza LR. Reactive arthritis: newer developments. Rheum Dis Clin North Am. 2003;29:37-59.
110. Francisco MC, Yang JH, Barella SM, Francisco FC, Natour J, Fernandes ARC. Estudo por imagem da síndrome do desfiladeiro torácico. Rev Bras Reumatol. 2006;46(5):353-5.
111. Fraser S, Roberts L, Murphy E. Cauda equina syndrome: a literature review of its definition and clinical presentation. Arch Phys Med Rehabil. 2009;90(11):1964-8
112. Freischlag J, Orion K. Understanding thoracic outlet syndrome. Scientifica. 2014;2014:248163.

113. Freitas LAR. Relação da função dos músculos do complexo tornozelo-pé com a pronação-supinação da articulação subtalar em cadeia cinemática fechada: uma revisão de literatura. TCC (Graduação). Belo Horizonte: Curso de Fisioterapia, Universidade Federal de Minas Gerais;2012. Disponível em: https://repositorio.ufmg.br/bitstream/1843/43844/1/TCC%20P%c3%93S%20PRONTO.pdf. Acesso em: 03 jul. 2023.
114. Frink M, Zeckey C, Mommsen P, Haasper C, Krettek C, Hildebrand F. Polytrauma management: a single centre experience. Injury. 2009;40(Suppl 4):S5-11.
115. Frymoyer JW, Pope MH, Constanza MC, Rosen JC, Goggin JE, Wilder DG. Epidemiologic studies of low-back pain. Spine. 1980;5:419.
116. Fuller R. Osteoartrite. In: Martins MA, Carrilho FJ (eds.). Clínica Médica. Volume 5 – FMUSP. Barueri: Manole; 2009.
117. Gabriel E, Aratanha PJA, Cunha MJF. Torcicolo muscular congênito. Arq Bras Med Naval. 2004;65(1):85-92.
118. Garbuz DS, Masri BA, Esdaile J, Duncan CP. Classification systems in orthopaedics. J Am Acad Orthop Surg. 2002;10(4):290-7.
119. Garcia Filho RJ. Tumores ósseos e sarcomas dos tecidos moles. Einstein. 2008;6(1):S102-119.
120. Garcia Filho RJ. Tumores ósseos: uma abordagem ortopédica ao estudo dos tumores ósseos. Disponível em: http://www.hsp.epm.br/dorto-onco/livro/tumor.htm#indice2. Acesso em: 26 abr. 2016.
121. Germani S, Caetano VM. Manipulação terapêutica para tratamento da lombalgia. Clínica São Francisco; 2009. p. 6.
122. Giza E, Mithofer K, Matthews H, Vrahas M. Hip fracture-dislocation in football: a report of two cases and review of the literature. Br J Sports Med. 2004;38(4):e17.
123. Goga IE, Gongal P. Severe soccer injuries in amateurs. Br J Sports Med. 2003;37:498-501.
124. Góis RM, Machado LF, Rocha NS. Tratamento da lombalgia crônica através de técnicas alta velocidade baixa amplitude: uma revisão bibliográfica. In: X Encontro Latino Americano de Iniciação Científica e VI Encontro Latino Americano de Pós-Graduação Universidade do Vale do Paraíba. São José dos Campos: Universidade do Vale do Paraíba; 2006. p. 2752-5.
125. Goldman L, Schafer AI. Goldman Cecil medicina. 24. ed. Rio de Janeiro: Elsevier; 2014.
126. Gonçalves FK. Tendinopatia de Aquiles. Ibiúna (SP); 2007. Disponível em: http://www.sbrate.com.br/pdf/aulas/09.pdf. Acesso em: 25 mar. 2016.
127. Gonçalves M, Terreri MT, Barbosa CMPL, Len CA, Lee L, Hilário MOE. Diagnosis of malignancies in children with musculoskeletal complaints. São Paulo Med J. 2005;123:21-3.
128. Grupo de Trabalho Internacional sobre pé diabético. Consenso Internacional sobre pé diabético. Disponível em: http://189.28.128.100/dab/docs/publicacoes/geral/conce_inter_pediabetico.pdf. Acesso em: 29 maio 2016.
129. Guarniero R. Displasia do desenvolvimento do quadril: atualização. Rev Bras Ortop. 2010;45(2):116-21.
130. Guarniero R. Doença de Legg-Calvé-Perthes: 100 anos. Rev Bras Ortop. 2011;46(1):1-2.
131. Harrison BK, Abell BE, Gibson TW. The Thessaly test for detection of meniscal tears: validation of a new physical examination technique for primary care medicine. Clin J Sport Med. 2009;19(1):9-12.

132. Hartz CR, Linscheid RL, Gramse RR, Daube JR. The pronator teres syndrome: compressive neuropathy of the median nerve. J Bone Joint Surg Am. 1981;63(6):885-90.
133. Hebert SK, Barros Filho TEP, Xavier R, Pardini Júnior AG. Ortopedia e traumatologia: princípios e prática. 4. ed. Porto Alegre: Artmed; 2008.
134. Hebert SK, Barros Filho TEP, Xavier R, Pardini Júnior AG. Ortopedia e traumatologia: princípios e prática. 4ª ed. Porto Alegre: Artmed; 2008. Cap. 29; p. 830.
135. Hebert SK, Moura e Alimena JL. Ortopedia: exames e diagnóstico (consulta rápida). Porto Alegre: Artmed; 2011.
136. Helfenstein Júnior M, Kumoto J. A síndrome anserina. Ver Bras Reumatol. 2010;50(3):313-27.
137. Henríquez MS, Díaz G. Osteoporosis. Definition. Importance. Physiopathology and clinical manifestations. Rev Osteoporos Metab Miner. 2010;2(5)suplemento:3-7.
138. Hilario MO, Terreri MT. Rheumatic fever and post-streptococcal arthritis. Best Pract Res Clin Rheumatol. 2002;16:481-94.
139. Hirsch AT, Haskal ZJ, Hertzer NR, Bakal CW, Cregaer MA, Halperin JL, et al. ACC/AHA 2005 Practice Guidelines for the Management of Patients With Peripheral Arterial Disease. Circulation. 2006; 113:e463-654.
140. Hoff AO, Toth B, Hu M, Hortobagyi GN, Gagel RF. Epidemiology and risk factors for osteonecrosis of the jaw in cancer patients. Ann N York Acad Sci. 2011;1218:47-54.
141. Holick MF. Resurrection of vitamin D deficiency and rickets. J Clin Invest. 2006;116(8):2062-72.
142. Hootman JM. Luxação acromioclavicular: conservadora ou cirúrgica. J Athl Train. 2004;39:10-1.
143. Horal J. The clinical appearance of low back disorders in the city of Gothenburg, Sweden. Acta Orthop Scand (Suppl). 1969;118:1.
144. Hosny S, McClatchie W, Sofat N, Hing CB. Knee pain in adults & adolescents, diagnosis and treatment. In: Ghosh S. Pain in perspective [Internet]. Croatia: InTech; 2012. Cap. 8; p. 187-218. Disponível em: http://dx.doi.org/10.5772/51077. Acesso em: 25 mar. 2016.
145. Hunt AE, Smith RM. Mechanics and control of the flat versus normal foot during the stance phase of walking. Clin Biomech. 2004;19:391-7.
146. Instituto Nacional de Traumatologia e Ortopedia (INTO). Orto & Trauma: discussões e complicações; 20009. [Internet]. Disponível em: http://bvsms.saude.gov.br/bvs/periodicos/ortotrauma_2009_out.pdf. Acesso em: 14 abr. 2016.
147. Issack PS, Cunningham ME, Pumberger M, Hughes AP, Cammisa FP Jr, et al. Degenerative lumbar spinal stenosis: evaluation and management. J Am Acad Orthop Surg. 2012;20(8):527-35.
148. Issy AM, Sakata RK. Dor músculo-esquelética: como diagnosticar e tratar. Rev Bras Med. 2010;67:3-11.
149. Johnson TC, Evans JA. Meniscal tears and discoid meniscus in children: diagnosis and treatment. The Journal of the American Academy of Orthopaedic Surgeons. 2015;23(12):761-70.
150. José FF. Osteoartrite: fisiologia e tratamento medicamentoso. J Bras Medicina. 2013;101(2):47-52.
151. Jung ST, Rowe SM, Moon ES, Song EK, Yoon TR, Seo HY. Significance of laboratory and radiologic findings for differentiating between septic arthritis and transient synovitis of the hip. J Pediatr Orthop. 2003;23(3):368-72.

152. Junqueira LC, Carneiro J. Histologia básica. 11ª ed. Rio de Janeiro: Guanabara Koogan; 2008.
153. Kadakia Anish R, Fischer SJ, Haddad SL. Achilles tendinitis. Orthoinfo [Internet]. American Academy of Orthopaedic Surgeons; 2010. Disponível em: http://orthoinfo.aaos.org/topic.cfm?topic=a00147. Acesso em: 25 mar. 2016.
154. Kakazu R, Archdeacon MT. Surgical management of patellar fractures. Orthop Clin N Am. 2016;47:77-83.
155. Kang MS, Han GW, Kam M, Park SS. Clinical significance of asymmetric skin folds in themedial thigh for the infantile screening of developmental dysplasia of the hip. Pediatric and Neonatology. 2019 Mar 2. (In press)
156. Kellgren JH, Lawrence JS. Radiological assessment of ostheoartrosis. Ann Rehum Dis. 1957;16:494.
157. Kemp AM, Dunstan F, Harrison S, Morris S, Mann M, Rolfe K, et al. Patterns of skeletal fractures in child abuse: systematic review. BMJ. 2008;337:a1518.
158. Kempe CH, Silverman FN, Steele BF, Droegemueller W, Silver HK. The Battered-child syndrome. JAMA, 1984;251(24):3288-94.
159. Kempe CH. Uncommon manifestations of the battered child syndrome. Am J Dis Child. 1975;129(11):1265.
160. Khan MA. Ankylosing spondylitis and related spondyloarthropathies: the dramatic advances in the past decade. Rheumatology. 2011;50(4):637-9.
161. Khan WS, Johnson DS, Hardingham TE. The potential of stem cells in the treatment of knee cartilage defects. Knee. 2010;17(6):369-74.
162. Kiess W, Bae YJ, Penke M, Geserick M, Kratzsch J. Vitamin D in health and disease: the global threat of vitamin D deficient rickets. J Pediatr Endocrinol Metab. 2016;29(4):391-3.
163. Kliegman RM, Behrman RE, Jenson HB, Stanton BF. Nelson Tratado de Pediatria. 19ª ed. Philadelphia: Saunders Elsevier; 2010.
164. Knutson T, Bothwell J, Durbin R. Evaluation and management of traumatic knee injuries in the emergency department. Emerg Med Clin N Am. 2015;33:345-62.
165. Kocher MS, Kasser JR. Orthopaedic aspect of child abuse. J Am Acad Orthop Surg. 2000;8(1):10-20.
166. Kocher MS, Mandiga R, Murphy JM, Goldmann D, Harper M, Sundel R, et al. A clinical practice guideline for treatment of septic arthritis in children: efficacy in improving process of care and effect on outcome of septic arthritis of the hip. J Bone Joint Surg Am. 2003;85-A:994-9.
167. Kondo KL. Osteoporotic vertebral compression fractures and vertebral augmentation. Sem Intervent Radiol. 2008;25(4):413-24.
168. Kroonen LT. Cubital tunnel syndrome. Orthop Clin North Am. 2012;43 (4):475-86.
169. Kumar V, Abbas AK, Aster JCV, editores. Robbins e Cotran Patologia: bases patológicas das doenças. 8. ed. Rio de Janeiro: Elsevier; 2010.
170. Labronici PJ, Franco JS, Silva AF, Cabral FMP, Rosa MS, Soares PRB. et al . Tratamento das fraturas distais da tíbia. Acta Ortop Bras. 2009;17(1):40-5.
171. Lafforgue P. Pathophysiology and natural history of avascular necrosis of bone. Joint Bone Spine. 2006;73(5):500-7.
172. Lakhanpal S, Ginsburg WW, Luthra HS, Hunder GG. Transient regional osteoporosis: a study of 56 and review of the literature. Ann Intern Med. 1987;106(3):444-50.

173. Landau CJ, Carr WD, Razzatti AJ, Sessler NE, Munera C, Ripa SR. Buprenorphine transdermal delivery system in adults with persistent noncancer-related pain syndromes who require opioid-therapy: a multicenter, 5-week run-in and randomized, double--blind maintenance-of-analgesia study. Clin Ther. 2007;29:2179-93.
174. Lawrence DA, Rolen MF, Haims AH, Zayour Z, Moukaddam HA. Tarsal Coalitions: Radiographic, CT, And MR Imaging Findings. HSS J. 2014;10(2):153-66.
175. Lech O, Piluski PCF, Severo AL. Epicondilite lateral do cotovelo. Rev Bras Ortop. 2003;38(8):421-36.
176. Lee SY, Kim TH, Oh JK, Lee SJ, Park MS. Lumbar stenosis: a recent update by review of literature. Asian Spine J. 2015;9(5):818-28.
177. Leite CAC, Melo ED, Oliveira FLC, Gurmini J, Weffort VRS. Deficiência de vitamina D em crianças e adolescentes. Rio de Janeiro: Sociedade Brasileira de Pediatria; 2014.
178. Levine MJ, Mcguire KJ, Mcgowan KL, Flynn JM. Assessment of the test characteristics of C-reactive protein for septic arthritis in children. J Pediatr Orthop. 2003;23:373-7.
179. Lima MAFD, Horovitz DDG. Contradições das políticas públicas voltadas para doenças raras: o exemplo do programa de tratamento da osteogênse imperfeita no SUS. Cienc Saúde Coletiva. 2014;19(2):475-80.
180. Lima SMAAL, Fernandes JMC, Betting CGG, Chahade WH. Espondiloartropatias soronegativas. Temas Reumatol Clin. 2000;1(3):66-73. Disponível em: http://www.moreirajr.com.br/revistas.asp?fase=r003&id_materia=1564. Acesso em: 16 abr. 2016.
181. Lin TY, Teixeira MJ, Picarelli H, Okane SY, Romano MAB, Benegas E, et al. Síndromes dolorosas dos membros superiores. Rev Med (São Paulo). 2001;80(e2):317-34.
182. Linaker CH, Walker-Bone K. Shoulder disorders and occupation. Best Pract Res Clin Rheumatol. 2015;29(3):405-23.
183. Lindgren KA. Conservative treatment of thoracic outlet syndrome: a 2-year follow-up. Arch Phys Med Rehabil. 1997;78:373-8.
184. Longo DL, Fauci AS, Kasper DL, Jameson JL, Loscalzo J (orgs.). Medicina Interna de Harrison. 18. ed. Porto Alegre: Mcgraw-Hill; 2013.
185. Longo UG, Berton A, Papapietro N, Maffulli N, Denaro V. Epidemiology, genetics and biological factors of rotator cuff tears. Med Sport Sci. 2012;57:1-9.
186. Lonstein JE, Carlson JM. The predicition of curve progression in untreated idiopathic scoliosis during growth. J Bone Joint Surg Am. 1984;66(7):1061-71.
187. Lorenzo JA, Canalis E, Raisz LG. Metabolic bone disease. In: Kronenberg HM, Melmed S, Polonsky KS, Larsen PR (eds.). Williams Textbook of Endocrinology. 11. ed. Philadelphia: WB Saunders; 2008. p. 1269-310.
188. Lorenzoni MD, Martins MR. Osteoartrose (AO). RBM Rev Bras Med. 2009;10(4):100-8.
189. Lucio MA, Mejia DPM. Tratamento na compressão do nervo radial com mobilização neural [Internet]. Portal Bio Cursos; 2009. Disponível em: http://portalbiocursos.com.br/ohs/data/docs/33/170_-_Tratamento_na_compressYo_do_nervo_radial_com_mobilizaYYo_neural.pdf. Acesso em: 15 mar. 2016.
190. Luhmann SJ, Jones A, Schootman M, Gordon JE, Schoenecker PL, Luhmann JD. Differentiation between septic arthritis and transient synovitis of the hip in children with clinical prediction algorithms. J Bone Joint Surg Am. 2004;86-A:956-62.
191. MacNicol MF. Paediatric knee problems. Orthop Trauma. 2010;24:(5):369-80.
192. Maeda SS, Borba VZC, Camargo MBR, Silva DMW, Borges JLC, Bandeira F, et al. Recomendações da Sociedade Brasileira de Endocrinologia e Metabologia (SBEM) para

o diagnóstico e tratamento da hipovitaminose D. Arq Bras Endocrinol Metab. 2014;58(5):411-33.

193. Magee DJ. Avaliação musculoesquelética. 4. ed. Barueri: Manole; 2005.
194. Magora A. Investigation and relation between low back pain and occupation. Scand J Rehabil Med. 1975;7:146-51.
195. Malaviya NA, Kotwal PP. Arthritis associated with tuberculosis. Best Pract Res Clin Rheumatol. 2003;17:319-43.
196. Malizos KN, Karantanas AH, Varitimidis SE, Dailiana ZH, Bargiotas K, Maris T. Osteonecrosis of the femoral head: etiology, imaging and treatment. Eur J Radiol. 2007;63(1):16-28.
197. Manaster BJ, Zakel S. Imaging of femoral acetabular impingement syndrome. Clin Sports Med. 2006;25:635-57.
198. Marcdante KJ, Kliegman RM (eds.). Nelson essentials of pediatrics. 7. ed. Philadelphia: Elsevier Saunders; 2015.
199. Martin JS, Marsh JL. Current classification of fractures: rationale and utility. Radiol Clin North Am. 1997;35(3):491-506.
200. Martinelli A, Purga MO, Mantovani AM, Camargo MR, Rosell AA, Fregonesi CEPT, et al. Análise do alinhamento dos membros inferiores em crianças com excesso de peso. Rev Bras Cineantropom Desempenho Hum. 2011;13(2):124-30.
201. Martini CAN, Weigert CS, Stiegemaier ACB, Ferreira APRB, Gonçalves EL, Valle SF. Use of the SARC-F Score as an Aid in Fragility Fractures Prevention. Revista Brasileira de Ortopedia. 2022. Disponível em: https://doi.org/10.1055/s-0042-1756328.
202. McAlindon TE, Bannuru RR, Sullivan MC, Arden NK, Berenbaum F, Bierma-Zeinstra SM, et al. OARSI guidelines for the non-surgical management of knee osteoarthritis. Osteoarthritis Cartilage. 2014;22:363-88.
203. McCulloch JA, Transfeldt EE. Macnab's Backache. 4. ed. Edinburgh: Williams & Wilkins; 2013.
204. McDaniel JT, Dinh L, Dunn W, Amendola A. Discoid meniscus. Journal of the American Academy of Orthopaedic Surgeons. 2019;27(10):e459-e468.
205. Mechica JB. Raquitismo e osteomalacia. Arq Bras Endocrinol Metab. 1999;43(6):457-66.
206. Melancia JL, Francisco AF, Antunes JL. Spinal stenosis. Handb Clin Neurol. 2014;119:541-9.
207. Mello Júnio WA. Joelho do adulto. In: Hebert S, Barros Filho TEP, Xavier R, Pardini Jr AG (orgs.). Ortopedia e traumatologia: princípios e prática. 4. ed. Porto Alegre: Artmed; 2009. p. 505-39.
208. Meohas W, Probstner D, Vasconcelos RAT, Lopes ACS, Rezende JF, Fiod NJ. Metástase óssea: revisão da literatura. Rev Bras Cancerol. 2005;51(1):43-7.
209. Messier SP, Edwards DG, Martin DF, Lowery RB, Cannon DW, James MK, et al. Etiology of iliotibial band friction syndrome in distance runners. Med Sci Sports Exerc. 1995;27:951-60.
210. Mestriner LA. Osteocondrite dissecante do joelho: diagnóstico e tratamento. Rev Bras Ortop. 2012;47(5):553-62.
211. Miller TT, Reinus WR. Nerve entrapment syndromes of the elbow, forearm, and wrist. AJR Am J Roentgenol. 2010;195(3):585-94.
212. Milner PF, Kraus AP, Sebes JI, Sleeper LA, Dukes KA, Embury SH, et al. Sickle cell disease as a cause of osteonecrosis of the femoral head. N Engl J Med. 1991;325:1476-81.
213. Misra M, Pacaud D, Petryk A, Collett-Solberg PF, Kappy M. Drug and Therapeutics Committee of the Lawson Wilkins Pediatric Endocrine Society. Vitamin D deficiency

in children and its management: review of current knowledge and recommendations. Pediatrics. 2008;122:398-417.
214. Molina J, Silva SGL, Teles FM, Fraga MM, Paulo LT, Bugni V, et al Dor musculoesquelética idiopática difusa na infância e na adolescência. Rev Paul Pediatr. 2011;29(2):294-9.
215. Mont MA, Hungerford DS. Non-traumatic avascular necrosis of the femoral head. J Bone Joint Surg Am. 1995;77(3):459-74.
216. Motta GGB, Chiovatto ARS, Chiovatto ED, Duarte ML, Rodrigues NVM, Iared W. Prevalência de displasia do desenvolvimento do quadril em uma maternidade de São Paulo Brasil. Rev Bras Ortop. 2021;56(5):664-70.
217. Müller SS, Sardenberg T, Pereira GJ, Sadatsune T, Kimura EE, Novelli Filho JL. Estudo epidemiológico, clínico e microbiológico prospectivo de pacientes portadores de fraturas expostas atendidos em hospital universitário. Acta Ortop Bras. 2003;11(3):158-69.
218. Nade S. Septic arthritis. Best Pract Res Clin Rheumatol. 2003;17(2):183-200.
219. Nadeau M, Rosas-Arellano MP, Gurr KR, Bailey SI, Taylor DC, Grewal R, et al. The reliability of differentiating neurogenic claudication from vascular claudication based on symptomatic presentation. Can J Surg. 2013;56(6):372-7.
220. Natalio MA, Oliveira RBC, Machado LVH. Osteoartrose: uma revisão de literatura. EFDeportes Rev Digital. 2010;15(146). Disponível em: http://www.efdeportes.com/efd146/osteoartrose-uma-revisao-de-literatura.htm. Acesso em 24 out. 2016.
221. Nery CAS, Barroco RS, Furlan C, Tardini CH; Cemin FS, Mombach RG. Tratamento do neuroma de Morton via plantar: avaliação retrospectiva dos resultados cirúrgicos. Acta Ortop Bras. 2007;15(1):55-8.
222. Neves MC, Campagnolo JL. Desvios axiais dos membros inferiores. Rev Port Clin Geral. 2009;25:1-7.
223. Nield LS, Mahajan P, Joshi A, Kamat D. Rickets: not a disease of the past. Am Fam Physician. 2006;74(4):619-26.
224. Nogueira Giglio P, Fogaça CA, Pécora RJ, Partezani HC, Lima ALM, Silva JS. Advances in treating exposed fractures. Rev Bras Ortop. 2015;50(2):125-30.
225. Nordon DG, Azevedo GR, Gianini RJ. The relation between quality of clinical trials and acupuncture efficacy. Rev Fac Cienc Med Sorocaba. 2013;15:6-10.
226. Nordon DG, Rocha JIP. Violência doméstica contra crianças. Rev Fac Cienc Med Sorocaba. 2008;10(4):28-30.
227. Nordon DG. Psiquiatria da infância e adolescência: violência doméstica. In: Gianini RJ, Hübner CK, Nordon DG (orgs.). Protocolos de atendimento e encaminhamento em saúde mental para unidades básicas de saúde. Volume 1. São Paulo: Atheneu; 2012. p. 93-8.
228. Okada M, Teixeira MJ, Mori E. Síndromes dolorosas músculo-esqueléticas em crianças. Rev Med. 2001;80(spe2):415-21.
229. Oliveira SF, et al. Dores de crescimento. Nascer Crescer Rev Hosp Crianças Maria Pia. 2012;21(4):230-3.
230. Omeroglu H, Akceylan A, Kose N. Associations between risk factors and developmental dysplasia of the hip and ultrasonographic hip type: a retrospective case control study. J Child Orthop 2019;13:161-6.
231. Paccola CAJ. Fraturas expostas. Rev Bras Ortop. 2001;36(8):283-91.
232. Pandya NK, Baldwin K, Kamath AF, Wenger DR, Hosalkar HS. Unexplained fractures: child abuse or bone disease? A systematic review. Clin Orthop Relat Res. 2011;469(3):805-12.

233. Pandya NK, Baldwin K, Wolfgruber H, Christian CW, Drummond DS, Hosalkar HS. Child abuse and orthopaedic injury patterns: analysis at a level I pediatric trauma center. J Pediatr Orthop. 2009;29(6):618-25.
234. Parry MC, Laitinen M, Albergo J, Jeys L, Carter S, Gaston CL, et al. Osteosarcoma of the pelvis. Bone Joint J. 2016;98-B(4):555-63.
235. Parvizi J, Leunig M, Ganz R. Femoroacetabular impingement. JAAOS. 2007;15(9):561-70.
236. Pedro AO, Plaper PG, Szejnfeld VL (org). Manual brasileiro de osteoporose: orientações práticas para os profissionais de saúde. 1ª ed. São Paulo: Editora Clannad; 2021.
237. Pereira CJ, Canto RST, Canto FRT, Costa MT. Tendão tibial posterior: insuficiência. Projeto Diretrizes. Brasília (DF): Associação Médica Brasileira; Conselho Federal de Medicina; 2008.
238. Perry DC, Paton RW. Knowing your click from your clunk. Is the current screening for developmental dysplasia of the hip fit for purpose? JBJS 2019;101-B:236-7.
239. Petermann-Rocha F, Balntzi V, Gray SR, Lara J, Ho FK, Pell JP, et al. Global prevalence of sarcopenia and severe sarcopenia: a systematic review and meta-analysis. Journal of Cachexia, Sarcopenia and Muscle. 2022;13(1):86-99.
240. Petty RE, Southwood TR, Manners P, Baum J, Glass DN, Goldenberg J, et al. International League of Associations for Rheumatology classification of juvenile idiopathic arthritis: second revision, Edmonton, 2001. Journal of Rheumatology, 2004;31(2):390-2.
241. Phisitkul P, James SL, Wolf BR, Amendola A. MCL injuries of the knee: current concepts review. Iowa Orthop J. 2006;26:87-90.
242. Piccioli A, Spinelli MS, Maccauro G. Impending fracture: a difficult diagnosis. Injury. 2014;45(Suppl 6):S138-41.
243. Ponseti IV. Congenital clubfoot: fundamentals of treatment. Oxford: Oxford University Press; 1996.
244. Prokopidis K, Giannos P, Katsikas Triantafyllidis K, Kechagias KS, Mesinovic J, Witard OC, et al. Effect of vitamin D monotherapy on indices of sarcopenia in community--dwelling older adults: a systematic review and meta-analysis. Journal of Cachexia, Sarcopenia and Muscle. 2022;13(3):1642-52.
245. Próspero JD, Consentino E, Baptista PPR, Yanomine ES, Pozzan G, Voltan K. Fratura em osso patológico. Arq Med. 2014;59(1):27-33.
246. Putnam DM, Cohen M. Painful conditions around the elbow. Orthop Clin North Am. 1999;30:109-18.
247. Rached RA, Rampim DB, Yamauti RH, Azeka MS, Santos RM, Guidolin B, et al. Síndrome do manguito rotador: reabilitação. Acta Fisiatr. 2013;20(2):96-105.
248. Radominski SC, Bernardo W, Paulac AP, Albergaria B-H, Moreira C, Fernandes CE, et al. Diretrizes brasileiras para o diagnóstico e tratamento da osteoporose em mulheres na pós-menopausa. Rev Bras Reumatol. 2017;57(S2):S452-S466.
249. Ravelli A, Martini A. Juvenile idiopathic arthritis. Lancet. 2007;369(9563):767-78.
250. Rayan GM. Dupuytren disease: anatomy, pathology, presentation and treatment. J Bone Joint Surg Am. 2007;89(1):189-98.
251. Reckers LJ, Raymundo JLP, Locks R. Luxação lateral bilateral isolada do cotovelo. Acta Ortop Bras. 2006;14(1):42-3.
252. Redondo-Alonso L, Chamorro Moriana G, Jiménez-Rejano JJ, López Tarrida P, Ridao Fernández C. Relationship between chronic pathologies of the supraspinatus tendon

and the long head of the biceps tendon: systematic review. BMC Musculoskelet Dis. 2014;15:377.

253. Remelli F, Vitali A, Zurlo A, Volpato S. Vitamin D deficiency and sarcopenia in older persons. Nutrients. 2019;11(12).
254. Rex C, Kay FR. Features of femoral fractures in nonaccidental injury. J Pediatr Orthop. 2000;20(3):411-3.
255. Rezende UM, Campos GC, Pailo AF. Conceitos atuais em osteoartrite. Acta Ortop Bras. 2013;21(2):120-2.
256. Rocha EST, Pedreira ACS. Problemas ortopédicos comuns na adolescência. J Pediatr (Rio J.). 2001;77(S2):S225-33.
257. Rockwood CA, Williams GR, Jovem DC. Lesões acromioclavicular. In: Rockwood CA, Verde DP, Bucholz RW, Heckman JD (eds.). Fraturas em adultos. Volume 1. Philadelphia: Lippincott-Corvo; 1996. p. 1341-413.
258. Rodrigues AA, Karam FC, Scorsatto C, Martins C. Análise da reprodutibilidade da classificação de Kellgren e Lawrence para osteoartrose do joelho. Rev AMRIGS. 2012;56(2):107-10.
259. Rodrigues FL, Waisberg G. Entorse de tornozelo. Rev Assoc Med Bras. 2009;55(5):510-11.
260. Rolf S, Hann Von Weyhern A, Ewers A, Boehm TD, Gohlke F. Acromioclavicular dislocation Rockwood III-V: results of early versus delayed surgical treatment. Arch Orthop Trauma Surg. 2008;128:1153-7.
261. Romano MA, Teixeira MJ, Oliveira PR. Dor em afecções reumatológicas. Rev Med. 2001;80(ed. esp. pt. 1):128-34.
262. Rosis RG, Massabki OS, Kairalla M. Osteoartrite: avaliação clínica e epidemiológica de pacientes idosos em instituição de longa permanência. Rev Bras Clín Méd. 2010;8(2):101-8.
263. Rothstein CP, Laorr A, Helms CA, Tirman PF. Semimembranosus-tibial collateral ligament bursitis: MR imaging findings. AJR. 1996;166:875-7.
264. Rowe ML. Low back pain in industry: a position paper. J Occup Med. 1969;11:161.
265. Ruaro AFMT, Aguilar JAG, Hellu JJ, Custodio MD. Síndrome da criança espancada: aspectos legais e clínicos: relato de um caso. Rev Bras Ortop. 1997;32(10):835-8.
266. Ruiz DG, Azevedo MNL, Lupi O. Artrite psoriásica: entidade clínica distinta da psoríase? Rev Bras Reumatol. 2012;52(4):623-38.
267. Saavedra C, Espregueira Mendes J. Alinhamento dos membros inferiores. Rev Med Desport. 2014;5(4):30-1.
268. Salkever DS. Morbidity costs: national estimates and economic determinants. NCHSR Research Summary Series, October 1985, Department of Health and Human Services. Publication (PHS). 1986:86-3393.
269. Sambandam SN, Khanna V, Gul A, Mounasamy V. Rotator cuff tears: an evidence based approach. World J Orthop. 2015;18;6(11):902-18.
270. Sampaio-Barros PD, Azevedo VF, Bonfiglioli R, Campos WR. Consenso Brasileiro de Espondiloartropatias: espondilite anquilosante e artrite psoriásica diagnóstico e tratamento: primeira revisão. Rev Bras Reumatol. 2007;47(14):233-42.
271. Sant'anna F, Neves MC. Deformidades do pé: conceitos básicos e orientações para médico de família. Rev Port Clin Geral. 2009;25(1):1-6.
272. Santos ALG, Demange MK, Prado MP, Fernandes TD, Giglio PN, Hintermann B. Cartilage lesions and ankle osteoarthrosis: review of the literature and treatment algorithm. Rev Bras Ortop, 2014;49(6):565-72.

273. Santos ICRV, Bezerra GC, Souza CL, Pereira LC. Pé diabético: apresentação clínica e relação com o atendimento na Atenção Básica. Rev Rene. 2011;12(2):393-400.
274. Santos R, Neves S, Gomes C, Neves F, Correia AJ. Raquitismo vitamina D dependente tipo II. Acta Med Port. 2009;22:861-6.
275. Sato EI. Guia de reumatologia: guias de medicina ambulatorial e hospitalar Unifesp/ Escola Paulista De Medicina. Barueri: Manole; 2004.
276. Schaberg JE, Harper MC, Allen WC. The snapping hip syndrome. Am J Sports Med. 1984;12(5):361-5.
277. Schiefer M, Ching-San Júnior YA, Silva SM, Fontenelle C, Carvalho MGD, Faria FG, Franco JS. Diagnóstico clínico da ruptura do tendão subescapular com a manobra semiológica bear hug. Rev Bras Ortop. 2012;47(5):588-92.
278. Schoenecker PL, Rich MM. The lower extremity. In: Morrissey RT, Weinstein SL. Lovell and Winter's pediatric orthopaedics. 6. ed. Philadelphia: Lippincott Williams & Wilkins; 2006.
279. Schumacher HR, Chen LX. Gota e outras artropatias associadas a cristais. In: Fauci JLA, Longo DL, Kasper DL, Jameson JL (eds.). Medicina interna de Harrison. 18. ed. New York: McGraw Hill; 2012. p. 2837-42.
280. Schwend RM, Werth C, Johnston A. Femur shaft fractures in toddlers and young children: rarely from child abuse. J Pediatr Orthop. 2000:20(4):475-81.
281. Scola RH, Werneck LC, Iwamoto FM, Maegawa GH, Faoro LN, Caldeira FH. Síndrome do desfiladeiro torácico tipo neurogênico verdadeiro: relato de dois casos. Arq Neuropsiquiatr. 1999;57(3A):659-65.
282. Sene LS, Sales PO, Chojniak R. Síndrome de Proteus: relato de caso. Rev Assoc Med Bras. 2013;59(4):318-20.
283. Shah A, St. Clair W. Artrite reumatóide. In: Fauci JLA, Longo DL, Kasper DL, Jameson JL (eds.). Medicina interna de Harrison. 18. ed. New York: McGraw Hill; 2012. p. 2738-52.
284. Shaikh HH, Vícha J, Proček T, Pavlata J, Kučera T. Osteochondritis dissecans of the knee in children and adolescents: our experience with transchondral drilling. Acta Med (Hradec Králové). 2015;58(3):98-103.
285. Sieber CC. Malnutrition and sarcopenia. Aging Clinical and Experimental Research. 2019. Disponível em: https://doi.org/10.1007/s40520-019-01170-1.
286. Sieper J, Braun J, Rudwaleit M, Boonen A, Zink A. Ankylosing spondylitis: an overview. Ann Rheum Dis 2002;61:iii8-18.
287. Silva JLB, Gazzalle A, Teixeira C. Conduta atual nas síndromes compressivas do membro superior. Rev AMRIGS. 2009;53(2):169-74.
288. Silvestri K, Wagner F, Neves A, Moro D. Síndrome do desfiladeiro torácico: revisão teórica. Arq Catarin Med. 2005;34:92-6.
289. Sociedade Brasileira de Ortopedia e Traumatologia. Colégio Brasileiro de Radiologia. Epifisiólise: diagnóstico e tratamento das formas de apresentação pré-delizamento e leve. Projeto Diretrizes. Brasília (DF): Associação Médica Brasileira; 2012.
290. Sociedade Brasileira de Ortopedia e Traumatologia. Lesão meniscal. São Paulo: AMB/ CFM; 2008.
291. Sociedade Brasileira de Ortopedia Pediátrica. Fraturas em crianças. São Paulo: SBOP; c2016. Disponível em: http://www.sbop.org.br/?fraturas. Acesso em: 16 abr. 2016.

292. Soldatos T, Chaliana M, Attar S, McCarthyc EF, Carrinoa JA, Fayad LM. Imaging differentiation of pathologic fractures caused by primary and secondary bone tumors. Eur J Radiol. 2013;82(1):e36-42.
293. Sousa AES, Costa MMR. Síndrome de Reiter: relato de caso. An Bras Dermatol. 2003;78(3):323-30.
294. Souza A, Ferrari GL, Silva Júnior JP, Silva LJ, Oliveira LC, Matsudo VK. Associação entre alinhamento do joelho, índice de massa corporal e variáveis de aptidão física em estudantes: estudo transversal. Rev Bras Ortop. 2013;48(1):46-51.
295. Spyker DA, Hale ME, Karpow SE, et al. Efficacy of buprenorphine transdermal system (BTDS) compared with oxycodone/acetaminophen and placebo in the treatment of patients with chronic back pain [abstract]. Anesthesiology 2001;95:A-826.
296. Stein A. Recomendações baseadas em evidências: diagnóstico de lesões de joelho. Rev AMRIGS. 2010;54(1):112-21.
297. Stoneback JW, Owens BD, Sykes J, Athwal GS, Pointer L, Wolf JM. Incidence of elbow dislocations in the United States population. J Bone Joint Surg. 2012;94:240-5.
298. Suter lG, Fraenkel L, Losina E, Katz JN, Gomoll AH, Paltiel AD. Medical decision making in patients with knee pain, meniscal tear and osteoarthritis. Arthritis Rheum. 2009;61(11):1531-8.
299. Svensson HO, Andersson GBJ, Johansson S, Wilhelmsson C, Vedin A. A retrospective study of low back pain in 38- to 64 years-old women: frequency of occurance and impact on medical services. Spine. 1988;13:548-52.
300. Svensson HO, Andersson GBJ. Low back pain in forty to forty-seven years old men. I. Frequency of occurance and impact on medical services. Scand J Rehab Med. 1982;14:47.
301. Swensen SJ, Otsuka NY. Tarsal coalitions – calcaneonavicular coalitions. Foot Ankle Clin. 2015;20(4):669-79.
302. Tanaka MH, Penna V, Chung WT, Lopes A. Tumores malignos primários dos ossos. Arq Cat Med. 1997;26(1-4):18-21.
303. Teixeira MJ, Lin TY, Fernandes TD, Hernandez AJ, Romano MA, Forni JEN, et al. Dor nos membros inferiores. Rev Med (São Paulo). 2001;80(ed. esp. pt. 2):391-414.
304. Terra BB, Figueiredo EA, Terra MPE, Andreoloi CV, Ejnisman B. Maus-tratos infantis: revisão da literatura. Rev Bras Ortop. 2013;48(1):11-6.
305. Thomas IH, DiMeglio LA. Advances in the Classification and treatment of osteogenesis imperfecta. Curr Osteoporos Rep. 2016;14(1):1-9.
306. Tomero E, Mulero J, Miguel E, Fernández-Espartero C, Gobbo M, Descalzo MA, et al. Performance of the Assessment of Spondyloarthritis International Society criteria for the classification of spondyloarthritis in early spondyloarthritis clinics participating in the ESPERANZA programme. Rheumatology. 2014;53(2):353-60.
307. Torres CM, Torres CM, Eletherio LV, Ferreira M, Rosa Filho E. Tendinite dos isquios-tibiais. FisioWeb [Internet]. 2011. Disponível em: http://www.wgate.com.br/conteudo/medicinaesaude/fisioterapia/tendinite_isquios.htm. Acesso em: 10 jan. 2016.
308. Tribus CB. Scheuermann's kyphosis in adolescents and adults: diagnosis and management. JAAOS. 1998;6(1):36-43
309. Turen CH, Burgess AR, Vanco B. Skeletal stabilization for tibial fractures associated with acute compartment syndrome. Clin Orthop Relat Res. 1995;(315):163-8.
310. Unicef. Família: parceiras ou usuárias eventuais? [Internet]. Brasília (DF): Unicef; Claves; 2004. Disponível em: http://www.unicef.org/brazil/pt/livro_familiaviol.pdf. Acesso em: 16 abr. 2016.

311. Uysal F, Akbal A, Gökmen F, Adam G, Reşorlu M. Prevalence of pes anserine bursitis in symptomatic osteoarthritis patients: and ultrasonographic prospective study. Clin Rheumatol. 2015;34:529-33.
312. Valkenburg HA, Haanen HCM. The epidemiology of low back pain. In: White AA, Gordon SL (eds.). Symposium on idiopathic low back pain. St. Louis: Mosby Yearbook; 1982. p. 9-22.
313. Van Der Kraan PM. Stem cell therapy in osteoarthritis: a step too far? BioDrugs. 2013;27(3):175-80.
314. Vickers AJ, Cronin AM, Maschino AC, Lewith G, MacPherson H, Foster NE, et al. Acupuncture for chronic pain. Individual patient data meta-analysis. Arch Intern Med. 2012;172(19):1444-53.
315. Vieira MSR. Lesões de partes moles. In: Lianza S. Medicina de reabilitação. 3. ed. Rio de Janeiro: Guanabara Koogan; 2001. p. 202-10.
316. Vulcano E, Maccario C, Myerson MS. How to approach the pediatric flatfoot. World J Orthop. 2016;7(1):1-7.
317. Wang CL, Wang SM, Yang YJ, Tsai CH, Liu CC. Septic arthritis in children: relationship of causative pathogens, complications, and outcome. J Microbiol Immunol Infect. 2003;36:41-6.
318. Wedro B, Shiel WC Jr. Iliotibial band sydrome (IT band syndrome). Medicine Net; 2016. [Internet]. Disponível em: http://www.medicinenet.com/iliotibial_band_syndrome/page2.htm. Acesso em: 6 jun. 2016.
319. Weitz JI, Byrne J, Clagett GP, Farkouh ME, Porter JM, Sackett DL, et al. Diagnosis and treatment of chronic arterial insufficiency of the lower extremities: a critical review. Circulation. 1996;94:3026-49.
320. Wennberg PW. Approach to the patient with peripheral arterial disease. Circulation. 2013;128:2241-50.
321. Werner B, Hadeed MM, Gwathmey FW Jr, Gaskin CM, Hart JM, Miller MD, et al. Medial injury in knee dislocations: what are the common injury patterns and surgical outcomes? Clin Orthop Relat Res. 2014;472(9):2658-66.
322. Wheeless CR III. Examination of knee. In: Wheeless CRIII (ed.). Wheeless' textbook of orthopaedics [Internet]. Raleigh (NC): Duke Orthopaedics; 2015. Disponível em: http://www.wheelessonline.com/ortho/examination_of_knee. Disponível em: 30 maio 2016.
323. Wiesel SW, Weinstein JN, Herkowitz H, Dvorak J, Bell G (eds.). The lumbar spine. 2. ed. Volume 1. Philadelphia: Saunders; 1996.
324. Wu B, Dong Z, Li S, Song H. Steroid-induced ischemic bone necrosis of femoral head: treatment strategies. Pakistan J Med Sci. 2015;31(2):471-6.
325. Wuerz TH, Gurd DP. Pediatric physeal ankle fracture. J Am Acad Orthop Surg. 2013;21(4):234-44.
326. Yadav H, Nho S, Romeo A, Macgillivray JD. Rotator cuff tears: pathology and repair. Knee Surg Sports Traumatol Arthrosc. 2009;17:409-21.
327. Zanon RG, Brasil AK, Imamura M. Ultra-som contínuo no tratamento da fasciíte plantar crônica. Acta Ortop Bras. 2006;14(3):137-40.
328. Zeefried CR. Protocolos de atendimento pré-hospitalar: suporte avançado à vida. 4. ed. Lesão do aparelho locomotor – fraturas expostas, amputação e esmagamento São Paulo: Secretaria Municipal da Saúde; 2012. n. 92.

329. Zhang W, Doherty M, Arden N, Bannwarth B, Bijlsma J, Gunther KP, et al. EULAR evidence based recommendations for the management of hip osteoarthritis: report of a task force of the EULAR Standing Committee for International Clinical Studies Including Therapeutics (ESCISIT). Ann Rheum Dis. 2005;64:669-81.
330. Zoner CS, Narahashi E, Honda E, Lederman H, Hilário MOE, Amaral DT, et al. Quadril doloroso na criança. Rev Bras Reumatol. 2005;45(6):389-95

Índice remissivo

E

F

G

H

I

U

V